T0254395

Ethische Reflexion in der Pflege

Annette Riedel
Anne-Christin Linde
Hrsg.

Ethische Reflexion
in der Pflege

Konzepte – Werte – Phänomene

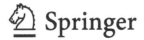 Springer

Herausgeber
Annette Riedel
Esslingen
Deutschland

Anne-Christin Linde
Esslingen
Deutschland

ISBN 978-3-662-55402-9   ISBN 978-3-662-55403-6 (eBook)
https://doi.org/10.1007/978-3-662-55403-6

Die Deutsche Nationalbibliothek verzeichnet diese Publikation in der Deutschen Nationalbibliografie;
detaillierte bibliografische Daten sind im Internet über http://dnb.d-nb.de abrufbar.

Umschlaggestaltung: deblik Berlin
Fotonachweis Umschlag: © Adobe Stock/mantinov

Gedruckt auf säurefreiem und chlorfrei gebleichtem Papier

Springer ist Teil von Springer Nature
Die eingetragene Gesellschaft ist Springer-Verlag GmbH Deutschland
Die Anschrift der Gesellschaft ist: Heidelberger Platz 3, 14197 Berlin, Germany

Geleitwort

Effektive Hilfe für kranke Menschen bedarf der gemeinsamen Anstrengungen verschiedener Berufsgruppen. Aufgrund der gleichsam archetypischen Grundkonstellation von Not und Hilfe, die seit jeher die Interaktion zwischen Patienten und ihren professionellen Helfern prägt, sind an das Gesundheitspersonal besondere ethische Anforderungen gestellt. Ein durch Krankheit in Not geratener Mensch sucht einen anderen Menschen auf, der – so die Hoffnung – in der Lage ist, ihm in seiner krankheitsbedingten Notlage zu helfen. Die dabei entstehende Beziehung zwischen Patient und professionell Helfenden ist durch eine charakteristische Asymmetrie gekennzeichnet: Die Patientin/der Patient ist aufgrund ihrer/seiner Erkrankung in hohem Maße hilfsbedürftig und verletzlich, die professionell Helfenden besitzen – zumindest in Grenzen – die Macht, den Krankheitsverlauf und die damit verbundenen Einschränkungen positiv zu beeinflussen. Ein kranker Mensch wird sich in seiner oft existenziell bedrohlichen Krankheitssituation jedoch nur dann an einen professionell Helfenden wenden, wenn er darauf vertrauen kann, dass dieser alles in seiner Macht Stehende tut, um ihm bei seinen gesundheitlichen Problemen zu helfen. Das Vertrauen kann sich dabei nicht auf den Erfolg der therapeutischen und pflegerischen Bemühungen beziehen (trotz aller Erkenntnisfortschritte bleibt dieser ungewiss), sondern auf die fachliche Kompetenz und die moralische Integrität der Helfenden. Insbesondere müssen sie ihre eigenen Interessen hintanstellen und die Bedürfnisse der Patienten zur obersten Richtschnur ihres Handelns machen. Diese moralische Selbstverpflichtung ist die Quelle des unverzichtbaren Vertrauens der Patienten in die professionell Helfenden.

An die verschiedenen Berufsgruppen sind dabei in der Interaktion mit dem kranken Menschen jeweils unterschiedliche Anforderungen gestellt. Jede Berufsgruppe reagiert auf einen anderen Hilfebedarf, mit jeweils eigenen professionellen Mitteln. Damit verändert sich auch der Umgang mit und die Beziehung zu den Patienten. Es ist deshalb sehr zu begrüßen, dass es zunehmende Bemühungen gibt, moralische Grundhaltungen und die ethische Reflexion spezifisch in den verschiedenen Berufsgruppen zu fördern. Das vorliegende Buch „Ethische Reflexion in der Pflege" stellt hierzu einen wichtigen Beitrag dar. Es soll Pflegenden in ihrem beruflichen Alltag Orientierung im Umgang mit ethischen Fragen bieten. Dabei schlägt der Sammelband einen besonderen Weg ein: Der Praxisteil gliedert sich in pflegerelevante Phänomene und Konzepte als Ausgangspunkte ethischer Reflexion. Dies hat verschiedene Vorteile. Zum einen trägt sie der Tatsache Rechnung, dass sich ethische Fragen nicht nur in den klassischen moralischen Dilemmata manifestieren, sondern bereits in den alltäglichen Phänomenen und Konzepten des Pflegealltags wie beispielsweise Lebensqualität, Vulnerabilität, Leiden, Hoffnung oder Trauer. Nicht nur in moralischen Konfliktkonstellationen, sondern im pflegeberuflichen Alltag ist ethische Reflexion gefordert, um den eingangs erwähnten moralischen Verpflichtungen gegenüber den Patienten gerecht zu werden. Zum anderen verdeutlicht diese Gliederung, wie eng ethische Reflexion und professionelles Pflegehandeln miteinander verwoben sind: Indem Pflegende fachlich angemessen, das heißt „professionell" auf die Vulnerabilität ihrer Patienten, auf ihr Hoffen, ihr Leiden und ihre Trauer reagieren, erfüllen sie ihre moralischen Verpflichtungen gegenüber den ihnen anvertrauten kranken Menschen. Ethik erschöpft sich damit nicht in der Krisenbewältigung, sondern erhält eine wesentliche Orientierungsfunktion im Pflegealltag, sie wird zu einem integralen Bestandteil professionellen Pflegehandelns. Nicht zuletzt ermöglicht die Gliederung anhand von generischen Phänomenen des Pflegealltags den Transfer über verschiedene Pflegebereiche hinweg. Ob jung oder alt, ob psychisch krank oder intensivmedizinisch behandelt: Im Umgang mit diesen Menschen werden Pflegende gleichermaßen mit Phänomenen wie Leiden, Hoffen, Trauer und Vulnerabilität konfrontiert.

Obgleich es aufgrund der unterschiedlichen Handlungsfelder sinnvoll ist, die ethische Reflexion mit berufsgruppenspezifischen Angeboten zu fördern, gibt es keine jeweils spezifische Ethik für Pflegende, Ärzte oder andere Berufsgruppen. So versteht sich auch die Akademie für Ethik in der Medizin e.V. als ein nicht nur interdisziplinäres, sondern insbesondere auch berufsgruppenübergreifendes Forum für die Reflexion ethischer Fragen im Kontext von Gesundheit und Krankheit. Die grundlegenden medizinethischen Prinzipien gelten gleichermaßen für alle im Gesundheitswesen Tätigen: Diese müssen bestmöglich das Wohlergehen der kranken Menschen fördern (Prinzip des Wohltuns), ihnen nach Möglichkeit keinen Schaden zufügen (Prinzip des Nichtschadens), ihre Selbstbestimmung respektieren (Prinzip Achtung der Autonomie) und die Bedürfnisse verschiedener Patienten und anderer Betroffener in einer fairen Art und Weise berücksichtigen (Prinzip der Gerechtigkeit). Die Pflegeethik ist damit keine Sonderethik (die zum Beispiel von der ärztlichen Ethik abzugrenzen wäre), sondern eine allgemeine Ethik (im Gesundheitswesen), spezifiziert für besondere Handlungssituationen: diejenige des professionellen Pflegehandelns.

Interessant ist, dass bestimmte Ethikansätze wie beispielsweise die sogenannte Care-Ethik oder die narrative Ethik insbesondere für den Pflegebereich fruchtbar gemacht werden. Diese Ethikansätze fokussieren in besonderer Weise die Beziehungen zwischen Menschen und den angemessenen Umgang mit dem subjektiven Erleben in existenziellen Krisensituationen. In ihnen wird einmal mehr deutlich, dass Ethik mehr ist als die begründete Abwägung moralischer Konflikte: Mindestens ebenso wichtig ist die richtige moralische „Grundstimmung" im Alltag, der einfühlsame, wertschätzende und respektvolle Umgang mit dem vulnerablen Gegenüber. Dass diese Dimensionen im Pflegehandeln oft im Vordergrund stehen (und nicht die moralischen Dilemmata) liegt daran, dass Pflegende in der Regel einen länger andauernden und intensiveren Kontakt mit den kranken Menschen haben – und deshalb auch in diesen beziehungsethischen, existenziellen Fragen besonders gefordert sind. Dennoch gelten die gleichen ethischen Anforderungen für alle Mitglieder der verschiedenen Berufsgruppen im Gesundheitswesen, insbesondere auch für Ärzte. Als aktueller Präsident der Akademie für Ethik in der Medizin liegt mir deshalb der Austausch zu ethischen Fragen im Gesundheitswesen über die Berufsgruppen hinweg besonders am Herzen, im Einzelfall (zum Beispiel in der klinischen Ethikberatung oder bei ethischen Visiten, vgl. den dritten Teil des vorliegenden Praxisbuchs) und bei grundsätzlichen ethischen Fragen im Kontext von Gesundheit und Krankheit. Dem vorliegenden Praxisbuch Ethik in der Pflege wünsche ich zahlreiche Leser, die sich dann kompetenter in ihrem Pflegealltag orientieren und am berufsgruppenübergreifenden Diskurs zu ethischen Fragen beteiligen können.

Georg Marckmann
München im April 2017

Vorwort

Die aktuellen, vielfältigen Entwicklungen in der professionellen Pflegepraxis, die immanenten Entscheidungserfordernisse und -anforderungen in Bezug auf das jeweils situative professionelle Pflegehandeln stellen Pflegende kontinuierlich vor komplexe ethische Herausforderungen. Aufgrund der Vulnerabilität der pflegebedürftigen Menschen, einer zunehmenden Wertepluralität in der Gesellschaft, angesichts des demographischen Wandels und in Anbetracht der zunehmenden Mittelknappheit im Gesundheitswesen ist davon auszugehen, dass sich ethisch reflexionswürdige Situationen in ihrer Bedeutsamkeit und Komplexität in Zukunft noch weiter verschärfen. Evident ist der Bedarf an ethischer Reflexion, an ethischen Abwägungsprozessen und an ethisch begründeten Entscheidungen in Bezug auf das (ein-)geforderte Pflegehandeln.

Diese Forderungen werden an die professionelle Pflege und an das professionelle Pflegehandeln an unterschiedlichen Stellen explizit formuliert und auch eingefordert. Im pflegeberuflichen Kontext ist an dieser Stelle auf den ICN-Ethikkodex (Stand 2012) zu verweisen, der konkrete Forderungen an das ethische Verhalten Pflegender formuliert: „Die Pflegende trägt zu einem ethisch verantwortlichen Arbeitsumfeld bei und engagiert sich gegen unethisches Handeln und unethische Rahmenbedingungen" (DBfK 2014). Auf diesen leitenden, verantwortungs- und anspruchsvollen professionellen Auftrag sind Pflegende in der Regel weder angemessen noch handlungsleitend vorbereitet. Ethische Entscheidungen in der Pflegepraxis erfolgen aktuell vielfach informell und zumeist unsystematisch. Das daraus resultierende Pflegehandeln ist in der Folge nicht per se unethisch, vielfach indes allerdings nicht ethisch reflektiert und demnach ethisch nicht begründbar. Gerade aber die gewissenhafte Kombination – aus einem einerseits evidenzbasiertem, fachlich fundiertem Handeln, das auf einem situativ-verstehenden Zugang basiert, und andererseits einem ethisch begründetem Handeln, das auf einem ethisch-reflexiven Zugang basiert – sichert die Pflege- und Versorgungsqualität ab. Träger und Einrichtungen etablieren gegenwärtig sukzessive Strukturen und Angebote der Ethikberatung. Hierunter fallen zum Beispiel die systematisierte Durchführung ethischer Fallbesprechungen (prospektiv, präventiv und retrospektiv), die Etablierung von Ethikvisiten oder auch die Entwicklung von Ethik-Leitlinien. Hiermit wird die zentrale institutionelle Verantwortung realisiert, einen angemessenen Rahmen für ethisch begründete Entscheidungen zu schaffen.

Diese institutionalisierte Form ethischer Entscheidungsfindung entbindet die einzelne Pflegekraft indes nicht, um die Bedeutsamkeit ethischer Entscheidungsfindungsprozesse zu wissen, grundlegende Kompetenzen im Umgang mit konkreten, situativen ethischen Konflikten im pflegeprofessionellen Alltag zu verdichten beziehungsweise diese Kompetenzen situativ neu zu erwerben. Es ist folglich ein Zusammenwirken von individueller Sensibilität und Reflexionsfähigkeit und einer institutionellen Verantwortung und Ethikkultur notwendig, um dem pflegeberuflichen Auftrag der gesundheitlichen Versorgung gerecht zu werden.

Vor diesem Hintergrund stehen in dem vorliegenden Buch folgende praxisrelevanten und praxisbezogenen Fragestellungen im Mittelpunkt:

- Welche ethischen Konflikte und Fragestellungen sind den pflegeberuflichen Entscheidungen inhärent? Nachfolgend werden diese Fragen nicht aus einer problematischen und schwierigen Situation her abgeleitet, sondern aus der Konturierung zentraler pflegebezogener Phänomene und Konzepte heraus konkretisiert. Diese Darlegung verfolgt den

Paralleleffekt, dass professionell Pflegende für ethische Fragestellungen sensibel werden und ethisch begründete Entscheidungen zugleich als genuinen Gegenstand professionellen Pflegehandelns erfassen.

- Wie können Pflegende mit ethischen Fragestellungen professionell umgehen und vorhandene Strukturen zur ethischen Entscheidungsfindung nutzen oder einfordern? Nachfolgend wird diese Frage exemplarisch im Kontext einzelner Phänomene oder Konzepte beantwortet, indem für die Pflege und im pflegebezogenen Kontext bedeutsame Zugänge ethischer Reflexion und der Ethikberatung praxis- und situationsbezogen konturiert werden. Diesen Ausführungen liegt die Intention zugrunde, professionell Pflegende zur aktiven Teilnahme an diesen systematisierten Formen der Analyse und der ethischen Reflexion zu ermuntern, sodass die pflegeethische Perspektive in interdisziplinären, ethisch begründeten Entscheidungen zukünftig ein größeres Gewicht erlangt.

- Welche Bedeutsamkeit haben ethische Kompetenzen für professionell Pflegende und das professionelle Pfleghandeln in allen pflegebezogenen Settings und Handlungsfeldern? Die Antwort auf diese übergreifende Fragestellung liegt allen Kapiteln des Buches zugrunde. Wenngleich der Erwerb und die Verdichtung von zentralen Ethikkompetenzen (vgl. Riedel et al. 2017) nicht alleine durch die theoretische Auseinandersetzung gelingen – mag diese auch noch so praxisbezogen sein – so können grundlegende Ethikkompetenzen in der Auseinandersetzung mit den nachfolgend ausgeführten ethischen Implikationen und ethisch reflexionswürdigen Situationen, Themen und Kontexten angebahnt und weiter vertieft werden.

Bewusst orientiert sich das Buch an Phänomenen und Konzepten als „Anlass professioneller Eingriffe" bzw. als Anlass professionellen Handelns bzw. professioneller Interaktion. Denn Phänomene „drücken die individuelle Reaktion eines Menschen auf Erfahrungen mit dem veränderten Allgemein- bzw. Gesundheitszustand aus" (Remmers 2016, S. 50). Ziel ist es, ein ganzheitliches Pflegeverständnis zu vermitteln und das ethische Reflexionsspektrum um die Perspektive auf die Phänomene und Konzepte zu erweitern. Durch das Aufzeigen der jeweiligen ethischen Dimension soll ferner die Anschlussfähigkeit an ein zukunftsorientiertes Pflegeverständnis gesichert werden. Mit Blick auf eine gemeinsame Pflegeausbildung wird eine innere pflegerische Logik grundgelegt, die weniger an äußeren Kriterien wie Altersgruppen, Settings oder Diagnosen festzumachen ist (vgl. hierzu Fichtmüller u. Walter 2007; Walter 2015). Die hiermit angestrebte Kombination von Phänomen- oder Konzeptbezug, Setting und potenziellen ethischen Konfliktpotenzialen konkretisiert den Zusammenhang von pflegefachlichen Handlungsoptionen und der inhärenten Bedeutsamkeit ethisch begründeter Entscheidungen.

- **Zielsetzung und Konzept des Buches**

Das Praxisbuch bietet eine Grundlegung und Konturierung in Bezug auf ethisch reflexionswürdige Implikationen und exemplarische ethische Konfliktsituationen im pflegeberuflichen Alltag. Angesprochen sind hier insbesondere examinierte Pflegefachkräfte, Pflegestudierende, Leitungsverantwortliche wie auch Lehrende in der Pflege. Bisherige Buchpublikationen bieten eine Einführung in die Ethik der Pflege beziehungsweise in die Pflegeethik. Zunehmend werden in der Pflegewissenschaft Studien publiziert, die ethische Konfliktfelder identifizieren und die Bedeutung ethischer Reflexion darlegen. Das vorliegende Praxisbuch will Praxisbedarf und pflegewissenschaftliche Evidenz verknüpfen.

Abschnitt I des Buches führt übergreifend in die ethischen Grundlagen ein und eröffnet somit die Möglichkeit, sich übergreifend in das Thema einzufinden, das eigene Wissen zu verdichten und sich entsprechend dem jeweils individuellen Interesse und gemäß der eigenen Zielsetzungen als Leser zu verorten.

Ausgehend von pflegerelevanten Phänomenen und Konzepten sowie den damit verbundenen konkreten ethischen Entscheidungssituationen will der **Abschnitt II** den professionell Pflegenden – in den unterschiedlichen pflegebezogenen Handlungsfeldern – eine praxisbezogene Orientierung für exemplarische pflegeethische Reflexion und Abwägung und den darauf beruhenden Entscheidungen geben. Die Autoren sind für die jeweiligen Beiträge und ihre jeweils genuine Ausrichtung besonders ausgewiesen. Sie stellen das jeweilige Phänomen oder Konzept in den Kontext einer konkreten ethischen Entscheidungssituation aus dem pflegeprofessionellen Alltag. Demzufolge ergibt sich hieraus die Verknüpfung aus der ethisch fundierten Auseinandersetzung mit einem pflegerelevanten Phänomen oder Konzept und der dazugehörigen ethischen Reflexion im Kontext eines jeweils exemplarischen Pflegesettings.

Praxisorientiert und phänomenbezogen zeigen die Autoren das ethische Dilemma/den ethischen Konflikt beziehungsweise inhärente ethische Konfliktpotenziale auf und eröffnen eine praxisorientierte Perspektive, wie in dieser Situation eine ethisch gut begründete Entscheidung getroffen werden kann. Die Exemplarität soll anregen, die ethischen Bezugspunkte nicht nur für das ausgewählte Setting zu denken, sondern auch Anlass sein, für andere Settings und Zielgruppen weiter zu denken. Die Auswahl erfolgte aufgrund der Brisanz, Häufigkeit und/oder Anschaulichkeit im jeweiligen Setting. Hoffnung wurde beispielsweise für das Setting Hospiz exemplarisch aufgegriffen, es lässt sich aber in seiner Bedeutsamkeit auch für den Umgang mit chronischen Erkrankungen in der Langzeitpflege übertragen. Vulnerabilität fordert in der Pflege und Begleitung von Kindern eine besondere Aufmerksamkeit, sie steht an dieser Stelle exemplarisch für Personen mit einer eingeschränkten oder begrenzten Einwilligungsfähigkeit. Unserer Ansicht nach sind alle in dem vorliegenden Buch aufgegriffenen Phänomene und Konzepte für Pflegende unterschiedlich stark bedeutsam. Sie bilden in der Summe nicht die Gesamtheit pflegerelevanter Phänomene ab, sie repräsentieren aber exemplarisch die Vielfalt und die Bedeutsamkeit für diese perspektivische Ausrichtung.

In **Abschnitt III** des Buches liegt der Fokus nochmals auf ausgewählten Verfahren die grundlegend dafür sind, systematisierte Entscheidungsfindungsprozesse zu etablieren und zu implementieren. Die hierfür erforderlichen Rahmenbedingungen aus organisationaler und berufspolitischer Perspektive runden das Buch ab.

Es handelt sich bei diesem Buch um kein Lehrbuch über oder zur Ethik in der Pflege – wenngleich einleitend nochmals eine theoretische und kontextbezogene Fundierung und Einordnung erfolgt –, vielmehr ist es ein genuines Praxisbuch. Als Praxisbuch will es prospektiv eine praxisnahe ethische Orientierung absichern wie auch retrospektiv einen Reflexionsraum im pflegeberuflichen Handeln für Pflegende eröffnen und anregen. Das Buch kann somit in der konkreten Praxis wie auch im Rahmen des Studiums und der Fort- und Weiterbildung zur praxisbezogenen und an der Praxis orientierten Vertiefung von Ethikkompetenzen genutzt werden.

Eine Besonderheit des Buches ist der Einbezug der pflegeethischen Perspektive und Expertise aus drei deutschsprachigen Ländern: Deutschland, Österreich und der Schweiz.

Noch ein Wort zur Schreibweise: Aus Gründen der besseren Lesbarkeit verwenden wir in diesem Buch überwiegend das generische Maskulinum. Dies impliziert immer beide Formen, schließt also die weibliche Form mit ein.

Wir wünschen den Lesern des Buches eine Vielzahl an wichtigen und neuen Erkenntnissen, vielfältige Bezugspunkte zum eigenen pflegeprofessionellen Handeln und pflegeethischen

Entscheiden sowie eine umfassende Basis für einen ethischen Reflexionsrahmen wie auch bereichernde, möglichst interdisziplinäre, ethische Diskussionsprozesse.

■ **Dank**

Unser größter Dank gilt an erster Stelle den Autorinnen und Autoren, die das Buch in der vorliegenden Form erst möglich machten. Wir sind dankbar für die gemeinsam geführten Gespräche und wichtigen Schleifen im Rahmen des Entstehens der einzelnen Beiträge. Wir danken für das uns entgegengebrachte Vertrauen und die für uns persönlich sehr bereichernde Zusammenarbeit.

Besonders dankbar sind wir für das Geleitwort zu dem Buch von Prof. Georg Marckmann als Präsident der Akademie für Ethik in der Medizin (AEM), einer Fachgesellschaft, die seit Jahren mit einem hohen Maß an Offenheit und Engagement auch die Interessen der Pflege vertritt und deren spezifische Fragen aufgreift.

Unseren beiden Mitarbeiterinnen, Frau Rita Kiemel (M.A.) und Frau Johanna Göpfert (M.A.) gilt unser ganz besonderer Dank für ihre sorgfältige und umfassende Unterstützung bei der formalen und strukturellen Bearbeitung der einzelnen Beiträge. Das war uns nicht nur eine große Hilfe und eine wertvolle Unterstützung, sondern für uns in den Begegnungen und in den Gesprächen insbesondere eine persönliche Bereicherung und Erweiterung unserer Perspektive.

Frau Busch vom Springer Verlag danken wir für ihr Vertrauen in uns, für ihre umfassende Beratung die Konzeption und Umsetzung des Buches betreffend. Eine weitere große Unterstützung und wichtige Begleitung auf dem Weg zum endgültigen Druck des Buches war für uns Frau Schmitt, ebenfalls vom Springer Verlag. Auch ihr gilt ein Dankeschön für all ihren wertvollen und hilfreichen Support.

Literatur

DBfK (Deutscher Berufsverband für Pflegeberufe) (2014) ICN-Ethikkodex für Pflegende. Originaltext (ICN Code of Ethics for Nurses) – Stand 2012. Eigenverlag, Berlin

Fichtmüller F, Walter A (2007) Pflegen lernen. Empirische Begriffs- und Theoriebildung zum Wirkgefüge von Lernen und Lehren beruflichen Pflegehandelns. VR Unipress, Göttingen

Remmers H (2016) Die Rolle von Erzählungen in der Pflege. In: Hofheinz M, Coors M (Hrsg) Die Moral von der Geschicht' … Ethik und Erzählung in Medizin und Pflege. Evangelische Verlagsanstalt, Leipzig, S 49–64

Riedel A, Behrens J, Giese C, Geiselhart M, Fuchs G, Kohlen H, Pasch W, Rabe M, Schütze L (2017) Zentrale Aspekte der Ethikkompetenz in der Pflege. Ethik in der Medizin 29(2):161-165

Walter A (2015) Der phänomenologische Zugang zu authentischen Handlungssituationen – ein Beitrag zur empirischen Fundierung von Curriculumentwicklungen. In: Berufs- und Wirtschaftspädagogik online. (Bwp Spezial 10). http://www.bwpat.de/spezial10/walter_gesundheitsbereich-2015.pdf. Zugegriffen: 11.04.2017

Inhaltsverzeichnis

III   Verfahren zur Unterstützung ethischer Entscheidungsfindung

Autorenverzeichnis

Ruth, Baumann-Hölzle, Dr. theol.
Institut Dialog Ethik
Schaffhauserstrasse 418
8050 Zürich

Angelika, Daiker, Dr.
Hospiz St. Martin
Jahnstraße 44-46
70597 Stuttgart

Stefan, Dinges, Dr.
Zentrum für Ethikberatung und
Patientensicherheit am Institut für Ethik und
Recht in der Medizin
Universität Wien
Spitalgasse 2-4, Hof 2.8
1090 Wien

Ulrike, Geiger MAS Palliative Care
Bergstraße 80
70771 Leinfelden-Echterdingen

Constanze, Giese, Prof. Dr.
Katholische Stiftungsfachhochschule München
Preysingstraße 83
81667 München

Johanna, Göpfert, B.A.,M.A.
B.A. Pflegepädagogik M.A. Pflegewissenschaft
Hohlgasse 11
71720 Oberstenfeld

Susanne, Hirsmüller, Dr. med., Msc.
MSc Palliative Care
Hospiz am EVK
Kirchfeldstraße 35
40217 Düsseldorf

**Norma, Huss, Prof. Dr. rer. Medic. Master of
Nursing**
Hochschule Esslingen
Flandendernstraße 101
73732 Esslingen

Rita, Kiemel, B.A.,M.A.
B.A. Pflegepädagogik M.A. Pflegewissenschaft
Ringstraße 5
74232 Abstatt

Susanne, Kränzle MAS Palliative Care
Hospiz Esslingen
Keplerstraße 40
73730 Esslingen

Andrea, Kuhn, B.A., M.A.
Hochschule Ludwigshafen am Rhein
Ernst-Boehe-Straße 4
67059 Ludwigshafen am Rhein

Sonja, Lehmeyer, B.A., M.A.
Hochschule Esslingen
Flandernstraße 101
73732 Esslingen

Anne-Christin, Linde, B.A., M.A.
Hochschule Esslingen
Flandernstraße 101
73732 Esslingen

**Georg, Marckmann, MPH Univ.-Prof. Dr.
med.**
Ludwig-Maximilians-Universität München
Institut für Ethik, Geschichte und Theorie der
Medizin
Lessingstraße 2
80336 München

Rouven, Porz, PD Dr.
Inselspital Universitätsspital Bern Ärztliche
Direktion
Personalhaus 4, Stock B 108
3010 Bern

Hartmut, Remmers, Prof. Dr. phil. habil.
Universität Osnabrück
Barbarastraße 22c
49069 Osnabrück

Annette, Riedel, Prof. Dr. phil., M.Sc.
Hochschule Esslingen
Flandernstraße 101
73732 Esslingen

Margit, Schröer, Dipl.-Psych.
Medizinethikteam
Am Grossen Dern 52
40625 Düsseldorf

Juliane, Spank, B.A., M.A.
Walchenseestraße 45
70378 Stuttgart

Viola, Straubenmüller, B.A., M.A.
Mitterfeldstraße 20/219
80689 München

Nadine, Treff, B.A., M.A.
Hochschule Esslingen
Flandernstraße 101
73732 Esslingen

Sabine, Wöhlke, Dr. phil.
Universitätsmedizin Göttingen Institut für Ethik
und Geschichte der Medizin
Humboldtallee 36
37073 Göttingen

Diskussion ethischer Bezugspunkte professionellen Pflegehandelns

Ethik in der Pflege

Hartmut Remmers

© Springer-Verlag GmbH Deutschland 2018
A. Riedel, A.-C. Linde (Hrsg.), *Ethische Reflexion in der Pflege*,
https://doi.org/10.1007/978-3-662-55403-6_1

1.1   Einleitung

In diesem Beitrag wird der Versuch unternommen, einige charakteristische Merkmale einer auf pflegerisches Handeln bezogenen Ethik zu umreißen und dabei zugleich Abgrenzungskriterien gegenüber Standardanforderungen an eine Medizinethik zu begründen. Die nachstehende Fallbeschreibung dient der Illustration bestimmter Prozesseigenschaften pflegerischen Handelns, anhand derer sich die ethische Bedeutsamkeit spezifischer Wahrnehmungs- und Urteilsperspektiven entfalten lässt. Dabei erweisen sich beispielsweise Erfahrungen der durch Krankheit, Behinderung oder Alternsprozesse hervorgerufenen besonderen Verletzlichkeit anvertrauter Personen als bildsam insofern, als ihre bewusste Verarbeitung zur Entwicklung persönlicher Einstellungen und Werthaltungen beiträgt, welche ethisch-normativ gebotenes Handeln erst ermöglichen (Riedel et al. 2017).

1.2   Situationen pflegerischen Handelns – Ausschnitt aus einer Fallbeschreibung

Eine 65-jährige, mit ihrem Ehemann zusammenlebende Patientin wird im eigenen Haus aufgrund einer neuromuskulären Erkrankung, die eine Eigenatmung unmöglich gemacht hat, kontinuierlich maschinell beatmet. Es sind zusätzlich eine PEG-Sonde (PEG = perkutane endoskopische Gastrostomie) sowie ein Blasendauerkatheter angelegt worden. Aufgrund der Heimbeatmung wird die Patientin 24-stündig von sich abwechselnden Pflegefachkräften versorgt. Aufgrund des Tracheostomas wird mithilfe einer Buchstabentafel, welche die Patientin und die sie betreuenden Personen auswendig gelernt haben, kommuniziert. Eine elektronische Sprachhilfe (Sprachcomputer, der mittels Augensteuerung bedient werden kann und durch dessen Nutzung ein vollständiges, kontinuierliches Gespräch eher möglich wäre) wurde von der Patientin abgelehnt. Die durchnummerierte Buchstabentafel wurde von beiden Seiten auswendig gelernt. Auf dieser Basis findet die Kommunikation zwischen der Klientin und den Akteuren statt. Sehr selten kann die Patientin einzelne Wörter sprechen.

Das Wohnzimmer, in dem sich das elektrisch motorisierte Pflegebett der Patientin befindet, ist wie ein stationäres Krankenzimmer mit einer Sondenpumpe, einem Absauggerät, einem Befeuchter für die Beatmungsluft, einem Pulsoxymeter zur ständigen Überwachung der Vitalfunktionen sowie dem Beatmungsgerät ausgestattet. Ansonsten wurde der wohnliche Charakter erhalten.

Jeder wie auch der heutige Tag beginnt mit der Mundpflege, welche die betreuende Pflegefachkraft E. bei gleichzeitiger kontinuierlicher Ansprache behutsam durchführt. Dabei wird so weit wie möglich auch Blickkontakt zur Patientin hergestellt. Für das Absaugen von Sekreten muss die mechanische Beatmung kurzfristig unterbrochen werden. Die dafür notwendige Einschaltung eines *cough assistant* erfolgt mit zwei Kommandos („Ein" – „Aus"). Danach kann der Beatmungsschlauch rasch wieder mit der Trachealkanüle verbunden werden. Vor Durchführung der Morgenwäsche erkundigt sich E., ob die Patientin Musik hören möchte, was sie mit einer leichten Kopfbewegung verneint. Bei der schrittweisen, gut einstündigen Waschung teilt E. der Patientin mit, dass sich Besuch von einer ehemaligen Mitpatientin im Krankenhaus angekündigt hat. Auch über Essenswünsche wird anschließend kommuniziert. Für die dialogische Kommunikation hat sich folgendes System etabliert: Alle Vokale und alle Konsonanten wurden jeweils in ihrer alphabetischen Reihenfolge nummeriert. Die Pflegerin sagt die jeweiligen Konsonanten entsprechend ihrer Reihenfolge im Alphabet an. Die Vokale werden ebenfalls entsprechend ihrer Reihenfolge (a, e, i, o, u) genannt. Dabei wird auf die Augenlidreaktion der Patientin geachtet und die Reihenfolge des Konsonanten laut genannt (zum Beispiel 3. Konsonant – kurze Pause – D).

Bei der Lagerung der Patientin wird die Hilfe des Ehemannes regelmäßig in Anspruch genommen. Es erfolgen je nach mimischem Ausdrucksverhalten der Patientin kleine Korrekturen. In diesem Zuge wird zugleich die Belüftung der Lungenareale per Stethoskop geprüft. Die Reinhaltung der Hautareale an der PEG-Austrittsstelle sowie des Tracheostomas wird allein von E. sorgfältig durchgeführt. Ebenso werden Maßnahmen der Kontrakturenprophylaxe an den Extremitäten durch vorsichtige Bewegungsübungen ergriffen. Alle Maßnahmen werden ausführlich von der Pflegekraft kommentiert. In einer wiederum längeren Prozedur wird die Patientin dem momentanen Bedarf entsprechend umgekleidet. Dies macht wiederum eine kurzfristige Ablösung von der Beatmungsmaschine erforderlich. Über den Tag verteilt signalisiert die Patientin mehrmalig den Wunsch nach erneutem Absaugen.

Vor jeder Gabe der Sondenkost, die meist vormittags erfolgt, wird das Sondensystem mit Leitungswasser durchspült. Der Patientin wird der Wunsch erfüllt, mittags auf oralem Wege kleine Mahlzeiten einzunehmen. Dafür benötigt sie durchschnittlich anderthalb bis zwei Stunden. Sie wurde über das Aspirationsrisiko aufgeklärt und hat sich damit einverstanden erklärt.

Über dem Kopfteil des Bettes hängt ein großformatiger Kalender, dessen Tagesblätter Sinnsprüche enthalten, die vorgelesen werden, worüber sich die Patientin freut. Während kleiner Pausen in der Küche füllt E. die wichtigsten Dokumentationsblätter aus. Soweit Zeit bleibt, werden Aufräumarbeiten im Wohnzimmer erledigt.

Fehlalarme der installierten Geräte sind nicht selten und ziehen verstärkt Aufmerksamkeit auf sich. Wohnzimmer und Küche sind die zentralen Arbeitsplätze, die die jeweils tätige Pflegefachkraft der Kontrolle wegen nicht verlassen darf. Es kam vor, dass ein Beatmungsschlauch aus unerfindlichen Gründen in Abwesenheit absprang. Durch eine geöffnete Tür konnte der ausgelöste Alarm vernommen und rasch eingegriffen werden. Bei geöffneter Tür ist es einer erfahrenen Pflegefachkraft möglich, Veränderungen der Beatmungsgeräusche wahrnehmen, deuten und entsprechend eingreifen zu können. Zwischen Ehemann und Pflegepersonal entzünden sich gelegentlich Dispute über die Reihenfolge der zu ergreifenden Unterstützungsmaßnahmen, die seine Hilfe erforderlich machen.

1.3 Wodurch zeichnet sich pflegerisches Handeln aus?

Mit unserem Fallbeispiel wird die Lage einer Patientin dargestellt, deren Fähigkeit spontaner Atmung völlig erloschen ist. Dem Übergang zu maschineller Beatmung im häuslichen Kontext liegt eine ethisch hoch anspruchsvolle Entscheidung zugrunde: Die Bejahung, dass die Aufrechterhaltung des Lebens

mit erheblichen Einschränkungen (zum Beispiel Kommunikation) und auch Verlusten (zum Beispiel Mobilität, eigenständige Nahrungsaufnahme) verbunden ist. Die in unserem Fallbeispiel dargestellten Handlungsvollzüge sind keine eingeschliffenen Alltagsroutinen, sondern durch variierenden Improvisationsaufwand (zum Beispiel Aushandlung) gekennzeichnet. Eine umfassende Versorgung der Patientin kann nur durch Aufrechterhalten intensiver sozialer sowie pflegefachlich gesteuerter Beziehungen geleistet werden. Kontinuierliche körperliche, auch emotionale Nähe sind unverzichtbare Voraussetzungen einer hochgradig medizinisch-technisch unterstützten Versorgung. Ständig ist die Aufmerksamkeit zu richten auf objektive Handlungserfordernisse ebenso wie auf subjektive, für die betroffene Person höchst relevante, durch das Krankheitsleiden mitbedingte Bedürfnisse. Über die dyadische Struktur hinaus stellt sich die Frage, welche Interessen aller Beteiligten in welcher Weise eine maßgebende Rolle spielen. Welches Gewicht und welche subjektive und welche objektive Bedeutsamkeit kann diesen Interessen zugeschrieben werden? In welcher Weise kann Handlungen ein persönlicher Sinn (seitens der erkrankten Person, des Angehörigen, des professionellen Akteurs) zugeschrieben werden? Und welche Konflikte sind in welcher Vielschichtigkeit gegeben? Allein diese wenigen Sichtweisen und damit verbundenen Fragen kennzeichnen eine hochkomplexe Versorgungssituation mit ethisch anspruchsvoller Begründungslast pflegerischer Eingriffe und viel Geduld.

1.4 Worauf richtet sich die Aufmerksamkeit?

Alles berufliche Handeln, so könnte man sagen, ist durch Problemlösen gekennzeichnet. Das Erkennen und Bestimmen von Problemen verlangt eine spezifische Aufmerksamkeit, welche die Vieldeutigkeit von Problemlagen grundsätzlich einschließen muss. Konzentrierte Wahrnehmung heißt deswegen nicht Fokussierung, sondern Öffnung aller Sinne. Im Zusammenhang pflegerischen Handelns bedeutet dies auch, sich persönlich, emotional vom Verhalten ebenso wie vom (verbalsprachlich, gestisch, mimisch) vielschichtigen Ausdruck einer Person ansprechen zu lassen. Bekundungen oder Gesten sind als Handlungsaufforderungen zu verstehen, welche Achtsamkeit verlangen: eine kognitiv-emotionale Disposition, die sich nicht allein in bloßem Respekt, sondern in menschlichem Interesse an Personen stets in ihrer Einzigartigkeit äußert. Einerlei, welche sympathischen oder abstoßenden Eigenschaften mit diesen Personen attribuiert werden – ihre darin zum Ausdruck gebrachten Bewertungen sind häufig solche auch der eigenen Person selbst.

Die Priorisierung bestimmter Richtungen und Intensitäten von Aufmerksamkeit kann einer ethischen Bewertung unterzogen werden, beispielsweise am Leitfaden des Überlebensinteresses konkreter Menschen bzw. notwendiger Voraussetzungen ihres physischen Überlebens. Eine Erweiterung von Bewertungsmaßstäben verlangt eine konsequente Erweiterung des Spektrums von Aufmerksamkeit etwa in Richtung auf **geistig-seelisches Befinden** von Personen. Der ethisch bedeutsame Maßstab personaler Integrität verlangt eine Perspektivenerweiterung auf den Leib als nicht physikalische Entität, als eine Sphäre sensorisch-expressiven Lebens, die in dem von uns beschriebenen Fall besonders zu beachten ist. Bei ethischen Anforderungen an pflegerisches Handeln im Sinne einer „interessierten" Aufmerksamkeit sind Phänomene jenes unvermeidbar eigenen leiblichen Beteiligtseins zu beachten.

1.5   Was ist für die Medizin von vorrangigem Interesse?

Kehren wir noch einmal zu unserer Beschreibung der häuslichen Pflegesituation zurück, zu jener Patientin, welche von lauter Apparaten umgeben ist, von denen ihr Leben substanziell abhängt. Sie markieren gewissermaßen den vorläufigen Endpunkt vielfältiger Entwicklungen medizinischer Überlebenstechnologien.

Zunächst stellt sich die Medizin als ein eigenes, normativ strukturiertes Handlungssystem dar. In historischer Rückschau haben sich seit der frühen Neuzeit mit Vesalius anatomischen Studien grundlegende Wandlungen vollzogen. Zunächst ist ein Trend der „Vernaturwissenschaftlichung" einer medizinischen Wissensbasis zu verzeichnen, der sich mit dem Übergang zu Großkliniken und zur Labormedizin verschärft. Es etablierten sich nicht nur Vorstellungen des menschlichen Organismus als Maschine, denen zufolge sich alle menschlichen Körperfunktionsbereiche „prothetisieren" lassen (Berr 1992). Die Technisierung der Medizin hatte schließlich auch zur Folge, dass sich der menschliche Organismus zunehmend in einer Datenmatrix diagnostischer Befunde präsentiert. Das konkrete, medizinisch relevante Wissen verengt sich auf die Gewinnung, den Austausch und die Verarbeitung von Dateninformationen. Kritisiert wird, dass die Medizin auf diese Weise „Objekt-los" wird, dass der Mensch, reduziert auf seine körperlichen Funktionen, zu einem „Zeichenproduktionssystem" herabsinkt. Anschaulich wird dieser Trend in der Reproduktions- und der Transplantationsmedizin mit entsprechender Neudefinition von Todesfeststellungskriterien.

Ethisch bedeutsam ist nicht dieser Trend der Industrialisierung und Digitalisierung der Medizin an sich. Ethisch bedeutsam ist vielmehr die Tatsache, dass sich mit diesen Übergängen erstens das Selbstverständnis der ärztlichen Profession verändert, und zwar in Richtung einer „Datenproduktions- und Datenkombinationsprofession" (Berr 1992), und dass zweitens in einer fundamentalen Weise die Aufmerksamkeit neu ausgerichtet und neu strukturiert wird. Je mehr das Wissen aus dem lebensweltlichen Erfahrungs- und Deutungshorizont von Patienten herausgelöst wird, je mehr es sich hochgradig spezialisiert und autonomisiert, desto mehr bildet sich eine „komplett neue Mentalität" (Göckenjan 1985). Es schwindet mehr und mehr das Bewusstsein, dass sich aus einem gesetzeswissenschaftlichen Regelwissen nur sehr eingeschränkt Handlungsmaximen und dass sich aus einer Vielzahl von Datenkombinationsmöglichkeiten und daraus ableitbaren Befunden allenfalls Anwendungsschemata, aber keine ethischen Maximen der subjektiven Angemessenheit, der Bedeutsamkeit und der Zumutbarkeit ärztlicher Handlungen ableiten lassen.

1.6   Welche ethisch relevanten Fragen stellen sich aus Sicht der Medizin?

Bezogen auf unsere Fallbeschreibung könnten sich aus ärztlicher Sicht Fragen stellen, für deren Beantwortung medizinethische Beurteilungsinstrumente

1.7 · Welche ethisch relevanten Fragen stellen sich aus Sicht der Pflege?

7

1

(Viefhues u. Sass 1987) brauchbare Richtlinien vorgeben. Nach bewährten Prinzipien wissenschaftlicher Diagnostik soll eine medizinische Befunderhebung vorgenommen werden, auf deren Basis eine Behandlung unter Beachtung prognostizierbarer Folgen vorzuschlagen ist. Dabei legen sich folgende Überlegungen nahe: Welche Erfolgsaussichten sind mit einer Behandlungsentscheidung verbunden, welchen Nutzen hat die zu behandelnde Person (Aussichten auf Heilung, eine möglichst lange symptomfreie Zeit, Wohlbefinden) und welche Schädigungen sind möglich? Besteht ausreichende ärztliche Erfahrung mit einer ins Auge gefassten Therapie? Letztlich ist von ärztlicher Seite immer die Frage zu beantworten, welche Behandlungsoption optimal wäre angesichts des medizinisch-wissenschaftlichen Befundes. Erst auf einer klinisch gültigen Datengrundlage lassen sich medizinethische Überlegungen anstellen.

Gemäß Beauchamp u. Childress (2013) sollten bei der medizinethischen Bewertung von Therapievorschlägen folgende Prinzipien beachtet werden:

1. Respekt der Selbstbestimmung (*autonomy*): Zu beantworten sind hier Fragen nach dem Wertesystem des Patienten, nach Einstellungen gegenüber intensivmedizinischen oder palliativen Behandlungsformen oder Reanimationen. Dem Prinzip der informierten Zustimmung folgend sollten Patienten oder ihre Vertreter möglichst in die medizinethische Bewertung einbezogen werden, um therapeutischen Entscheidungen zustimmen zu können.
2. Fürsorge (*beneficence*): Am Leitfaden optimalen Wohlbefindens sind therapeutische Maßnahmen zu klassifizieren und zu bewerten. Daraus lassen sich auch, möglicherweise mit dem Autonomieprinzip kollidierende, Pflichten ableiten.
3. Schadensvermeidung (*nonmaleficence*): Hierbei geht es vor allem darum, Risiken wie unnötige Schmerzen oder Ängste, Lebensverkürzung, körperliche oder geistige Beeinträchtigungen eines Patienten zu vermeiden.
4. Gerechtigkeit (*justice*): Am Leitfaden dieses Prinzips sollte auf eine faire Verteilung knapper Güter geachtet werden im Bewusstsein, dass Ungleiches (besondere Bedürftigkeit beispielsweise bei vitaler Bedrohung) ungleich (zum Beispiel bevorzugt) zu behandeln ist.

Zur ärztlichen Verantwortung gehört auch, im Behandlungsteam auftretende Konflikte (mehrere Behandlungsoptionen, begriffliche Unklarheiten) zu lösen und darauf zu achten, dass Vertrauensverhältnisse (Wahrhaftigkeit, Glaubwürdigkeit, Verschwiegenheit) gewahrt werden.

Nach Klärung dieser Fragen könnte sich eine neue Situation ergeben. Es könnte sein, dass bei einem nicht lösbaren Konflikt zwischen medizinisch-klinischem und medizinethischem Befund nach alternativen Optionen gesucht werden müsste, die dem „Werteprofil" eines Patienten angemessener erscheinen. Möglicherweise sollten weitere Berater hinzugezogen werden.

1.7 Welche ethisch relevanten Fragen stellen sich aus Sicht der Pflege?

Pflegerisches Handeln ist in der Regel in interprofessionelle Arbeitszusammenhänge eingebunden. Aus Gründen dieser Zusammenarbeit werden sich Pflegefachkräfte jene originär medizinethischen Fragestellungen stets auch zu eigen machen. Dies gilt allein schon wegen des universell gültigen Anspruchs der darin bekundeten ethischen Prinzipien. Allerdings bestehen feine Unterschiede hinsichtlich der Frage, welche konkrete Bedeutung universell gültigen Normen in ganz bestimmten Situationen und Lebenslagen zukommen soll. Diese Frage der Konkretisierung verschärft sich angesichts klinischer Realitäten, in denen die Verletzbarkeit des Menschen in Situationen seiner besonderen, zum Beispiel krankheitsbedingten Hilfsbedürftigkeit drastisch hervorsticht. Schon allein eine, prinzipienethischen Anforderungen genügende verantwortliche Übernahme von Fürsorge, Schutz und Fürsprache steht unter dem kritischen Vorbehalt, dass ethische Ansprüche der Selbstbestimmung nicht verletzt werden. Um dies *in concreto* beurteilen zu können, bedarf es der Übernahme **spezifischer Wahrnehmungs- und Urteilsperspektiven**. Sollen die tatsächlichen Bedürfnisse und Interessen jener der professionellen Hilfe anbefohlenen Personen als ethisch relevante zur Geltung gebracht werden, so ist dies nicht mehr in einer neutralen Haltung möglich, die von Ethiken legitimer Rechte und Pflichten für den Fall von Konflikten zurecht gefordert wird. Analytisch und vor allem interpretatorisch erschließen sich ethisch relevante Bedürfnisse und Interessen häufig nur in praktischen Beziehungen und konkreten Interaktionszusammenhängen (Kohlen 2009). Dabei ist aber stets kritisch zu reflektieren, in welcher Weise die Problemwahrnehmung und die Definition persönlicher Verantwortlichkeiten durch konkrete Beziehungen zum Betroffenen beeinflusst wird. Weil sich subjektiv in Tiefenschichten der Persönlichkeit verankerte Einstellungen, Wertkonzepte, Wünsche zumeist nur in wiederkehrenden Gesprächen erfassen und deuten lassen, sind Ansätze einer **narrativen Ethik** von besonderem Wert (Joisten 2007).

Das Konzept einer narrativen Ethik eröffnet Möglichkeiten, die persönlichen Anliegen Erkrankter in ihrer besonderen Verwobenheit mit erzählten Körper-, Lebens- und Leidensgeschichten rekonstruktiv zu erschließen (Remmers 2016). Die stark biografische Orientierung (die Teil einer Anamnese sein sollte) ermöglicht, Neuformationen von Identität und Sozialität vor dem Hintergrund spezifischer Erfahrungen mit Krankheit oder Behinderung zu erkennen. Dabei ist besondere Aufmerksamkeit der sprachlichen Darstellungsform persönlicher Anliegen zu schenken. Erst auf diese Weise lassen sich ethisch relevante Fragen beantworten wie: Was ist bedeutsam? Was ist authentisch? Was macht Sinn?

1.8   Welches grundlegende Bild des Menschen ist maßgebend für die Formulierung und Beantwortung ethisch relevanter Fragen?

Immer wieder wird darauf hingewiesen, dass der Mensch ein „riskiertes" Wesen sei. Allein die Tatsachen des Kranksein, der existenziellen Bedrängnis durch Leidensphänomene wie Angst, Schmerz und Not machen uns bewusst, dass sich menschliches Leben als Gattungsleben unter nicht veränderbaren Bedingungen physischer Abhängigkeiten und sozialer Angewiesenheiten vollzieht. In diesem Zusammenhang hat der Philosoph Jürgen Habermas (2001, S. 62 f.) auf eine zentrale gesellschaftliche Funktion der Moral, zusammengesetzt aus prinzipiengeleiteten Überzeugungen und lebenspraktischen

Gewissheiten, aufmerksam gemacht. Er versteht Moral als „konstruktive Antwort" auf jene wechselseitigen Abhängigkeiten von Menschen; als eine sehr fragile „Schutzhülle" gegenüber Unvorhersehbarkeiten einer ebenso leiblich wie seelisch verletzbaren menschlichen Existenz. Es sind nicht allein die Möglichkeiten physischer Einbußen, sondern die Tatsache wechselseitiger Angewiesenheiten, welche die Verletzbarkeit des Menschen erklären.

Der sozialphilosophisch inspirierte Anthropologe Arnold Gehlen (1956) hatte bereits darauf hingewiesen, dass der Mensch schon in einem biologischen Sinne unfertig, im Vergleich mit dem Tier zu früh geboren wird. Aber nicht nur aus diesem Grunde bleibt er auf Unterstützung seiner sozialen Umgebung und der dafür geschaffenen Institutionen sein Leben lang angewiesen. Die ethische Bedeutsamkeit dieser anthropologischen Tatsachen manifestiert sich in zwei normativen Forderungen: in moralischen Ansprüchen solidarischen Handelns sowie in Forderungen der Achtung anderer Menschen angesichts der Tatsache ihrer Versehrbarkeit. Diesen Forderungen wird hinreichend nur entsprochen werden können, wenn empathische Fähigkeiten eines „mitschwingenden" Verständnisses für die Verletzbarkeit des Menschen in Gestalt meinem Gegenüber ausgebildet worden sind (Habermas 2001, S. 83). Was sich mit diesen ethischen Forderungen geradezu aufdrängt, ist der utopische Horizont einer sozialen Kultur wechselseitiger Rücksichtnahme und Achtung. Radikalisiert hat diesen utopischen Horizont Emmanuel Lévinas (2005) mit einer Ethik der totalen, asymmetrischen Verantwortung gegenüber einer anderen, sich mir in seiner vollkommenen Verwundbarkeit ausliefernden Person. Es gibt verschiedene, hier jedoch nicht weiter zu entfaltende Gründe, warum dieser utopisch zugespitzte Horizont aporetischer Natur ist und ethisch kaum lebbar (Remmers 2017).

1.9   Was bedeutet Verletzlichkeit?

In vorstehenden Überlegungen wurde das Merkmal der Verletzlichkeit des Menschen vor allem auf konstitutive Bedingungen eines sozialen Lebens des Menschen in wechselseitiger, gegenseitiger Abhängigkeit zurückgeführt. Verletzlichkeit ist aber auch ein mit biologischen Veränderungen menschlichen Lebens zusammenhängendes Charakteristikum. Verletzlichkeit (im Sinne von Anfälligkeit und Verwundbarkeit) wird zum einen offensichtlich in Phänomenen, die mit natürlichen Alternsprozessen verbunden sind. Dazu gehören Einbußen körperlicher oder auch kognitiver Leistungsfähigkeit, welche die Ausübung von Alltagsroutinen erheblich einschränken können. Verletzlichkeit ist vor allem dann gegeben, wenn lebensgeschichtlich erworbene Potenziale zur Abwehr, Kompensation und Überwindung körperlicher und kognitiver Schwächen verringert sind (Kruse 2017).

Ebenso wird man sich klarmachen müssen, dass Verletzlichkeit nicht allein mit erwartbaren, in gewisser Weise prognostizierbaren Alterungsprozessen zusammenhängt, sondern einen kontingenten, indisponiblen Charakter hat. Dies hängt mit der Tatsache zusammen, dass Gesundheit kein dinglich objektivierbarer Zustand ist, auch kein verfügbares Gut. Sie ist vielmehr „Rhythmik des Lebens, ein ständiger Vorgang, in dem sich immer wieder Gleichgewicht stabilisiert" (Gadamer 1993, S. 145). In den Augen Gadamers bleibt uns Gesundheit letztlich verborgen, weshalb sie „immer in einem Horizont von Störung und Gefährdung steht" (Gadamer 1993, S. 142). Es stellen sich unvorhersehbar Krankheitssymptome ein, die allmählich zunehmen, Handlungsfähigkeit einschränken und uns der (professionellen) Hilfe anderer ausliefern.

Hinzuzufügen ist, dass physische wie auch geistigseelische Verletzlichkeit graduell in nicht unerheblichem Maße von sozialen Umweltbedingungen (Wohnqualität, öffentliche Räume, Mobilität, Möglichkeiten der Teilhabe durch funktionierende soziale Netzwerke), aber auch von individuellen finanziellen Ressourcen und Bildungsvoraussetzungen abhängig ist. Unter ethischen Gesichtspunkten sind diese Tatsachen in besonderer Weise zu berücksichtigen.

1.10   In welcher Weise sind bestimmte Einstellungen und Haltungen eine motivationale Grundlage für ethisch akzeptables berufliches Handeln?

Die „Ausgesetztheit" des Menschen zeigt sich in lebensgeschichtlich variierenden Situationen eines Individuums; besonders herausgehoben in Phasen

der Kindheit und Jugend ebenso wie in Phasen des höheren Alters. In diesen Phasen weisen emotionale wie auch vitale Sicherheitsbedürfnisse eine meist unabweisbare Dringlichkeit auf. Herkömmlicherweise sind es Familien, welche die Erfüllung jener Bedürfnisse ermöglichen, vor allem deswegen, weil sie durch nicht symmetrische Formen sozialer Bindungen und Anteilnahme charakterisiert sind. Insbesondere im Zustand besonderer Verletzlichkeit bedarf die in ihrer Einzigartigkeit konkrete Person der Zuwendung anderer Personen, welche sich ihrerseits nur dann motivational zu einem eingreifenden Handeln veranlasst sehen, wenn sie sich in ihren moralischen Gefühlswerten wie dem des Mitgefühls, der Empathie und Solidarität angesprochen fühlen. Die Sozialphilosophin Benhabib (1995) hat betont, dass erst dann, wenn diese stark emotional gefärbten Werte einer Person anerkannt werden, es möglich ist, Menschen im Falle moralisch relevanter Konflikte Gerechtigkeit wiederfahren zu lassen; eine Gerechtigkeit, welche nicht mit dem Gleichheitsprinzip verschmilzt.

In diesem Zusammenhang ist auch von einer geschlechtsspezifischen Verteilung emotional besetzter moralischer Werte, analog jener geschlechtsspezifischen Verteilung gesellschaftlich produktiver und reproduktiver Arbeit (*gender division of labor*), auszugehen. Die Frage ist nun, wie die in familialen Lebenszusammenhängen verankerten moralischen Orientierungen auch in beruflich organisierten Arbeitszusammenhängen der Hilfe und Pflege wirksam werden können. Eine Voraussetzung ist dabei, dass etwa moralische Hilfspflichten im Zuge vor allem der beruflichen Sozialisation durch praktische Einübung gewissermaßen habitualisiert werden. Erst dadurch, dass die affektiven Auslösebedingungen helfenden Verhaltens moralisch „kodiert" werden, ist es möglich, ethisch gebotenes Handeln von gefühlsintensiven Einstellungen, Zuneigungen und Wertschätzungen relativ unabhängig zu machen. Dabei bleibt eine berufliche Hilfe leistende Person gleichwohl innerlich **als Person** beteiligt, handelt also nicht automatisch. Letztlich sind bestimmte moralische Einstellungen, Werthaltungen und Eigenschaften eines Menschen eine motivationale Voraussetzung dessen, die besondere **Versehrbarkeit** einer Person wahrnehmen und sich von ihrer **Hilfsbedürftigkeit** persönlich affizieren lassen zu können (Remmers 2017). Die Frage bleibt, inwieweit diese motivationalen Grundlagen helfender Berufe einem gesellschaftlichen Wandel ausgesetzt sind oder auch inwieweit der institutionelle Rahmen (zum Beispiel Machtstrukturen eines Krankenhauses) sie beeinflusst.

1.11 Beschluss: Elemente einer Ethics of Care

Eine anthropologische Grundannahme von Care besagt, dass Menschen nur dann Fähigkeiten erwerben, selbstbestimmt zu handeln und eigene Bedürfnisse zu artikulieren, wenn ihnen persönliche Aufmerksamkeit und Zuwendung entgegengebracht wird (Conradi 2010, S. 98). Care als Bestandteil einer *conditio humana* übersteigt insofern den Umkreis beruflicher Pflege, als sie eine mit den reproduktiven Funktionen menschlicher Lebenswelten in toto verknüpfte Praxis darstellt.

Kernanliegen einer *Ethics of Care* ist es, für die Grundsituation des Menschen moralisch zu sensibilisieren, das heißt den Tatsachen menschlicher Angewiesenheit, Verantwortlichkeit, Verlässlichkeit, Achtsamkeit, gegenseitiger Wertschätzung gebührend Aufmerksamkeit zu schenken. Eine *Ethics of Care* darf nicht als das programmatische Gegenstück zu einer Ethik der Rechte und Pflichten moralisch zurechnungsfähiger Personen missverstanden werden (Pauer-Studer 2006, S. 353). Sie weist vielmehr eine gewisse Gleichursprünglichkeit auf mit Anliegen und konzeptionellen Entwürfen einer Ethik menschlichen Gedeihens, Wohlergehens und Gelingens, damit assoziierter individueller Rechte und Ansprüche auf soziale Güter und auf „Beseitigung der Voraussetzungen schweren Leidens" (Siep 2004, S. 43, S. 19–56; Remmers u. Kohlen 2010) Es handelt sich dabei um eine Ethik der Bewahrung nicht nur biologischer Bedingungen des Lebens und Überlebens, sondern auch jener sozialen Bedingungen menschlichen Lebens, welche der Grundtatsache menschlicher Kooperationsbedürftigkeit und Kooperationsfähigkeit entsprechen müssen. Kooperationsfähigkeit ist eine Voraussetzung der Höherentwicklung menschlicher Eigenschaften und ihrer Organisation in Institutionen (etwa der Medizin und Pflege), durch welche Spielräume menschlicher

Freiheit gegenüber unmittelbaren Zwängen der Natur gewonnen werden. Eine *Ethics of Care* bildet daher eines jener normativen Grundgerüste, auf welche eine Ethik der beruflichen Pflege sich stützt – freilich durch ständige Konkretisierung in Relation zu konkreten Anlässen und situativ sich beständig wandelnden Herausforderungen.

Literatur

Beauchamp TL, Childress JF (2013) Principles of Biomedical Ethics. 7. Aufl. Oxford University Press, Oxford

Benhabib S (1995) Der verallgemeinerte und der konkrete Andere. Die Kohlberg/Gilligan-Kontroverse aus der Sicht der Moraltheorie. In: Dies. Selbst im Kontext. Kommunikative Ethik im Spannungsfeld von Feminismus, Kommunitarismus und Postmoderne. Suhrkamp, Frankfurt, S 161–191

Berr M-A (1992) Der Mensch: Technik und Körper. Überlegungen zu einer Anthropologie der Technik. Medizin Mensch Gesellschaft 17(1):4–24

Düwell M, Hübenthal C, Werner MH (Hrsg) (2006) Handbuch Ethik, 2. Aufl. Metzler, Stuttgart

Foth T, Holmes D, Hülsken-Giesler M, Kreutzer S, Remmers H (Hrsg) (2017) Critical Approaches in Nursing Theory and Nursing Research: Implications for Nursing Practice. Schriftenreihe: Pflegewissenschaft und Pflegebildung, Bd 4. Vandenhoeck & Ruprecht unipress, Universitätsverlag Osnabrück, Göttingen

Gadamer H-G (1993) Über die Verborgenheit der Gesundheit. Suhrkamp, Frankfurt

Gehlen A (1956/1975) Urmensch und Spätkultur. 3. Aufl. Akademische Verlagsgesellschaften Athenaion, Frankfurt

Göckenjan G (1985) Kurieren und Staat machen. Gesundheit und Medizin in der bürgerlichen Welt. Suhrkamp, Frankfurt

Habermas J (2001) Die Zukunft der menschlichen Natur. Auf dem Weg zu einer liberalen Eugenik? Suhrkamp, Frankfurt

Hofheinz M, Coors M (Hrsg) (2017) Die Moral von der Geschicht'. Ethik und Erzählung in Medizin und Pflege. Evangelische Verlagsanstalt, Leipzig

Joisten K (2007a) Das „narrative Selbst" und das Problem der Verantwortung in Alasdair MacIntyres „Der Verlust der Tugend". In: Joisten K (Hrsg) Narrative Ethik. Das Gute und das Böse erzählen. Akademie Verlag, Berlin, S 187–199

Joisten K (Hrsgb) (2007) Narrative Ethik. Das Gute und das Böse erzählen. Akademie Verlag, Berlin

Kohlen H (2009) Conflicts of Care. Hospital Ethics Committees in the USA and Germany. Campus, Frankfurt

Kruse A (2017) Einführung. In: Kruse A, Reife und Verletzlichkeit. Unveröffentlichtes Manuskript

Lévinas E (2005) Humanismus des modernen Menschen. Meiner Verlag, Hamburg

Pauer-Studer H (2006) Feministische Ethik. In: Düwell M, Hübenthal C, Werner MH (Hrsg) Handbuch Ethik. 2. Aufl., Metzler, Stuttgart, S 352ff

Remmers H (2000) Pflegerisches Handeln – Wissenschafts- und Ethikdiskurse zur Konturierung der Pflegewissenschaft. Hans Huber, Bern

Remmers H (2016) Die Rolle von Erzählungen in der Pflege. In: Hofheinz M, Coors M (Hrsg) Die Moral von der Geschicht'. Ethik und Erzählung in Medizin und Pflege. Evangelische Verlagsanstalt, Leipzig, S 49–64

Remmers H (2017) Care: Existential Assets and Nonpartisan Justice. On Several Ethical Aporiae of Care Professions. In: Foth T, Holmes D, Hülsken-Giesler M, Kreutzer S, Remmers H (Hrsg) Critical Approaches in Nursing Theory and Nursing Research: Implications for Nursing Practice. Schriftenreihe: Pflegewissenschaft und Pflegebildung, Bd 4. Vandenhoeck & Ruprecht unipress, Universitätsverlag Osnabrück, Göttingen, S. 69–90

Remmers H, Kohlen H (2010a) Konzeptionelle Problembestände einer Bioethik und Fragen einer Ethics of Care – Eine Einleitung. In: Remmers H, Kohlen H (Hrsg) Bioethics, Care and Gender. Herausforderungen für Medizin, Pflege und Politik. Schriftenreihe: Pflegewissenschaft und Pflegebildung, Bd 4. Vandenhoeck & Ruprecht unipress, Universitätsverlag Osnabrück, Göttingen, S 7–31

Remmers H, Kohlen H (Hrsg) (2010b) Bioethics, Care and Gender. Herausforderungen für Medizin, Pflege und Politik. Schriftenreihe: Pflegewissenschaft und Pflegebildung, Bd 4. Vandenhoeck & Ruprecht unipress, Universitätsverlag Osnabrück, Göttingen

Riedel A, Behrens J, Giese C, Geiselhart M, Fuchs G, Kohlen H, Pasch W, Rabe M, Schütze L (2017) Zentrale Aspekte der Ethikkompetenz in der Pflege. Empfehlungen der Sektion Lehrende im Bereich der Pflegeausbildung und der Pflegestudiengänge in der Akademie für Ethik in der Medizin e.V. In: Ethik in der Medizin 29 (2), S 161–165 http://link.springer.com/article/10.1007/s00481-016-0415-7. Zugegriffen: 08.04.2017

Siep L (2004) Konkrete Ethik. Grundlagen der Natur- und Kulturethik. Suhrkamp, Frankfurt

Viefhues H, Sass H-M (1987) Bochumer Arbeitsbogen zur medizinethischen Praxis. In: Zentrum für medizinische Ethik (Hrsg) Medizinethische Materialien. http://zme-bochum.de/downloads/de/hefte/mm_2.pdf

Care Ethics ist nicht gleich Pflegeethik

Rouven Porz

Ich danke den beiden Ethikern Settimio Monteverde und Hubert Kössler für ihre hilfreiche und wohlwollende Durchsicht meines Manuskripts.

2.1   Einleitung

In meiner Arbeit als klinischer Ethiker, Dozent im Medizin- und Pflegestudium bzw. auch in der Pflege-aus- und Weiterbildung bin ich relativ oft mit folgendem Missverständnis konfrontiert: Care Ethics sei die neue Pflegeethik, nicht wahr? Ich glaube mit Sicherheit, dass das so nicht stimmt. Care Ethics ist eine ethische Theorie, oder sagen wir vorsichtiger eine ethische Stoßrichtung, ein Denkparadigma. Manchmal spricht man auch von feministischer Ethik. Und Pflegeethik ist eine Art Sammelbegriff für die Berufsethik eines Berufsstandes und die ethische Reflexion dieser Berufsethik selber. Damit verorten sich Überlegungen und Aussagen zu Care Ethics und Pflegeethik schon per se in ganz unterschiedlichen Kategorien. Die feministisch-geprägte Care Ethics darf sich zum Blumenstrauß der ethischen Theorien gesellen (wie zum Beispiel die Prinzipienethik, Tugendethik, narrative Ethik, Hermeneutik, Konsequenzialismus und/oder Deontologie). Die Pflegeethik mag eingliederbar sein in das Umfeld der sogenannten Bereichsethiken wie Medizinethik, Bioethik, Wirtschaftsethik, Umweltethik etc. Natürlich, das ist keine abschließende Überlegung. Das ist lediglich eine erste, vereinfachte Aufgliederung, die als Einleitung für den Kerngedanken des vorliegenden Textes dienen soll: Care Ethics ist nicht gleich Pflegeethik.

Kommen wir zuerst aber nochmal auf das Missverständnis zurück. Ich freue mich nämlich immer, wenn dieses Missverständnis zur Sprache kommt. Bietet die Aufklärung doch einerseits die Chance, zunächst das Ethikverständnis und die eigene Berufsethik der Fragenden zu reflektieren. Andererseits ermöglicht dieses Missverständnis die Gelegenheit, die spannende ethische Theorie der Care Ethics besser kennenzulernen. Des Weiteren bietet das Missverständnis die Chance, eigene Praxisbeispiele aus meiner Arbeit in der klinischen Ethik zu nennen, dies um zu illustrieren, wie mir persönlich die Care Ethics beim Denken hilft, zum Beispiel in Einzelberatungen, Weiterbildungen und/oder als Moderator von Situationen moralischen Unbehagens bzw. ethischen Fallbesprechungen in Entscheidungssituationen. Genau diesen Weg möchte ich auch in dem vorliegenden Text gehen. Ich verorte zuerst die Moraltheorie der Care Ethics und grenze sie von der Disziplin der Pflegeethik

ab (▶ Abschn. 2.2). Dann führe ich ein Beispiel aus meiner Arbeit auf (▶ Abschn. 2.3) und verwende es, um es aus einer Care-Ethics-Perspektive zu analysieren (▶ Abschn. 2.4). Ich ende mit einem Fazit und einem Plädoyer für die Care Ethics (▶ Abschn. 2.5).

Limitierend sei festgehalten, dass meine Darstellung notwendigerweise subjektiv bleibt. In der Darstellung der Care Ethics lasse ich mich von meiner Interpretation dessen leiten, was sich mir in der Literatur als feministische Ethik bzw. Care Ethics darstellt. Und ich lasse mich noch vorrangiger davon leiten, was mir selbst im klinischen Alltag beim ethischen Denken hilft. Somit erhebe ich methodisch und inhaltlich keinen Anspruch auf Vollständigkeit. Es sei auch betont, dass ich selbst nicht in der Pflege sozialisiert wurde, mir also die „gelebte Erfahrung" der Pflegearbeit fehlt. Das Fehlen von „gelebter Erfahrung" hat natürlich Vor- und Nachteile. Es bringt eine gewisse Distanz und Leichtigkeit mit sich, es handelt einem aber auch leicht den Vorwurf ein, man wisse ja gar nicht, wovon man rede. Ich verbleibe für mich vorliegend bei den Vorteilen und überlasse es den Lesenden, einen ernsthaften Bezug zur eigenen gelebten Berufs- oder Studienerfahrung herzustellen.

2.2   Pflegeethik und Care Ethics

Um sich einer möglichen Definition von Pflegethik als Bereichsethik zu nähern, blicke ich zunächst auf den Begriff und das Konzept von Medizinethik. Der Medizinethiker Giovanni Maio (2012) beschreibt den Bereich der Medizinethik als den Versuch, „das systematisch-philosophische Denken [der Ethik, die über das Gute nachdenkt] in einen direkten Bezug zum konkreten Handlungs- und Reflexionsfeld der Medizin zu bringen" (Maio 2012, S. 4). Somit stellt die Disziplin der Medizinethik also die Fragen nach dem Guten im Kontext der sich rapide entwickelnden Möglichkeiten (und Unmöglichkeiten) der modernen Medizin. Für mich persönlich gehört die Pflegethik in diesen Bereich der Medizinethik hinein. Aber selbst wenn man die Pflegeethik als Teilgebiet der Medizinethik betrachtet (vgl. hierzu Rehbock 2000), bezweifelt heute niemand mehr, dass Pflege trotzdem einer spezifischen ethischen Reflexion bedarf (Monteverde 2013, S. 272).

> Es lohnt sich also gedanklich, die Pflegeethik
> als Teildisziplin einer Medizinethik zu
> verstehen. Dies vor allem, weil Pflege sich
> als ein Beziehungsgeschehen zwischen
> Menschen versteht. Dieses Beziehungs-
> geschehen ethisch zu beschreiben, ethisch
> zu verstehen und aus philosophischer Sicht
> zu klären, das sind die erklärten Ziele der
> Teildisziplin der Pflegeethik (Monteverde
> 2015, S.317).

Damit wäre vorliegend eine Arbeitsdefinition für
Pflegeethik gefunden.

Wenden wir uns jetzt der *Care Ethics* als ethische
Theorie zu.

Die *Care Ethics* ist keine „Frauenethik". Sie
hat sich in all ihren Facetten zwar in den letzten
30–40 Jahren durchaus aus der politischen Frauenbe-
wegung entwickelt, dies stark beeinflusst durch einige
namhafte moral- und politikphilosophisch-orien-
tierte Autorinnen. Prominent zu nennen ist hier
Carol Gilligan (1982), die zum Beispiel die viel zitierte
These darlegte, dass im ethischen Denken von Frauen
der Kontext und die Beziehungen oft eine wichtigere
Rolle spielen als bei Männern. Auch in der Philosophie von Joan Tronto finden sich wichtige Eckpfeiler
eines *Ethics-of-Care*-Denkens: Tronto (1993) führt
beispielsweise den Begriff der Verantwortungs-be-
zogenen Ethik ein (*responsibility-based ethics*) im
Gegensatz zu einer eher „männlichen" Verpflich-
tungs-bezogenen Ethik (*obligation-based ethics*).

Damit entwickelt die *Care Ethics* bzw. feministische Ethik eine neue Sichtweise, gar ein neues Paradigma. Es ist nicht mehr die abstrakte Reflexion,
die im Vordergrund steht, sondern das Anerkennen von Kontext, Verantwortung und Abhängigkeiten. Und in diesem Paradigma spielt es auch eine
Rolle, wer man überhaupt ist und über wen man in
der ethischen Reflexion redet. Macht, Gender, Rasse,
Behinderungen, Beeinträchtigungen, Gleichheiten
und Ungleichheiten werden bewusst angesprochen
und thematisiert und nicht hinter abstrakten Prinzipien versteckt. In der Entwicklung dieses Paradig-
mas wären viele Philosophinnen zu nennen: Ros-
marie Tong, Eva Feder Kittay, Jackie Leach Scully,
Marian Verkerk, aber zum Beispiel auch Margret
Urban Walkers *Moral Understandings* (2007) und
die Ausführungen zur narrativen Konstruktion und

Rekonstruktion von Lebensereignissen und Situationen von Hilde Lindemann (zum Beispiel 2001 u.
2006). Aber genug mit der scheinbaren Verweibli-
chung, denn man muss nicht erst Chris Gastmans,
Guy Widdershoven oder Per Nordvedt nennen, um
zu verstehen, dass das Paradigma der *Care Ethics*
sich zwar aus dem Ideenkanon ursprünglich femi-
nistisch-geprägter Themen entwickelt hat, heute
aber als Moraltheorie verstanden werden kann, die
nicht vereinfachend oder simplifizierend auf Gen-
deraspekte der Autoren reduziert werden sollte (vgl.
hierzu die hilfreiche Website http://ethicsofcare.org
[letzte Ansicht 27.02.2017]).

Leider – so scheint es mir persönlich ganz stark
– hat die *Care Ethics* aber als Denkparadigma immer
noch einen sehr schweren Stand in der ethischen
Reflexion von Medizin bzw. Pflege (Porz 2016). Dies
scheint mir vor allem mit der Prinzipienethik zu tun
zu haben, der prominentesten medizinethischen
Theorie der westlichen Medizinethikwelt (Beauchamp u. Childress 1979–2013). In der Prinzipienethik geht es – sehr vereinfacht gesagt – darum,
dass die Gesundheitsfachpersonen aus Sicht ihrer
Berufsrolle angehalten sind, immer ein Set an ethischen Regeln zu befolgen, die sogenannten vier Prinzipien: Respekt vor der Patientenautonomie zeigen,
fürsorglich im Wohle des Patienten handeln, möglichst nicht schaden und gerecht denken. So sinnvoll diese Prinzipien bzw. Regeln auch sein mögen,
so wenig scheinen sie es erlaubt zu haben, dass sich
auch andere alternative, oder bestenfalls sogar ergänzende, Denktheorien in der Medizinethik durchge-
setzt haben, wie beispielsweise die *Care Ethics*.

Wir versuchen, dies vorliegend mal zu ändern
und die *Care Ethics* als ergänzendes Denkinstrument
einzuführen. Mir selbst hilft es dabei sehr, verschiedene ethische Theorien als unterschiedliche „Brillen"
anzusehen. Je nach Brille sehe ich eine andere Welt.
Mit der Brille des Konsequenzialismus sehe ich zum
Beispiel primär die Folgen von Handlungen und Entscheidungen, mit der deontologischen Brille sehe ich
eher die aktuellen Normen für oder gegen eine Entscheidung, und mit der oben in der Medizinethik
dominierenden Prinzipienethik sehe ich halt vor
allem die Autonomie, das heißt die Selbstbestimmung und die Fürsorge und das Nicht-Schaden.

Mit der Brille der *Care Ethics* sehe ich aber die
komplexen Beziehungen, Verstrickungen, meine

Verantwortung und die oft großen Abhängigkeiten der Akteure. Und obwohl ich selbst als klinischer Ethiker die klassischen und modernen ethischen Brillen nahezu alle kenne und meine eigene ausgeleierte Brille der Prinzipienethik natürlich jeden Tag in meiner Arbeit mit mir herumtragen muss, so hilft mir im Vorschlagen von ethischen Empfehlungen und Handlungsmöglichkeiten oft die eher coole Sonnenbrille der *Care Ethics* sehr viel besser. Ich möchte dies nachfolgend an einem Fallbeispiel illustrieren.

2.3   Ein Beispielfall: Das erste Sterben

Als Beispiel wähle ich die – im ersten Moment vielleicht unspektakulär und harmlos anmutende – Fallgeschichte einer Medizinstudentin kurz vor Abschluss ihres Medizinstudiums. Ich wähle für diesen vorliegenden Praxisband bewusst ein Beispiel einer jungen Ärztin, um die Reflexion auf die eigene Berufsrolle als Pflegende oder Ärztin interdisziplinär aufzubrechen. Es gibt keinen Grund, warum sich Pflegende nicht auch über die Berufsrolle von Ärzten ethische Gedanken machen sollten – und umgekehrt.

Ich beziehe mich also vorliegend auf meine Dozententätigkeit in der Medizinischen Fakultät in Bern, insbesondere auf die in den Jahren 2012–2014 von den Master-Studierenden verfassten sogenannten Ethikarbeiten, die zum Thema hatten, eigene moralische Unklarheiten mit älteren Patienten zu thematisieren. Ziel dieser Versprachlichung war es, dass die Studierenden aufgefordert waren, ihren eigenen moralischen Intuitionen nachzuspüren und diese in einem zweiten Schritt aus Sicht verschiedener ethischen Theorien selbstkritisch zu interpretieren (Porz u. Stuck 2015). Nachfolgend also die Versprachlichung der Medizinstudentin Sara. Sie beschreibt ihr moralisches Unbehagen in Bezug auf eine sterbende ältere Frau. Erlebt hat sie diese Situation gerade in einem Praktikum in der Inneren Medizin (Porz u. Stuck 2013, S. 139):

Fallbeispiel

„Frau R. ist auf der medizinischen Abteilung eines mittelgroßen Spitals hospitalisiert. Sie ist eine polymorbide 78-jähriger Patient […]. Frau R. verfügte über keine Patientenverfügung. In mehreren Gesprächen mit den Angehörigen wurde entschieden, dass eine neurologische Rehabilitation keinen Sinn mehr macht. Entsprechend wurde eine palliative Behandlung eingeleitet. […]
Der Zustand der Patientin verschlechterte sich allmählich. Die Angehörigen entschieden, dass eine Verlegung in eine andere Einrichtung nicht mehr sinnvoll und zumutbar sei und dass sie die Patientin im Spital versterben lassen möchten. Der Ehemann, Kinder und Enkelkinder der Patientin waren abwechslungsweise rund um die Uhr anwesend. Frau R. war oft unruhig, (ein) Morphinperfusor wurde […] installiert. Daraufhin wurde Frau R. ruhiger. Die ständige Anwesenheit war für die Familie sehr belastend und anstrengend. In der sechsten Nacht begann die Patientin Atempausen zu machen; die ganze Familie war um das Bett versammelt und beobachtete die Patientin in der ständigen Erwartung, dass der nächste Atemzug der letzte sein könnte. […] Vier Stunden später verstarb die Patientin.
Was macht diese Situation so besonders für mich: Das Spannende an dieser Situation ist gerade, dass sie nichts Besonderes ist: Es ist eine Situation mit der ich als Ärztin in Zukunft noch oft konfrontiert sein werde – Menschen sterben im Spital. Was mich an diesem Fall besonders interessiert, ist der Umgang der verschiedenen Parteien mit der Situation nach der Entscheidung zur palliativen [Behandlung]. Ein Mensch liegt im Spital und wird in absehbarer Zeit versterben – wie gehen die Angehörigen, aber auch das Spitalpersonal mit der Situation des nahenden Todes um?
Welche Fragen beschäftigen mich konkret: Die Situation macht mir irgendwie etwas aus. Wie soll ich damit umgehen?
Medizinstudentin Sara, Ethikarbeit, Bern"

Alle studentischen Fallgeschichten wurden gesammelt und in Kleingruppen mit den Studierenden besprochen. Auch Saras Fall wurde in einer Kleingruppe ethisch analysiert, Sara selbst war anwesend. In einem ersten Schritt kam die Prinzipienethik zu Anwendung, um der moralischen Intuition eine erste medizinethische Reflexion folgen zu lassen. Das war leicht: Die Selbstbestimmung der älteren Dame war offenbar respektvoll erfüllt, alle hatten auch den Eindruck, dass fürsorglich gehandelt wurde, und dass man versucht hatte, nicht zu schaden. Dann meldete sich Sara: Das sei gut und schön für die Patientin, aber die bisherige Analyse helfe ihr nicht, besser zu verstehen, warum ihr die Situation moralisch so viel ausmache. Schließlich wolle sie einmal Ärztin sein, und jetzt gelänge es ihr noch nicht mal, eine Frau sterben zu sehen?

2.4 Eine Care-Ethics-Perspektive

Mit dieser Wortmeldung von Sara wird schnell deutlich, dass die Prinzipienethik leicht an ihre Grenzen stoßen kann. Die vier Prinzipien boten hier für Sara kein gutes gedankliches Rüstzeug, um eine ethische Reflexion ihres eigenen moralischen Unbehagens zu ermöglichen. Zeit also, sich einem anderen Denkparadigma zuzuwenden. Ziehen wir uns eine neue ethische Brille an, die Brille der *Care Ethics* (Wick u. Porz 2015). Ich strukturiere meine nachfolgende *Care-Ethics*-Perspektive, indem ich inhaltlich fünf Charakteristika des Denkparadigmas der *Care Ethics* nutze (Feder 2006, S. 324 ff.). Meine Interpretationen bleiben notwendigerweise subjektiv, aber die Lesenden sind gerne aufgefordert, ihre eigenen Interpretationen und Schlüsse zu ziehen.

2.4.1 Beziehungen

Während man in der Prinzipienethik wissenschaftstheoretisch davon ausgeht, dass Menschen grundsätzlich selbstbestimmt handeln können und wollen und dass wir alle unabhängig voneinander sind, betont die Sichtweise der *Care Ethics* eher das genaue Gegenteil: Wir stehen immer in Beziehungen zueinander. Wir sind immer in Abhängigkeiten gebunden.

In einer solchen Abhängigkeit befindet sich auch Sara. Sie ist nicht freiwillig anwesend, es ist ihr neuer Beruf. Nein, noch nicht ihr Beruf, ein Praktikum. Aber gerade dieses Setting sollte hier reflektiert werden. Sara hat keine klare Rolle, und damit muss es für Sie schwer gewesen sein, sich hier in solch einem existenziell-geprägten Beziehungsgeschehen professionell verorten zu können. Sie kann wohl kaum gegenüber einer Sterbenden einfach sagen: „Hallo, ich mache hier mein Praktikum." Und es muss auch schwer sein, ihre Anwesenheit vor den Angehörigen moralisch zu rechtfertigen, immerhin handelte

es sich um eine ganze Fraktion von Angehörigen, Ehemann, Kinder, Enkelkinder. Halten wir fest: Ihre Beziehung zu den Hauptakteuren (Familie und Sterbende) scheint unklar.

2.4.2 Moralische Verantwortung

Die Prinzipienethik geht in ihrer Sichtweise davon aus, dass Menschen Rechte haben. Im Gegensatz dazu betont die Sichtweise der *Care Ethics* nicht so sehr unsere juristischen Verpflichtungen, sondern vielmehr unsere moralischen Verantwortungen gegenüber unseren Mitmenschen, Freunden, Arbeitskollegen, Patienten etc.

Natürlich lässt sich im Gesundheitswesen nie vermeiden, dass Verantwortung auch immer normative und durchaus auch rechtliche Konsequenzen nach sich zieht, aber nicht für Sara. Sie hat als Praktikantin keine direkte juristische Verantwortung. Und ihre moralische Verantwortung scheint unklar, das hatten wir oben schon festgestellt. Ganz offensichtlich möchte sie Präsenz zeigen, aber sie hat jetzt, in genau dieser Situation, noch keine wirkliche professionelle Verantwortung. Das hätte man ihr sagen können, von Seiten der Ärzteschaft. Vielleicht hätte ihr das geholfen.

2.4.3 Kontext

Die Prinzipienethik geht in ihrer Sichtweise tendenziell davon aus, dass Situationen verallgemeinerbar und tendenziell vergleichbar sind. Im Gegensatz dazu betont die Sichtweise der *Care Ethics* die Besonderheiten im Kontext jeder neuen Problemsituation. Für mich ist ein besonderer Kontextfaktor des Fallbeispiels die Empathie der Studierenden. Wäre diese Empathie nicht gegeben, hätte die Studierende kaum diese Situation für ihre Ethikarbeit ausgewählt. Aber, wie soll sie ihre Empathie in diesem Kontext ausleben? Sie macht ein Praktikum, und sie hat keine professionelle Verantwortung. Dann diese Situation: Die Tragik des Sterbens, die unklare Umgangsweise damit, aber auch die Schmerzen der Sterbenden, die Morphingaben, dies alles lässt die Situation als schwierig erscheinen. Die Studierende ist ein Puzzleteil innerhalb der Gesamtsituation. Sie hat eine rein beobachtende, lernende Funktion.

2.4.4 Giving voice

In der Sichtweise der *Care Ethics* ist es wichtig, anzuerkennen, dass nicht jeder die gleiche Macht hat. Nicht jeder kann somit gleich gut die eigenen Interessen durchsetzen. Manche Akteure im Klinikalltag werden gar nicht als Akteure wahrgenommen. Oder ihrer Meinung wird nicht ausreichend Bedeutung geschenkt. Die *Care Ethics* versteht sich deshalb auch als moralischer Anwalt der Vulnerablen und versucht gerade denjenigen eine Stimme zu geben, die sonst nicht „gehört" werden; dies wird manchmal ausgedrückt in dem Slogan *giving voice*.

Auch für unsere Überlegungen zu Sara mag das ein interessanter Interpretationspunkt sein, insbesondere wenn man sich kurz auf das Gedankenexperiment einlässt, Sara selbst die Rolle der vulnerablen Person zuzuschreiben. Sie hatte keine offizielle Rolle und keine offizielle Verantwortung, Grund genug von Vulnerabilität zu sprechen. Ganz offensichtlich versucht sie sich vorzustellen, wie sie als zukünftige Ärztin mit solchen Situationen umzugehen vermag. Aber es wird nie mehr eine solche Situation geben. In Zukunft wird sie eine professionelle Rolle als Ärztin haben. Das wird das Setting ändern. Sie selbst scheint sich klarmachen zu wollen, dass Sterben zu ihrem Berufsfeld dazugehören wird und beschreibt deshalb diese Situation als „nichts Besonderes" (dritter Absatz). Gerade weil es nichts Besonderes sei, habe sie diese Situation für die Ethikarbeit ausgewählt. Ich selbst halte diese Situation aber für etwas sehr Besonderes. Und ich halte Sara für vulnerabel. Ein fremder Mensch stirbt vor den eigenen Augen, ohne dass man etwas Entscheidendes dazu beitragen kann. Einem Sterbenden beizuwohnen ist immer etwas Besonderes. Es macht betroffen und konfrontiert uns mit der eigenen Sterblichkeit. Natürlich trifft es tatsächlich den Kern der ärztlichen Berufsrolle, dem Tod ins Auge schauen zu müssen. Aber ganz offensichtlich werden die zukünftigen Ärzte dazu weder ausreichend geschult, noch in der Verarbeitung solcher Erlebnisse psychologisch betreut. Ich zumindest habe die Vermutung, dass die junge Studentin keinen adäquaten Ansprechpartner in ihrem Praktikum hatte, mit dem sie diese herausfordernde Situation in Bezug auf ihre eigenen Emotionen hätte besprechen können. Die Ausbildung der Ärzteschaft müsste auch die Reflexion der eigenen Sterblichkeit beinhalten. Dieses Bedürfnis scheint mir in der Fallbeschreibung dieser Studentin

implizit vorhanden. Und deshalb scheint es mir wichtig, dieser jungen Frau einzugestehen, dass sie hier eigentlich gar keine „Stimme" hat.

2.4.5 Perspektivenwechsel – Geschichten ernst nehmen

Die *Care Ethics* geht davon aus, dass die unterschiedlichen Akteure unterschiedliche Sichtweisen zu einer Situation haben können – unterschiedliche Geschichten. Dieses Konzept des Perspektivenwechsels stellt eine direkte Schnittstelle zu weiterführenden ethischen Theorien dar, zur sogenannten narrativen und/oder hermeneutischen Ethik (Porz et al. 2011). Eine genauere Darstellung dieser Theorien wäre sicherlich einen weiteren Text wert. In diesen Zugängen zur Ethik wird den Wert- und Normvorstellungen persönlicher Erzählungen besondere Beachtung geschenkt. Das heißt: Die Erzählungen werden so genommen, wie sie sind, phänomenologisch, nicht psychologisch. Theoretische Grundlage ist die Idee, dass die von uns allen ständig durchgeführte Narration in und über unsere persönliche Lebenswelten geradezu konstitutiv für eben unsere Identitäten und unser Zusammenleben ist und dass man aus diesen Narrationen die für den erzählenden Akteur relevanten Werte herauslesen kann (Lindemann 2001, 2006; Walker 2007).

Schauen wir uns also mal noch genauer an, wie Sara ihre Geschichte in der Ethikarbeit erzählt: Sie betont den Faktor Zeit. Die Angehörigen waren „rund um die Uhr anwesend", sie waren „ständig" vor Ort (zweiter Absatz). Trotzdem versucht die Studentin eine erste Ordnung in das zeitliche Chaos zu bringen. In der „sechsten" Nacht merkt man, es geht zu Ende, nach weiteren „vier" Stunden ist die Patientin dann tot (zweiter Absatz). Natürlich denkt eine Medizinstudentin in zeitlich definierbaren Dimensionen, ohne präzise Stundenpläne und Zeiteinteilung ist ein Medizinstudium auch nicht zu bewältigen. Die Zeit im Studium ist definiert und kalkulierbar. Dieses Zeitverständnis steht in einem sehr großen Gegensatz zur vorliegend beschriebenen Situation. Sterben ist ein Paradebeispiel für eine zeitlich nicht definierbare Situation. Menschen sterben nicht nach Zeitplänen und vorgegebenen Lernzielen. Zumindest implizit scheint es unserer Studentin hier deutlich geworden zu sein, dass der zeitliche Verlauf im Umfeld eines Sterbenden keinen kalkulierbaren Richtlinien folgt.

2.5 Fazit

Mir selbst hilft die *Care Ethics* beim Denken. Sara hat sich im Unterricht meine Interpretationen angehört, genau wie oben beschrieben. Sie war weitaus nicht mit allem einverstanden, aber von einigen Punkten war sie sehr angetan. An die „Zeit" hätte sie noch nie gedacht, auch nicht daran, dass sie selbst in Beziehungen und Abhängigkeiten verstrickt ist. Sie selbst als „vulnerabel" zu klassifizieren, hat sie erstaunt, aber gleichzeitig auch erleichtert. Vieles hätte ihr gute Denkanstöße gegeben. Und genau darum geht es.

> ❯ *Care Ethics* ist ein Denkparadigma, es muss beim Denken helfen, sonst verfehlt es seinen Zweck: *The proof of the pudding is in the eating.* Will sagen, man kann die Qualität und die Möglichkeiten der *Care Ethics* erst beurteilen, wenn man sie ausprobiert hat. Die praktische Anwendbarkeit zeigt, ob die Theorie etwas nützt.

Ich hoffe, dass sich die Vertreter der Pflegeethik in Zukunft dafür entscheiden werden, möglichst viele verschiedene Puddings zu probieren bzw. unterschiedliche Ethikansätze zum Denken zu benutzen.

Literatur

Beauchamp TL, Childress JF (1979–2013) Principles of Biomedical Ethics, 1.–7. Aufl. Oxford University Press, New York

Feder KE (2006) The Concept of Care Ethics in Biomedicine: The Case of Disability. In: Rehmann-Sutter C, Düwell M, Mieth D (Hrsg) Bioethics in Cultural Contexts. Reflections on Methods and Finitude. Springer, Dordrecht, S 319–340

Gilligan C (1982) In a different voice. Harvard University Press, Cambridge, MA

Huxtable R, Meulen RT (Hrsg) (2015) The Voices and Rooms of European Bioethics. Routledge, Tayler & Francis Group, London

Lindemann H (2001) Damaged identities, narrative repair. Cornell University Press, Ithaca

Lindemann H (2006) Wrinkles in time: narrative approaches to ethics. In: Pfleiderer G, Rehmann-Sutter C (Hrsg) Zeithorizonte des Ethischen. Zur Bedeutung der Temporalität in der Fundamental- und Bioethik. Kohlhammer, Stuttgart, S 123–132

Maio G (2012) Mittelpunkt Mensch: Ethik in der Medizin. Schattauer, Stuttgart

Mathwig F, Meireis T, Zimmermann M, Porz R (Hrsg) (2015) Macht der Fürsorge? Moral und Macht im Kontext von Medizin und Pflege. TVZ Theologischer Verlag Zürich, Zürich

Meireis T (Hrsg) (2013) Altern in Würde. Das Konzept der Würde im vierten Lebensalter. TVZ Theologischer Verlag Zürich, Zürich

Monteverde S (2013) Pflegeethik und die Sorge um den Zugang zu Pflege. Pflege 26(H4):271–280

Monteverde S (2015) Pflegeethik – eine Standortbestimmung. Pflege 28(6):317

Porz R (2016) Ethische Theorien als gedankliche Tools – die Care Ethics. Teil 4 der Serie „Klinische Ethik neu gedacht". Schweizerische Ärztezeitung 97(7):262–265

Porz R, Stuck AE (2013) Zur impliziten Normativität im Denken von Medizinstudierenden – am Beispiel Würde. In: Meireis T (Hrsg) Altern in Würde. Das Konzept der Würde im vierten Lebensalter. TVZ Theologischer Verlag Zürich, Zürich, S 135–150

Porz R, Stuck AE (2015) Teaching Medical Students: more room for an ethical ‚differential analysis', please?" In: Huxtable R, Meulen RT (Hrsg) The Voices and Rooms of European Bioethics. Routledge, Tayler & Francis Group, London, S 180–191

Porz R, Landeweer E, Widdershoven G (2011) Theory and practice of clinical ethics support services: narrative and hermeneutical perspectives. Bioethics 25(7):354–360

Rehbock T (2000) Braucht die Pflege eine eigene Ethik? Pflege 13(5):280–289

Rehmann-Sutter C, Düwell M, Mieth D (Hrsg) (2006) Bioethics in Cultural Contexts. Reflections on Methods and Finitude. Springer, Dordrecht

Tong R (1997) Feminist approaches to bioethics. Westview Press, Boulder

Tronto J (1993) Moral boundaries: A political argument for an ethic of care. Routledge, Tayler & Francis Group, New York

Walker MU (2007) Moral Understandings. A Feminist Study in Ethics, 2. Aufl. Oxford University Press, New York

Wick A, Porz R (2015) Implizite Machtstrukturen in der Psychiatrie – Eine Care Ethics Perspektive. In: Mathwig F, Meireis T, Zimmermann M, Porz R (Hrsg) Macht der Fürsorge? Moral und Macht im Kontext von Medizin und Pflege. TVZ Theologischer Verlag Zürich, Zürich, S 195–209

Professionelles Selbstverständnis und Ethik

Constanze Giese

© Springer-Verlag GmbH Deutschland 2018
A. Riedel, A.-C. Linde (Hrsg.), *Ethische Reflexion in der Pflege*,
https://doi.org/10.1007/978-3-662-55403-6_3

3.1   Einleitung

Wenn die Frage nach ethischem Handeln in der Praxis gestellt wird, gehen damit für die Pflege zunächst zwei grundlegende Fragenkomplexe einher:

Die Frage nach dem nötigen Handlungsspielraum, nach der Freiheit und Autonomie überhaupt selbstbestimmt und damit ethisch zu handeln, in einem traditionell als weisungsgebunden geltenden Heil(hilfs)beruf. Ethisches Handeln setzt Handlungs- und Willensfreiheit unabdingbar voraus. Ganz allgemein besteht nach Höffe Handlungsfreiheit „erst dort, wo jemand (einen Spielraum von alternativen) Möglichkeiten des Verhaltens sieht und eine davon auswählen kann. Freiheit heißt hier, handeln und auch nicht handeln (libertas exercitii) oder das eine und auch ein anderes tun können (libertas specificationis): Willkürfreiheit" (Höffe 2002a, S. 68). Diese „Willkürfreiheit" konkretisiert Höffe in zweierlei Hinsicht: als Fähigkeit des Menschen, Zielvorstellungen für sich in seinem Leben zu entwickeln und diesen Vorstellungen ohne äußeren Zwang auch folgen zu können, also „bewusst und freiwillig zu Handeln" (Höffe 2002a, S. 68). Der andere Aspekt ist für die beruflich ausgeübte Pflege als Teil der Gesundheitsversorgung der interessantere: Willkürfreiheit bedeutet auch, „dass die eigenen Kräfte sowie die soziale und politische Welt es erlauben, das auszuführen, was man will" (Höffe 2002a, S. 68). Diese Selbstverständlichkeit ist ein in der Pflegeethik explizit zu beleuchtender Aspekt, da sich hier die Tendenz feststellen lässt, ethische Forderungen oder Verpflichtungen zu formulieren, die mit der tatsächlichen oder zumindest empfundenen Handlungsfreiheit der betreffenden Akteure kollidieren können, worauf Sylvia Käppeli bereits 1988 grundsätzlich hingewiesen hat. Nach ihr benötigt die Krankenpflege entsprechend „Autorität, Anerkennung und Mitentscheidung innerhalb der Gesellschaft und insbesondere innerhalb des Gesundheitswesens" (Käppeli 1988 in Tepe 1999, S. 280), um ethisch handeln zu können, ansonsten drohe Frustration. Käppeli forderte in diesem Kontext die „aktive Bearbeitung dieses Problems (‚fehlender Handlungsfreiheit', Anmerkung der Autorin), durch die Berufsangehörigen selbst" (Käppeli 1988 in Teppe 1999, S. 280) und beschreibt

damit (berufs-)politisches Engagement als ethische Verpflichtung. Dies ist zweifelsfrei nötig, steht aber in weiten Teilen noch aus. Doch um nicht auch hier schnell an Grenzen der eigenen Handlungsfreiheit zu stoßen und Frustration zu erleben, bedarf es des Verständnisses der eigenen Situation und der sie bestimmenden Umstände, sowohl als beruflich Pflegende als auch als berufspolitisch aktive Pflegende. Beide Rollen weisen, wie unten gezeigt werden soll, gemeinsame Eigenschaften auf und gehen mit Erwartungshaltungen einher, die historisch gewachsen, ambivalent und bis heute höchst wirkmächtig sind.

Die Frage nach ethischem Handeln in der Praxis als inhaltliche Frage zur Klärung von Zuständigkeit, von Verantwortung, Rolle und Aufgabe, mit der Pflegende immer noch und nicht nachlassend im Zusammenwirken mit den anderen Heilberufen ringen. Dieser Fragenkomplex ist verbunden mit demjenigen nach dem, was ethisch verbindlich ist, Verpflichtungscharakter hat (aufgrund einer bestimmten Rolle oder Aufgabe oder weil die ethische Norm rechtlich abgesichert ist) und dem, was dem individuellen Gewissensentscheid und der persönlichen Autonomie anheimgestellt werden kann oder nach dem, was primär der Weisung anderer unterliegt. Pflegerisches Handeln kann aufgrund arbeitsrechtlicher Normierungen weisungsgebunden sein, oder es kann wegen des ärztlichen Anordnungsmonopols im Bereich medizinischer Assistenz und sogenannter Behandlungspflege ärztlichen Weisungen unterliegen. Diese Weisungen, seien es Dienstanweisungen oder ärztliche Anordnungen, können durchaus mit dem, wozu sich eine Person ethisch verpflichtet sieht, kollidieren. Ethik und ethische Verpflichtungen können zwar – anders als das Recht – unmittelbar nicht zwingen, sie können dennoch einen hohen Verpflichtungsgrad aufweisen, gerade wenn sie Bestand und Ausdruck einer professionellen ethischen Selbstverpflichtung sind. Dies irritiert all jene, die meinen, alles, was nicht – per Gesetz, Verordnung oder Dienstanweisung – erzwungen werden könne, unterliege damit der Beliebigkeit oder dem Geschmack des Einzelnen. Die Idee der Professionsethik widerspricht dieser Beliebigkeit im Kern, denn sie verbindet den Gedanken der Verantwortung des Professionellen für den Klienten mit der Idee der entsprechenden Handlungsfreiheit (im Sinne beruflicher Autonomie) und der deshalb selbst auferlegten verlässlichen ethischen Selbstverpflichtung der Professionellen gegenüber den Klienten (Giese u. Heubel 2015, S. 42–48; Arnold 2008, S. 34–35, S. 38–55; Seltrecht 2016).

Beide Fragenkomplexe betreffen das Handlungsumfeld der Pflege, in traditionell ethischer Diktion die **Umstände**, unter denen Pflegehandeln stattfindet und die es in seiner Freiheit, zum Teil auch in seiner Zurechenbarkeit beeinflussen oder beschränken können. Die Umstände, unter denen eine Handlung oder Entscheidung stattfindet, sind für ihre Bewertung (als ethisch gut oder schlecht, richtig oder falsch) relevant. Das ist eine Erkenntnis, zu der auch die wieder entdeckte Kasuistik verholfen hat. Die Kasuistik in der Ethik beruht auf dem Grundgedanken des Lernens aus der Arbeit mit Fällen für künftige, ähnlich gelagerte Fälle und ist in der Ethikbildung im Medizin- und Pflegebereich auch in Deutschland weit verbreitet. Sie wird insbesondere in der amerikanischen Bioethik seit über 30 Jahren wieder weiterentwickelt und neu belebt, namentlich durch Jonson und Toulmin (Steigleder 2003, S. 152 f.). In der Pflegeethik kommt der kasuistischen Herangehensweise besondere Bedeutung zu, da hier Ethik nicht nur fallbezogen gelehrt und gelernt wird, sondern in Form klinischer Ethikberatung auch fallbezogen praktiziert wird.

Im Folgenden soll in einem ersten Schritt gezeigt werden, warum die Pflege ohne ein Verständnis der eigenen berufsethischen Grundlagen und Wurzeln, die die heutigen Umstände prägen, ihre berufsethischen und ihre ethisch relevanten berufspolitischen Anliegen weder auf der individuellen Handlungsebene noch auf der Ebene gesellschaftlicher Mitbestimmung erfolgreich umsetzen kann. Im zweiten Schritt werden die Chancen und das Potenzial erörtert, die das Wissen um diese historischen und gesellschaftspolitischen Zusammenhänge für ein tieferes Verständnis der eigenen Profession darstellen, da es deren Spezifikum im Kern prägt und richtig verstanden ihre Unverzichtbarkeit ausmacht. Im Fazit wird für ein Selbstbewusstsein der Pflege plädiert, das sich seiner historischen Wurzeln und seiner gesellschaftlichen Bedeutung bewusst Professionalität als Chance und nicht als Überforderung begreift.

3.2 Ethisch entscheiden und handeln in der Praxis: Die ethische Relevanz der Umstände und die Pflicht, sie zu kennen

Das professionelle Selbstverständnis Pflegender ist nicht einer bewussten und einmaligen rationalen Entscheidung der jeweiligen Person geschuldet, von Berufsorganisationen vorgegeben und von Bildungseinrichtungen vermittelt, sondern es entwickelt sich als Prozess im Austausch mit anderen Personen und Perspektiven: „Das *Selbstbewusstsein,* also das Bewusstsein eines Selbst als eines Verhältnisses (innen–außen), das sich zu sich selbst verhält, entfaltet sich nur in Prozessen, in denen es mit anderen ‚Selbsten‘ interagiert" (Dallmann u. Schiff 2016, S. 27). Unser Verständnis einer guten Pflegeperson heute ist nur vor dem Hintergrund der historischen Entwicklung zu verstehen, die von diversen Erwartungshaltungen, (Vor-)Urteilen und Bewertungen geprägt ist. Die Erwartungshaltungen und Anforderungen, die in bestimmten historischen Phasen an die Pflege herangetragen werden, bleiben wirkmächtig, je nachdem, was die aktuellen Arbeitsverhältnisse, gesellschaftlichen und ökonomischen Rahmenbedingungen verstärken oder abschwächen. Für die Pflege lassen sich dabei zwei eng miteinander verwobene Perspektiven als besonders prägend identifizieren: Es handelt sich heute um einen Frauenberuf par excellence, der von Weiblichkeitsvorstellungen und -idealen geprägt wurde und wird wie kaum ein anderer (Kellner 2011, S. 101 ff.; Sander 2009, S. 277 ff.). Auch deshalb ist die Pflege ein Tätigkeitsfeld, in dem um die Bedeutung von Beruflichkeit in spezifischer Weise gerungen wurde. Ob und wie die Pflege heute als „besonderer Beruf" (Seltrecht 2016, S. 500) eingestuft wird und damit gegebenenfalls auch als Profession, hängt mit davon ab, welches Verständnis von Profession zugrunde gelegt wird.

Obwohl sich in der Pflege die Fragen der geschlechtsbezogenen Charakterisierungen und Prägungen des Berufes mit den historischen Entwicklungen und den beruflichen oder professionsbezogenen Deutungen gegenseitig durchdringen, soll hier in aller Kürze versucht werden, die Aspekte zunächst getrennt zu betrachten.

3.3   Geschlechtsbezogene Charakterisierungen und Prägungen der Pflegeberufe

Pflege war zunächst keine primär weibliche Tätigkeit, die Pflegeaufgaben wurden erst mit dem „Form- und Funktionswandel der bürgerlichen Familie im ausgehenden 18. Jh. – mit Übernahme produktionsbezogener Aufgaben durch den Mann und Übergabe der Verantwortung für den Reproduktionsbereich an die Frau" (Kellner 2011, S. 83; Arnold 2008, S. 75) dem weiblichen Aktionsradius zugeordnet. Die Pflege der Kranken, Alten und Siechen als naturgegebene Aufgabe der Frau wurde erst im Rahmen der bürgerlich-kapitalistischen Gesellschaft mit dem Modell des – außer Haus – berufstätigen männlichen Ernährers propagiert. Erst jetzt werden aufgabenbezogene Unterschiede in bis dahin nicht dagewesener Deutlichkeit mit der Natur begründet. Diese Entwicklung ging zeitlich einher mit der „Geburt des modernen Krankenhauses und der Krankenhausmedizin" (Kellner 2011, S. 74), die deutliche Veränderungen der Hospitäler brachte: weg von Orten der Fürsorge mit klösterlichen Vorbildern hin zu einer „Heilmaschine", zu Orten „therapeutischen Vorgehens" gemäß medizinischer Gesetzmäßigkeiten mit Übertragung der „Disziplinargewalt auf die Ärzte" (Kellner 2011, S. 75). Um die Heilerfolge und die Prozesse innerhalb der Kliniken nicht zu gefährden, wurde es nötig, medizinische Hilfsberufe zu schaffen, die, wie Hilde Steppe in ihrem 1988 erstmals erschienen und 2012 erneut abgedruckten Beitrag „Dienen ohne Ende" dafür sorgten, die Grundbedürfnisse der Patienten zu sichern. Sie bezeichnet das als Beginn einer „Arbeitsteilung im Gesundheitswesen" in einen „wissenschaftlichen und einen handwerklich-universalistischen Bereich" (Steppe 2012, S. 119), wobei der erstere – die Medizin – den Männern vorbehalten und hierarchisch dem anderen Bereich übergeordnet war. Ambitionen von Frauen, im Gesundheitsbereich tätig zu werden, wurden mit naturalistischen Begründungen in die Pflege kanalisiert und in Mutterhäusern diszipliniert (Kellner 2011, S. 86–87, S. 96). Dabei erfährt die Pflege als weibliche Liebestätigkeit eine Abgrenzung zur männlichen Berufstätigkeit auch dadurch, dass sie gerade als Gegenentwurf konzipiert wird, als ein Akt christlicher Barmherzigkeit, der Hingabe und der Aufopferung

für andere, explizit angelehnt an mütterliche Ideale der Zeit. Ein Entgelt dafür war nicht vorgesehen und auch nicht akzeptabel: „Das Modell der neuzeitlichen Krankenpflege wird das der weiblichen, unbezahlbaren und unbezahlten Liebestätigkeit" (Kellner 2011, S. 89). Kellner zitiert an dieser Stelle aus dem Schreiben einer Schwester, die im Jahr 1900 in der Deutschen Krankenpflege Zeitung einen Verdienst mit der Begründung ablehnt, dass damit „die ‚sittlich vertiefte Anschauung unserer Lebensaufgabe, unsere Idee, deren Dienerinnen wir sind' verloren" („ginge", Anmerkung der Autorin) (Kellner 2011, S. 89); eine Idee, die als Begründung und Legitimation der äußerst strengen Reglements und kargen Ausstattung der Mutterhäuser diente.

Das Mutterhaussystem des 19. und beginnenden 20. Jahrhunderts sicherte Unterkunft und Ernährung der Schwestern, es gewährleistete ihre Lebensweise als sittlich untadelig, da es sie zugleich kontrollierte und ihre ständige Verfügbarkeit für die Kliniken ermöglichte (Kelm 2008, S. 16). Das Konzept der weiblichen Pflege durch gebildete – oder zumindest ausbildungsfähige – in der Regel dem Bürgertum entstammende Frauen lässt sich mit Kellner als „Sparkonzept" (Kellner 2011, S. 96) der Krankenhäuser auffassen. Es führte allerdings zu katastrophalen Arbeitsbedingungen, denn die idealisierte Selbstaufopferung der Frauen forderte in der Tat ihre Opfer: in einer kurzen Verweildauer im Beruf und einer deutlich erhöhten Morbiditäts- und Mortalitätsrate der Schwestern gegenüber der übrigen Bevölkerung (Kellner 2011, S. 96). Der Personalmangel im Pflegeberuf aufgrund fataler Arbeitsbedingungen und wiederkehrende Pflegenotstände wurden somit zu einem wiederkehrenden Begleitphänomen der Pflege, letztlich bis heute.

Die 60-Stunden-Woche wurde 1924 zwar gegen Widerstände theoretisch eingeführt, praktisch blieb es noch lange bei 70–80 Stunden wöchentlicher Arbeitszeit. Nicht nur historisch interessant ist dabei, dass die Schwestern und ihre Verbände sich selbst nicht nur gegen ein adäquates Entgelt, sondern wiederholt auch gegen eine deutliche Verkürzung der überlangen Arbeitszeiten wendeten. Begründet wurde dies mit den Bedürfnissen der Patienten nach kontinuierlicher Betreuung und dem Profil der Pflegetätigkeit und deren „erhebendem Moment der Aufopferung", das ansonsten gefährdet würde (Göbell

1919 in Steppe 2012, S. 45; Kellner 2011, S. 100; Kelm 2008, S. 23). Die Distanz zu den Gewerkschaften war groß. Die weibliche Natur und Mütterlichkeit als Merkmal grundlegender Berufseignung wurde auch in den Berufsverbänden akzeptiert und tradiert, als Ideal wurde sie herkömmlicher Lohnarbeit gegenüber als Aufwertung verstanden, zugleich aber der wissenschaftlichen Medizin im Rahmen eines radikalen Gehorsamsideals untergeordnet.

Die Aufgabenteilung in den Krankenhäusern ähnelte denjenigen in der bürgerlichen Familie. Die Pflege übernahm die alltäglichen, nicht enden wollenden und schwer planbaren Sorgearbeiten und hausarbeitsnahen Tätigkeiten der Frau, die Beziehungspflege, Trost und seelische Stabilisierung und Sorge um das Wohl der Schutzbefohlenen Patienten („Kinder"), aber auch deren Disziplinierung im Sinne des Funktionierens der Medizin. Sie hielt damit den Ärzten als „„rational denkenden" und „einem ‚objektiven' Wissenschaftsideal verpflichtenden Arbeitenden" (Pfabigan 2008, S. 29; Arnold 2008, S. 72) den Rücken frei. Diese Tätigkeiten wurden unter Arbeitsbedingungen verrichtet, die als ständige Überbelastung zu bezeichnen sind und dazu führten, dass die hohen Ansprüche an Fürsorglichkeit und Patientenorientierung nie erfüllt werden konnten, womit die Pflegenden in eine stetige Normenfalle gerieten: „Für Treiber und Steinert ist eine ‚Normenfalle', als konkrete Disziplinartechnik, ein ‚System detaillierter Regeln, das dazu führt, dass eine ständige Kritisierbarkeit mittels permanenter Überforderung hergestellt wird'" (Kellner 2011, S. 145, FN 223; Arnold 2008, S. 73). Diese Entwicklungen wirken bis heute im Arbeitsalltag, im Selbstverständnis der Pflege und ihren Kooperationsbeziehungen mit der Medizin nach. Pflegende äußern immer noch Gefühle der Unzulänglichkeit ihrer Bemühungen angesichts der bestehenden Aufgaben, der Subordination und Inferiorität gegenüber der Medizin und schätzen ihre eigene Expertise im Verhältnis eher gering ein (Kellner 2011, S. 141; Liaschenko 2010, S. 36–37).

Pflegende sind weiterhin bei allem Einsatz für die pflegebedürftigen Menschen wenig geneigt, sich für ihre eigenen berufspolitischen oder Arbeitnehmerinteressen einzusetzen, und ihr Organisationsgrad ist gering (Kellner 2011, S. 47; Hirt et al. 2016, S. 347, S. 359). Auch hier ist die Bedeutung des Geschlechts für den Frauenberuf Pflege wirkungsvoll: Die schwache politische Interessenvertretung der Pflege korreliert offensichtlich auch mit dem hohen Anteil weiblicher Pflegender, wie zuletzt wieder Hirt et al. gezeigt haben. Den Autorinnen zufolge hängt die Bereitschaft zu politischer Partizipation bei Pflegefachkräften neben anderen Prädikatoren (wie dem Alter oder dem höchsten berufsbildenden Abschluss) auch vom Geschlecht ab, „Männer hatten im Vergleich zu Frauen eine höhere Chance, sich im Kontext von Parteien, Gewerkschaften und/oder Berufsverbänden beteiligt zu haben" (Hirt et al. 2016, S. 357; Kellner 2011, S. 198–202).

> Damit ist der Pflegeberuf als primär von Frauen ausgeübter und als traditionell weiblich konnotierter Care-Beruf bei der Entwicklung einer professionellen Ethik besonders gefordert, nicht in die Reproduktion geschlechtsspezifischer Vorurteile (zum Beispiel besonderer Fürsorglichkeit als Proprium der Professionellen) zu geraten und auch nicht die pflegerische Normenfalle zu reproduzieren, sondern sie aktiv zum Gegenstand ethischer Reflexion zu machen.

3.4 Historische Perspektiven auf Beruf, Berufung und Professionalität

Die Pflege als eigenständiges Tätigkeitsfeld hat ihre Identität wesentlich als Nicht-Beruf in Abgrenzung von denjenigen entwickelt, die Pflege tatsächlich zum Broterwerb als Krankenwärter (in der Tat vielfach Männern) ausübten. Diese wurden aus dem Berufsfeld gedrängt und durch junge bürgerliche Frauen ersetzt, was in der Menge deutlich kostengünstiger für die Kliniken war. Die Krankenpflege zeichnete sich im 19. Jahrhundert mit dem Mutterhaussystem durch einen „totalen Zugriff auf die Person" (Kellner 2011, S. 125) aus, die Arbeitswelt war die Lebenswelt, „Ausgang" musste gewährt werden, war nicht selbstverständlich und zum Teil nur stundenweise, selten und nach Überprüfung des Zieles möglich. Erst die Alternative freiberuflicher Pflege und die Gründung des BOKD (Berufsorganisation der

Krankenpflegerinnen Deutschlands) zu Beginn des 20. Jahrhunderts eröffnete Möglichkeiten, die Pflege auszuüben, ohne an das Mutterhaussystem gebunden zu sein. Die ideelle Überhöhung des Dienstgedankens und die Notwendigkeit, sich den Schwestern der Mutterhäuser als moralisch ebenbürtig zu erweisen, führte dazu, dass in der freien Pflege anstelle der religiös geprägten Idee christlicher Hingabe eine weltlich geprägte Idee naturgegebener mütterlicher Hingabe trat. Selbstlosigkeit blieb das prägende Ideal, auch bezüglich der Gestaltung der Arbeitssituation, in der das Wohl der Pflegenden dem eigenen Selbstverständnis folgend, dem der zu Pflegenden untergeordnet wurde (Kelm 2008, S. 21, S. 23).

Fachlich-inhaltlich und bezüglich des Ausbildungswesens unterstand die Pflege der Theologie, zunächst als Ordenspflege, dann als Mutterhauspflege, und der Medizin, die Ausbildungsinhalte und Ordnungen entwickelte und gemäß den eigenen Bedarfen lehrte. Dabei wurden zwei Ziele verfolgt: die Vermeidung von zu viel fachlichem Wissen, um nicht unerlaubt selbst die Heilkunde ausüben zu können (was als Gefahr der Kurpfuscherei verhindert werden sollte), und von zu wenig fachlichem Wissen, was den Heilerfolg der Medizin hätte gefährden können (Kellner 2011, S. 158 ff.). De facto war die Lehrzeit der Pflegerinnen eine Quelle billiger Arbeitskräfte für die Einrichtungen. Schon 1915 wird darüber berichtet, dass wegen Personalmangels „nicht einmal die praktische Anleitung durch erfahrene Krankenschwestern stattfinden konnte" (Kellner 2011, S. 159), eine auch heute vielerorts bekannte Situation. Die Verabschiedung der staatlichen Ausbildungs- und Prüfungsvorschriften für die zunächst einjährige Ausbildung im Jahr 1906 schrieb die alleinige Kompetenz für die inhaltliche Gestaltung dieser Ausbildung der Medizin zu (Kelm 2008, S. 15). Interessant ist, dass Disziplinierung und Charakterbildung weiterhin einen großen Anteil der Ausbildungsinhalte ausmachten, die Krankenpflegerinnen „wurden zu dienenden und gehorsamen Helferinnen des Arztes ausgebildet" (Kellner 2011, S. 113–115, S. 158; Arnold 2008, S. 73). Die Normenfalle wurde mit der Medizinisierung der Pflege nicht obsolet, sondern verstärkt, neben die moralischen Ansprüche der umfassenden Fürsorge für die Kranken traten die Ansprüche der Medizin an Hilfestellung und Assistenz. Bis zu der Novelle des Krankenpflegegesetzes 1985 konnten Ärzte allein die Schulleiterfunktion übernehmen, erst mit dem Altenpflegegesetz aus dem Jahr 2003 und dem Krankenpflegegesetz von 2004 ist die Schulleitung einer hochschulisch gebildeten Pflegefachkraft vorbehalten. Im Bereich der staatlichen Prüfungsaufsicht sind allerdings Ärzte und Ärztinnen bis heute als „fachlich geeignete Behördenvertreter und damit als Prüfungsvorsitzende" (Kellner 2011, S. 158–159, FN 256) vorgesehen.

> ❯❯ Wenn die Pflege heute Verantwortung für Inhalte der Ausbildung selbst übernimmt, sollte das gerade bezüglich der Ethikbildung besonders sorgfältig, zurückhaltend und selbstkritisch im Umgang mit tugendethischen und charakterbildenden Ansprüchen geschehen.

Vor dem Hintergrund der eigenen Tradition und der aktuellen von Knappheit und Personalnot geprägten beruflichen Situation sollte die Pflegeethik der Versuchung widerstehen, diesen Mangel durch eine überbordende Motivation beheben und auf die ganze Persönlichkeit der Pflegenden zugreifen zu wollen und sie damit verstärkt in die Normenfalle zu treiben. Diese historisch gewachsene Normenfalle und die ebenso historisch gewachsene „Überforderung als Programm" (Kellner 2011, S. 159) wird aktuell zu Recht als Anlass für Burnout, „Coolout" (Kersting 2016) und Dropout aus dem Pflegeberuf bezeichnet (Kellner 2011, S. 198). Dabei sind die Pflegenden strukturell schon aufgrund ihrer Aufgaben erpressbar, wie Gertrud Winker zu Recht feststellt: Unter den gegebenen Rahmen- beziehungsweise Arbeitsbedingungen kann die Verpflichtung zur Sorge für unterstützungsbedürftige Menschen zur massiven Belastung werden, zu einer Situation, die Winker aufgrund der (zum Teil vollständigen) Angewiesenheit der pflegebedürftigen Menschen auf die Pflegenden als Erpressbarkeit beschreibt, denn: Die Möglichkeit der Pflegenden, sich „gegen die Arbeitsanforderungen zur Wehr zu setzen" und „ihre Möglichkeit die Arbeit zu verweigern ist beschränkt" (Winker 2015, S. 23). Dies gilt insbesondere bei der Pflege von Kindern, schwerstkranken und vollständig abhängigen Personen (Winker 2015, S. 23 f.). Hier sollte die Ethikbildung ansetzen, um die Entwicklung eines einer fürsorgenden Profession angemessenen Selbstverständnisses und Ethos zu fördern und nicht eine faktisch bestehende Überforderung noch durch ethische Imperative zu verstärken. Im Prozess der beruflichen Entwicklung der Pflege bleibt nämlich ein Proprium durch alle Entwicklungsstadien zentral, ohne das die Gesundheitsversorgung zu keiner Zeit auskommt: die Verantwortung einer entsprechend gut ausgebildeten Berufsgruppe unter den Heilberufen für die lebensnotwendigen alltäglichen Bedürfnisse und Aktivitäten des Menschen, die sein physisches und psychisches Überleben in der Institution Krankenhaus und in anderen Institutionen der Gesundheitsversorgung und Pflege sichert.

3.5 Chancen und Potenzial der Pflege als Profession

Das Ernstnehmen der in der Pflege drohenden Normenfalle kann nicht Anlass sein, die Verantwortung für die pflegebedürftigen Menschen zurückzuweisen und sich auf ein beliebiges Kundenverhältnis zurückzuziehen, denn „Handlungsgegenstand" (Giese u. Heubel 2015, S. 40) der Pflege ist der Mensch in seiner Vulnerabilität und in seinem Ausgeliefertsein (Lubatsch 2012; Behrens u. Langer 2010, S. 35). Dadurch wird das scheinbar banale eigenverantwortlich wahrgenommene Aufgabenfeld der Pflege in seiner Alltäglichkeit und Leibnähe zu einem Dreh- und Angelpunkt der Funktionsfähigkeit der Einrichtungen der Gesundheitsversorgung. Wie gezeigt wurde ist die Befriedigung menschlicher Grundbedürfnisse sowohl physischer als auch sozialer und psychischer Natur wie die Bedürfnisse nach Nahrung, Mobilität, Atmung, nach Sicherheit, sozialer Teilhabe und nach menschlichem Beistand von Beginn an in der Aufgabenteilung der Krankenhäuser von der Medizin an die Pflege delegiert worden (Pfabigan 2008, S. 25–27, S. 39; Sander 2009, S. 154–158; Kellner 2011, S. 221–223). Die Pflege hat sich diese Aufgaben mit hohem Engagement nicht selten bis zur Selbstausbeutung zu eigen gemacht und inzwischen auch wissenschaftlich fundiertes Handlungswissen dafür erarbeitet. Eine Krankenhausbehandlung (oder das Leben in einer Pflegeeinrichtung) ohne eine auf hohem fachlichen Niveau agierende Pflege stellt eine Bedrohung nicht nur für den Behandlungserfolg, sondern auch für Leib und Leben des erkrankten, pflegebedürftigen Menschen dar, wie unter anderem die Ergebnisse der Pflegethermometer 2012 (Isfort et al. 2012) und 2014 (Isfort et al. 2014) eindrücklich belegen.

„Krank zu sein versetzt den Kranken in den Zustand, lebensnotwendige Handlungen an ihm selbst der Pflege überlassen zu müssen" (Giese u. Heubel 2015, S. 45), sie vertritt ihn in Handlungen an sich selbst, aber auch gegenüber anderen. Dazu gehören seine Angehörigen, die sie anleitet, unterstützt und berät oder gegenüber anderen Heilberufen wie zum Beispiel Ärztinnen und Ärzten, die sie informiert, deren Anordnungen sie in die Wege leitet oder selbst umsetzt und gegenüber denen sie die aktuellen Bedürfnisse und Nöte der Patienten deutlich macht. Trotz dieser Schlüsselstellung ist es der Pflege noch nicht gelungen, die Macht, Autonomie und den Status zu erwirken, die für eine erfolgreiche Wahrnehmung ihres gesellschaftlichen Mandats und der zugehörigen Aufgaben im Sinne der Anerkennung einer entsprechend zugestandenen professionellen Autonomie erforderlich wären. Bislang wird selbst von manchen Pflegenden nicht erkannt, dass die Leibnähe und scheinbare Alltäglichkeit des pflegerischen Handlungsfeldes (jenseits der ärztlichen Assistenz) der Grund notwendiger Professionalität ist: „Der Grund ihrer Autorität besteht in ihrer moralpragmatischen Leistung und ihrer spezifischen Expertise. Sie manifestiert sich in einer Haltung des Wohlwollens, das nicht von Eigeninteressen verfälscht ist, in spezifischem Fachwissen und in einem auf großer Urteilskraft beruhenden Handeln" (Giese u. Heubel 2015, S. 47; Liaschenko 2010, S. 36–37). Hier schließt die Bedeutung der Ethik für die Pflege jenseits der Normenfalle an. Wenn die Pflegenden sich selbst nicht der Bedeutung ihres Aufgabenfeldes bewusst sind und nicht über die nötige professionelle Haltung gegenüber dem pflegebedürftigen Klienten verfügen, ist dieser in existenzieller Weise bedroht, denn er ist in seiner Situation abhängig davon, auf die Verlässlichkeit der Pflegenden vertrauen zu können. Die oben benannte Haltung des Wohlwollens, das nicht von Eigeninteressen verfälscht ist, bedeutet keineswegs ein Fortschreiben der notorischen Überordnung von Patienteninteressen über diejenigen der Pflegefachkräfte, wie sie aus der Pflegegeschichte bekannt ist. Gemeint ist vielmehr eine Haltung der Professionalität im Sinne eines verantwortungsvollen Umgangs mit der bestehenden Machtasymmetrie. Sie beruht auf dem Wissen der Pflegenden darum, dass sie in ihrem direkten Umgang mit dem vulnerablen Menschen nicht nur einen Wissensvorsprung haben, sondern dass der betroffene Laie immer selbst in seinem Leib und Leben von den gemeinsam getroffenen Entscheidungen abhängig ist, während sie als Professionelle dies nur im Rahmen ihrer Berufstätigkeit sind. Bollinger et al. betonen in diesem Kontext „die Rolle des Professionalismus der Pflege im Anschluss an Freidson zum Schutz der Pflegebedürftigen vor ‚bürokratischen Zumutungen' und den ‚Reizen des marktförmigen Umgangs mit ihnen'" (Giese u. Heubel 2015, S. 40, FN 5 in Anlehnung an Bollinger et al. 2006).

3.6   Fazit

Der Anspruch pflegerischer Professionalität dient nicht der Steigerung des Ansehens einer unterprivilegierten Berufsgruppe, um irgendwie weiterhin motiviertes Personal trotz widriger Arbeitsbedingungen rekrutieren zu können. Sie ist vielmehr notwendig, damit die Pflege ihren unverzichtbaren Auftrag gemäß ihrem gesellschaftlichen Mandat realisieren kann. Die dazu nötige Autonomie zur Entwicklung fachlicher und ethischer Standards und folglich auch für die Bildung des eigenen Nachwuchses ist kein Selbstzweck, sondern ergibt sich zwangsläufig aus den Ansprüchen der pflegebedürftigen Menschen an eine gelingende Sorge für ihren Leib und ihre alltäglichen und zugleich existenziellen Bedürfnisse. Die Kritik an Arbeitsverhältnissen, die dem pflegerischen Auftrag entgegenstehen, ist damit Teil der ethischen Verpflichtung, wie dies auch im Element drei des Ethikkodex des *International Council of Nursing* (ICN) festgelegt ist: „Über ihren Berufsverband setzt sich die Pflegende für die Schaffung einer positiven Arbeitsumgebung und für den Erhalt von sicheren, sozial gerechten und wirtschaftlichen Arbeitsbedingungen in der Pflege ein. […] Die Pflegende trägt zu einem ethisch verantwortlichen Arbeitsumfeld bei und engagiert sich gegen unethisches Handeln und unethische Rahmenbedingungen" (ICN 2012). Damit ist sowohl in der Ethikbildung als auch in der praktischen Ethikberatung die Gestaltung eines (pflege-)ethikfreundlichen Arbeitsumfeldes bei der Formulierung (pflege-)ethischer Anforderungen, Normen und Appelle immer mit zu thematisieren (Kohlen u. Kumbruck 2008, S. 25; Tepe 1999, S. 280). Ansonsten bleibt die Pflegeethik in der Normenfalle gefangen und zieht sich zu Recht den Vorwurf der Stabilisierung eines ungerechten Systems auf dem Rücken der Pflegenden zu. Nur wenn beide Aspekte – die Umstände des Pflegehandelns und die berechtigten Ansprüche auf pflegerische Sorge angewiesener Menschen – stets in ihrer gegenseitigen Durchdringung betrachtet werden, kann die Pflegeethik ihren nötigen Beitrag zur Humanisierung der Gesundheitsversorgung leisten, ohne ständig in die Normenfalle zu geraten. Ethische Orientierung und ethisches Handeln im eigenen Berufsfeld setzen nicht nur die Freiheit des Geistes, sondern auch hinreichende berufliche Autonomie voraus.

Literatur

Arnold D (2008) „Aber ich muss ja meine Arbeit schaffen!" Mabuse Verlag, Frankfurt

Behrens J, Langer G (2010) Evidence-based Nursing and Caring, 3. Aufl. Hans Huber, Bern

Bollinger H, Gerlach A, Grewe A (2006) Die Professionalisierung der Pflege zwischen Traum und Wirklichkeit. In: Pundt J (Hrsg) Professionalisierung im Gesundheitswesen, 3. Aufl. Hans Huber, Bern

Dallmann H-U, Schiff A (2016) Ethische Orientierung in der Pflege. Mabuse Verlag, Frankfurt

Dick M, Marotzki W, Mieg H (Hrsg) (2016) Handbuch Professionsentwicklung. Julius Klinkhardt, Bad Heilbronn

Düwell M, Steigleder K (Hrsg) (2016) Bioethik. Eine Einführung. Suhrkamp, Frankfurt

Giese C, Heubel F (2015) Pflege als Profession. In: Heubel F (Hrsg) Professionslogik im Krankenhaus. Humanities, Frankfurt, S 35–50

Heubel F (Hrsg) (2015) Professionslogik im Krankenhaus. Humanities, Frankfurt

Hirt J, Münch M, Sticht S, Fischer U, Strobl R, Reuschenbach B (2016) Politische Partizipation von Pflegefachkräften (PolPaP) – Ergebnisse einer Online-Erhebung. Pflege und Gesellschaft 21(4):346–361

Höffe O (2002a) Freiheit. In: Höffe O (Hrsg) Lexikon der Ethik, 6. Aufl. Beck, München

Höffe O (Hrsg) (2002b) Lexikon der Ethik. Beck, München

ICN (International Council of Nurses) (2012) ICN-Ethikkodex für Pflegende. https://www.dbfk.de/media/docs/download/Allgemein/ICN-Ethikkodex-2012-deutsch.pdf. Zugegriffen: 10.03.2017

Isfort M, Weidner F, Gehlen D (2012) Pflege-Thermometer 2012. Eine bundesweite Befragung von Leitungskräften zur Situation der Pflege und Patientenversorgung auf Intensivstationen im Krankenhaus. Deutsches Institut für angewandte Pflegeforschung e.V. (dip) (Hrsg). http://www.dip.de

Isfort M, Klostermann J, Gehlen D, Siegling B (2014) Pflege-Thermometer 2014. Eine bundesweite Befragung von leitenden Pflegekräften zur Pflege und Patientenversorgung von Menschen mit Demenz im Krankenhaus. Deutsches Institut für angewandte Pflegeforschung e.V. (dip) (Hrsg). http://www.dip.de

Kellner A (2011) Von Selbstlosigkeit zur Selbstsorge. LIT Verlag, Berlin

Kelm R (2008) Arbeitszeit und Dienstplangestaltung in der Pflege, 3. Aufl. Kohlhammer, Stuttgart

Kersting K (2016) Die Theorie des Coolout und ihre Bedeutung für die Pflegeausbildung. Mabuse Verlag, Frankfurt

Kohlen H, Kumbruck C (2008) Care (-Ethik) und das Ethos fürsorglicher Praxis. Artec-paper Nr. 151. artec, Bremen. http://www.uni-bremen.de/fileadmin/user_upload/single_sites/artec/artec_Dokumente/artec-paper/151_paper.pdf. Zugegriffen: 29.03.2017

Liaschenko J (2010)„ ... to take one's place and ... the right to have one's part matter". In: Remmers H, Kohlen H (Hrsg) Bioethics, Care and Gender. V & R Unipress, Göttingen, S 36–37

Lubatsch H (2012) Pflegeethik. Sozialethik online. https://www.sozialethik-online.de/download/Pflegeethik_red-1_24_8_.pdf. Zugegriffen: 25.01.2017

Pfabigan D (2008) Pflegeethik – interdisziplinäre Perspektiven. LIT Verlag, Berlin

Pundt J (Hrsg) (2006) Professionalisierung im Gesundheitswesen. Hans Huber, Bern

Remmers H, Kohlen H (Hrsg) (2010) Bioethics, Care and Gender. V & R Unipress, Göttingen

Riedel A, Behrends J, Giese C, Geiselhart M, Fuchs G, Kohlen H, Pasch W, Rabe M, Schütze L (2016) Zentrale Aspekte der Ethikkompetenz in der Pflege. Empfehlungen der Sektion Lehrende im Bereich der Pflegeausbildung und der Pflegestudiengänge in der Akademie für Ethik in der Medizin e.V. Ethik in der Medizin 29(2):161–165

Sander K (2009) Profession und Geschlecht. UVK Verlagsgesellschaft mbH, Konstanz

Seltrecht A (2016) Pflegeberufe. In: Dick M, Marotzki W, Mieg H (Hrsg) Handbuch Professionsentwicklung. Julius Klinkhardt, Bad Heilbronn, S 499–511

Steigleder K (2003) Kasuistische Ansätze in der Bioethik. In: Düwell M, Steigleder K (Hrsg) Bioethik. Eine Einführung. Suhrkamp, Frankfurt, S 152–167

Steppe H (2012) Dienen ohne Ende. Die historische Entwicklung der Arbeitszeit in der Krankenpflege in Deutschland. Pflege 25(2):118–132

Tepe C (1999) Grundlegung der Pflege- und Medizinethik. PR-INTERNET 99(11):273–291

Winker G (2015) Care Revolution. Schritte in eine solidarische Gesellschaft. transcript-verlag, Bielefeld

Ethische Entscheidungen strukturieren und begründen

Ruth Baumann-Hölzle, Annette Riedel und Stefan Dinges

4.1 Ethikbedarf angesichts komplexer Entscheidungssituationen und Handlungsoptionen

Ethische Entscheidungssituationen im pflegeberuflichen Handlungskontext sind oft vielfältig und komplex. Die Komplexität ergibt sich aus der situativen Vielgestaltigkeit der pflegeberuflichen Handlungssituationen und ist insbesondere in der jeweils individuellen Vulnerabilität der pflegebedürftigen Menschen und ihrer An- und Zugehörigen begründet. Aufgrund der Heterogenität gesellschaftlicher und professioneller Wertvorstellungen gestalten sich ethische Entscheidungen als beziehungsreich und spannungsvoll. In dieser Situation sind strukturierte und ethisch begründete Reflexions- und Entscheidungsfindungsprozess hilfreich. Der hierfür notwendige, inhärente interprofessionelle Dialog ist ein wichtiges Element professionellen Pflegehandelns (Riedel 2015a, S. 89–94). Diese Zusammenhänge sind konstitutiv für die nachfolgenden Ausführungen.

Explizite ethische Entscheidungsfindung steht besonders in moralischen Konfliktsituationen an, „wenn Menschen vor zwei oder mehreren Handlungsoptionen stehen und sich aufgrund ihrer Wertvorstellungen hin- und hergerissen fühlen, welche davon sie wählen sollen" (Rufer u. Baumann-Hölzle 2015, S. 7). In dieser Definition wird Folgendes deutlich: Es geht dabei um konkrete Handlungssituationen und mehrere parallele Handlungsoptionen, aber auch um Gefühle, um Unsicherheit und um ein moralisches Unbehagen. Gleichzeitig geht es um handlungsleitende Wertvorstellungen und ethische Orientierung. Der in einer Pflegesituation jeweils einzigartige Konflikt entsteht dadurch, dass eine der potenziell möglichen Handlungen ergriffen werden muss, jedoch keine der zur Auswahl stehenden Handlungsoptionen alle moralischen Ansprüche erfüllt und sich beim ethischen Dilemma gleichgewichtige Werte ausschließend gegenüber stehen. Ethische Konflikte repräsentieren sich für die Beteiligten und Betroffenen zunächst vielfach in (negativen) Gefühlen und Gewissenskonflikten, die als Indikator für diese komplexen Entscheidungserfordernisse charakterisiert werden können (Riedel u. Lehmeyer 2016, S. 39). Hier gilt es aufzuzeigen, dass

Emotionen auch auf übersehene Bedürfnisse und bestehende Konflikte verweisen – sowohl auf Seiten der zu Pflegenden und Angehörigen als auch auf Seiten der involvierten Gesundheitsberufe. In diesem Sinn ist das Äußern und Aufnehmen von Emotionen eine Kompetenz und Ressource in komplexen Behandlungs- und Entscheidungssituationen. Emotionalität verweist auf subjektive Betroffenheit und eine besondere Art des persönlichen Engagements in Behandlungssituationen und -entscheidungen. In ihrer Subjektivität haben die vorhandenen Emotionen keinen Erkenntnischarakter an sich (eine Situation, die eine Person in Ärger zurücklässt, bringt einen anderen in Wut und lässt eine dritte Person nur müde lächeln), aber Emotionen haben einen starken Hinweischarakter: Zum Beispiel können über Rollenklärung und angemessene Beteiligung hier wichtige Perspektiven und Informationen für die anstehende Entscheidung gewonnen werden (Rabe 2005, S. 137). Emotionen können ein Achtsamkeitssignal zum Beispiel für Vulnerabilitäten und Asymmetrien in Behandlungs- und Betreuungssituationen sein. Die hier beschriebene moralische Sensibilität stellt eine zentrale Ethikkompetenz dar (Riedel et al. 2017). Sie alleine eröffnet indes bei einem vorliegenden ethischen Konflikt noch keine ethisch begründete Entscheidungsfindung. Es bedarf ergänzend einen systematisierten rationalen Prozess der Entscheidungsfindung, der Emotionen reflektiert, die impliziten und expliziten Wertvorstellungen analysiert, die beteiligten Wahrnehmungsperspektiven auf den Entscheidungsgegenstand und die unterschiedlichen Moralvorstellungen in den ethischen Güterabwägungsprozess einbezieht.

4.2 Die Suche nach stimmigen und nachhaltigen Entscheidungen

Eine besondere ethische Herausforderung ist der situative Wertkonflikt als ethisches Dilemma. Ein ethisches Dilemma ergibt sich infolge dessen, dass sich die beteiligten Werte – die in der Situation für sich Beachtung beanspruchenden Werte – einander prinzipiell ausschließen. Als Beispiel: In einer konkreten Situation können der Wert und der Wunsch des Schutzes und der Erhaltung von Leben (aus der Perspektive eines Angehörigen) auf den Wert und den Wunsch nach einem Zulassen von Sterben (aus der Perspektive eines Bewohners) gegeneinander stehen. Wie gelingt es, trotz dieser grundsätzlichen Unvereinbarkeit dieser beiden Werte für diese eine Situation einen stimmigen Entscheid für alle Beteiligten zu erreichen, sodass die Beteiligten ihn auch aus ihrer je eigenen Perspektive und mit ihren unterschiedlichen Moralvorstellungen akzeptieren und damit auch zukünftig leben können?

Die geforderte ethische Entscheidungsfindung kann aufgrund der Komplexität der beeinflussenden Faktoren und tangierten Dimensionen weder von einer Person alleine noch rein pragmatisch und lösungsorientiert erfolgen. Auf der anderen Seite lassen sich aus einer solchen Entscheidungsfindung und Abwägung keine grundsätzlichen Regelhaftigkeiten für zukünftige Entscheidungen und Handlungsoptionen ableiten; eine neue Situation braucht – insbesondere in Bezug auf die Wertanalyse – einen neuerlichen Anlauf der Analyse, der Reflexion, der Verständigung und Klärung. Gleichwohl lassen sich aus der Evaluation von Entscheiden, die nach situativen Wertkonflikten getroffen worden sind, von der Praxis informiert, verbindliche ethische Regeln entwickeln.

Solche Prozesse ethischer Reflexion und Entscheidungsfindung in ethischen Dilemmasituationen sind (heraus-)fordernd. Es „bedarf einer Haltung der Verantwortung" (Riedel et al. 2017, S. 165), des wechselseitigen Verstehens und einer professionellen normativen Orientierung und der Bereitschaft, sich im interprofessionellen Dialog einzubringen und zu verständigen. Neben der notwendigen Sensibilität und professionellen Kompetenz, ethische Fragestellungen, ethische Konflikte und damit die Bezugspunkte ethischer Reflexion als solche zu erkennen und zu identifizieren, und neben der Fähigkeit, ethische Konflikte als solche zu benennen, sind professionell Pflegende aufgefordert, sich regelmäßig in Prozesse ethischer Entscheidungsfindung einzubringen.

> Ziel der gemeinsamen Entscheidungsfindung ist es, mit den in der Situation Beteiligten und Betroffenen zu einer ethisch gut begründeten, ethisch verantwortbaren, retrospektiv nachvollziehbaren Entscheidung zu gelangen, die im Anschluss mitgetragen und im Pflegehandeln umgesetzt wird.

Erfolgen Prozesse der ethischen Entscheidungsfindung strukturiert und regelmäßig, können diese die Pflegequalität verbessern, die Zufriedenheit aller Beteiligten steigern und moralischen Stress im Team langfristig reduzieren.

Exemplarische Bezugspunkte ethischer Reflexion werden in ▶ Kap. 2 aufgezeigt. Die nachfolgenden Ausführungen legen den Schwerpunkt auf die Bedeutsamkeit *strukturierter* Prozesse ethischer Entscheidungsfindung. Die Strukturierung bezieht sich hierbei auf die Verläufe der Analyse, Reflexion und Diskussion ethischer Konflikte, die nur in einer logischen und stringenten Systematik erfolgend zu einer ethisch begründeten, retrospektiv nachvollziehbaren Entscheidung führen. Und es geht um die grundlegenden, rahmenden Strukturen innerhalb einer Einrichtung, die ethische Entscheidungsfindung erst eröffnen. Hierzu gehören die strukturell-institutionellen Aspekte, aber auch die normativen Orientierungspunkte. Die normativen Orientierungspunkte sind ihrerseits relevant, um die jeweiligen ethischen Bezugspunkte, die handlungsleitende Werteorientierung im Rahmen der ethischen Abwägungen und Reflexion zu konturieren und zu konkretisieren. Hierbei handelt es sich um spezifische professionelle Haltungen, Werte und Prinzipien, die für die intendierte Entscheidungsfindung den ethischen Orientierungsrahmen konstituieren. Die für die Pflegenden damit verbundenen Rollen und der damit verbundene Auftrag sollen im Folgenden expliziert werden. Zusätzlich zu ihrer Rolle und Aufgabe des professionellen Pflegens, der subsidiären Unterstützung und zeitweisen Fürsorge wird die Bedeutsamkeit pflegeethischer Reflexion herausgestellt. Dieser pflegeprofessionelle Auftrag ermöglicht zusätzlichen Handlungsspielraum einerseits und verlangt andererseits kontinuierliche Rollen- und Auftragsklärung.

Aufgrund der einleitend und hinführend konkretisierten Prämissen und Implikationen liegen dem Beitrag folgende Ziele zugrunde:
1. Eckpunkte und Voraussetzungen für ethische Reflexion und ethisch begründete Entscheidungsfindungen darlegen.
2. Bedeutsamkeit zentraler Ethikkompetenzen professionell Pflegender aufzeigen.

3. Spezifika von ethischen Reflexions-, Abwägungs- und Entscheidungsprozessen exemplarisch konturieren.
4. Bedeutung der pflegerischen Perspektive in interdisziplinär verantworteten systematisierten und in die Institution eingebundenen Entscheidungsprozessen begründen und hervorheben.

Die Besonderheit dieses Kapitels ist es, dass es auf der Perspektive und auf den Erfahrungen zu ethischen Entscheidungsfindungsprozessen in drei Ländern (Deutschland, Österreich, Schweiz) basiert. Der Mehrwert einer solchen Perspektive lässt sich wie folgt beschreiben:

- das Nutzen von Gemeinsamkeiten (in Tradition und Kultur von Pflege in diesem Raum) bei gleichzeitiger Unterschiedlichkeiten in den Lösungsansätzen (Professionalisierung, Kooperation/Abgrenzung zum ärztlichen Beruf) und damit
- die Möglichkeit des Voneinanderlernens (Aufgaben und Rollenvielfalt im Gesundheitssystem) und
- eine gemeinsame Interessenvertretung und Erfahrungsaustausch sowie
- eine Weiterentwicklung der nationalen Gesundheitssysteme zugunsten der beteiligten und involvierten Menschen und Berufe.

Eine weitere Besonderheit des Beitrags ist dessen bewusste Fundierung zur systematischen Analyse und Reflexion der in ▶ Kap. 2 beschriebenen Phänomene und Konzepte. Die Ausführungen rahmen den für die professionelle Pflege wichtigen Prozess der Identifikation und Konkretion wiederkehrender ethischer Dilemmata, der mit dem Praxisbesuch erst beginnt und mit diesem bewusst konstituiert wird.

4.3   Exemplarische ethische Konfliktfelder und Fragestellungen im Gesundheitswesen

Die ethische Dimension des pflegeberuflichen Auftrags und des Pflegealltags sind unstrittig (Riedel et al. 2017; Riedel u. Lehmeyer 2016; Strube et al. 2014). Ethische Konflikte in den unterschiedlichen Handlungsfeldern der Pflege (Klinik, stationäre Altenhilfe, ambulante Pflege, Hospiz etc.) werden durch externe Entwicklungen und Forderungen mitbetrieben sowie durch aktuelle Rahmenbedingungen, bestehende Restriktionen und zunehmende Herausforderungen im Gesundheitswesen provoziert. Hierbei nehmen Rahmenbedingungen unterschiedlich Einfluss auf Bezugspunkte ethischer Reflexion und ethischer Entscheidungen.

So stehen in der stationären Altenhilfe neben den ethischen Fragestellungen am Lebensende auch die Fragen nach einem guten Zusammenleben in der Einrichtung (zum Beispiel im Spannungsfeld von Intimsphäre und Öffentlichkeit), auf der Wohngruppe oder in der Hausgemeinschaft im Fokus. In der alltäglichen Pflege im Handlungsfeld der stationären Altenhilfe geht es vielfach weniger um die ethischen Fragen dahingehend, **ob** eine Pflegemaßnahme (noch) durchgeführt werden sollte beziehungsweise indiziert ist, als vielmehr um die Frage, **wie** eine Intervention würdevoll unter Berücksichtigung der jeweils individuellen Wünsche und Präferenzen sowie unter Achtung der jeweils individuellen Vorstellungen von Lebensqualität durchgeführt werden kann. Es stellt sich die Frage, wann für eine Pflegehandlung (zum Beispiel die Körperpflege und das Aufstehen) der beste Zeitpunkt ist und wie die Selbstbestimmung der zumeist vulnerablen Bewohner größtmögliche Berücksichtigung erfahren kann – dies auch bei kognitiven Veränderungen und/oder dem Verlust der Interaktions- und Kommunikationsfähigkeit (Riedel u. Lehmeyer 2016; Riedel 2015b). Diese Forderungen stehen den institutionellen Rahmenbedingungen in der Altenhilfe sowie den Anforderungen an ein qualitätsvolles Zusammenleben in der (Wohn- und Lebens-)Gemeinschaft gegenüber. Ethisch verantwortliches, werteorientiertes und individuumorientiertes Handeln kann hier ferner mit marktbezogenem und ökonomisch orientiertem Handeln konkurrieren.

Im ambulanten Bereich stellen sich aufgrund der spezifischen Lebenssituation, dem jeweils individuellen Lebensumfeld und der häuslichen Versorgungsanforderungen wiederum andere ethische Fragestellungen, wie zum Beispiel die Fragen nach der Selbstvernachlässigung oder dem Recht, objektiv nicht nachvollziehbare Entscheidungen (zum Beispiel Ablehnung an sich sinnvoller Behandlungen) zu treffen. Ethische Konflikte können sich aber auch aufgrund der unterschiedlichen Einschätzungen zu Pflege- und Versorgungsbedarfen zwischen den Betroffenen, den An-/oder Zugehörigen und den professionell Pflegenden ergeben (Riedel 2015a).

Das hospizliche Setting hat wiederum seine ganz eigenen ethischen Fragestellungen und ethischen Konflikte, die sich in der spezifischen Lebenssituation begründen, die sich aber auch aus dem genuinen Palliative-Care-Auftrag ergeben können (Riedel 2017).

Im klinischen Setting stellen sich ebenfalls ganz spezifische ethische Herausforderungen. So gibt es zusätzlich zur Kommerzialisierung und Ökonomisierung aufgrund des medizinischen Fortschritts und der verbesserten Lebensbedingungen sehr viel mehr chronisch kranke und polymorbide Patienten. Wegen ihren Mehrfacherkrankungen sind ihre Behandlung und Betreuung komplex und fragmentiert (Riedel u. Linde 2016; Beck et al. 2012; Stauffer et al. 2015). Der Bedarf an Orientierung, Entscheidungsfindung, interdisziplinärer und interprofessioneller Kooperation sowie vertikaler Vernetzung in einer Region als auch horizontaler Vernetzung im Rahmen der Behandlungskette innerhalb und außerhalb des klinischen Settings haben deshalb stark zugenommen. Bereits die Abstimmung von Behandlung und Betreuung rund um den Patient ist oft eine enorme Herausforderung. Noch schwieriger ist es, gemeinsam mit dem Patient und den Angehörigen angemessene Behandlungs- und Betreuungsentscheide zu treffen, wenn diese unterschiedliches Gesundheitspersonal und mehr als eine Organisation betreffen. Kohärente und abgestimmte Entscheide zwischen den verschiedenen Personen und Organisationen ist eine wichtige Aufgabe sowohl der Ethik **der** Klinik als auch Ethik **in** der Klinik (Baumann-Hölzle 2017).

> Die strukturellen und ökonomischen Veränderungen in allen Handlungsfeldern pflegeberuflicher Praxis wie auch die Pluralität von Haltungen, Einstellungen, Normen, Wertorientierungen und Wertvorstellungen der situativ Beteiligten und Betroffenen – als gesellschaftliches, aber auch als jeweils individuelles (dynamisches) Faktum – haben Einfluss auf den pflegeberuflichen Gestaltungsrahmen.

Die Ethik der einzelnen Institutionen/Handlungsfelder des Gesundheitswesens setzt sich sowohl mit den ethischen Spannungsfeldern von Gesundheitsorganisationen auseinander und unterstützt die Führungskräfte bei der Strategieentwicklung, dem Klima der Zusammenarbeit, bei der Ressourcenverteilung, im Umgang mit ethischen Dilemmasituationen auf Führungsebene, bei der Personalführung sowie bei der Kooperation und Vernetzung mit anderen Organisationen (Baumann-Hölzle 2017; Dinges 2010).

Ethische Fragestellungen im Kontext wiederkehrender pflegebezogener Phänomene werden in ▶ Kap. 2 des Buches präzisiert. Nachfolgend wird ein exemplarisches Modell der ethischen Entscheidungsfindung dargelegt, um einen Eindruck für **eine** Systematik der ethischen Analyse und Reflexion zu erhalten. Alternative beziehungsweise weitere Wege der systematisierten ethischen Reflexion finden sich in Marckmann (2015b), in Riedel (2015b), in Riedel und Lehmeyer (2016) sowie in Reiter-Theil und Schürmann (2016).

4.4 Systematisierte ethische Reflexion praktizieren – Relevanz einer Systematik

Eine ethische Entscheidungsfindung bezieht alle notwendigen Informationen über den aktuellen oder mutmaßlichen Willen eines Menschen, Diagnose, Lebens-, Pflege- und Gesundheitssituation, Prognose und die psychosoziale Situation des zu Pflegenden ein und überdenkt diese Fakten nach unterschiedlichen Wertansätzen. Im Rahmen der ethischen Entscheidungsfindung ist sicherzustellen, dass Fakten nicht einseitig, sondern aus unterschiedlichen Perspektiven bedacht (Perspektivenvarianz) und mit unterschiedlichen Wertvoraussetzungen reflektiert werden (Ansatzvarianz) (Baumann-Hölzle 2017; auch Sauer 2015). Um nicht nur die ethischen Konfliktfelder zu markieren, wird nachfolgend ein exemplarisches Modell der Entscheidungsfindung aufgeführt, das sich in unterschiedlichen Settings bewährt. Das Modell eröffnet der Pflege als Profession und mit ihrer genuinen Werteorientierung – zum Beispiel der Orientierung an der Würde (ICN-Ethikkodex; DBfK 2012, S. 1 und S. 3), den ethischen Prinzipien und der Abwägung hinsichtlich der Lebensqualität – einen unmittelbaren Rahmen, sich aus der Perspektive der Pflege einzubringen; Riedel und Linde 2017.

> ❯❯ Der „7-Schritte-Dialog" von Ethik (Baumann-Hölzle 1999; Wils u. Baumann-Hölzle 2013) strukturiert den ethischen Entscheidungsfindungsprozess bei ethischen Dilemmasituationen sowohl organisational als auch inhaltlich. Organisational legt er sowohl fest wann wie strukturiert werden sollte und unter welchen Umständen ein solcher Entscheidungsfindungsprozess stattfinden sollte; inhaltlich ermöglicht er einen professionellen ethischen Güterabwägungsprozess basierend auf dem Menschenwürde- und Autonomieanspruch der am Dialog beteiligten Personen.

Der organisatorische Kern des Modells ist die interprofessionell zusammengesetzte ethische Gesprächsrunde, die von jedem Mitglied eines Behandlungs- und Betreuungsteams vorgeschlagen und einberufen werden kann, die mit dem Patient in einer direkten Beziehung (Du-Beziehung) steht. Die Dialogrunde besteht aus einem inneren und äußeren Kreis. Nur der innere Kreis muss Therapievorschläge für den urteilsfähigen Patient oder für die Stellvertretung des urteilsunfähigen Patienten finden (Baumann-Hölzle 2011). Der äußere Kreis setzt sich aus weiteren Fachleuten oder Interessierten einer Abteilung zusammen und steht dem inneren Kreis beratend zur Seite. Geleitet wird das Gespräch von einem unabhängigen Moderator, der hierfür ausgebildet ist. Jede ethische Entscheidungsfindungsrunde wird sowohl in der Patientenakte als auch in einem allgemeinen vertraulichen Ordner, der von einer hierfür bezeichneten Person geführt wird, protokolliert. Ein- bis zweimal pro Jahr werden die Protokolle ausgewertet, indem analysiert wird, inwiefern sich darin Entscheidungsmuster etc. ablesen lassen. Dabei geht es darum, die Entscheidungskultur auf Einseitigkeiten hin zu prüfen.

- **1. Schritt: Informationssammlung und Dilemmaformulierung**

Im ersten Schritt geht es darum, möglichst viele Informationen über die Patientensituation zu gewinnen, die eigenen Erfahrungen der Mitglieder des Behandlungsteams und die Beziehung zum Patient zu reflektieren. Ziel des ersten Schritts ist es, das gemeinsame ethische Dilemma der Beteiligten hinsichtlich des Patienten herauszuarbeiten.

— Welches ist unser gemeinsames ethisches Dilemma mit diesem Patient?

Handelt es sich um eine Abwägung des Vorenthaltens oder der Zumutbarkeit?

— Ist der Patient nach menschlichem Ermessen nicht in absehbarer Zeit sterbend, müssen nachher diejenigen Handlungsoptionen gerechtfertigt werden, die lebenserhaltende Maßnahmen unterlassen. Umgekehrt, ist ein Patient nach menschlichem Ermessen in absehbarer Zeit sterbend, ist die Zumutbarkeit von lebenserhaltenden Maßnahmen zu rechtfertigen. Diese Entscheidung ist für die Gewichtung der Handlungsoptionen im 6. Schritt maßgebend.

- **2. Schritt: Kontextanalyse des ethischen Dilemmas**
— Was wissen wir noch nicht, was wir für die Klärung des ethischen Dilemmas wissen müssten (relevante Kontextfaktoren, Beteiligte und Betroffene, Informationen zur Lebensgeschichte, Verantwortlichkeiten, Kompetenzen etc.)? Überprüfung: Wird nach dieser Kontextanalyse die Formulierung des ethischen Dilemmas beibehalten, Fortführung mit Schritt 3 sonst Neuformulierung des ethischen Dilemmas.

- **3. Schritt: Wert- und Normenanalyse**
  Schritt 3 ist eine erste Vertiefung des ethischen Dilemmas auf der normativen Ebene.
— Was für Prinzipien, Normen und Werthaltungen der Betroffenen stehen auf dem Spiel? Welche werden von ihnen genannt?
— Wie lässt sich das ethische Dilemma mit den vier bioethischen Prinzipien (Autonomie, Nicht-Schaden, Gutes-Tun und Gerechtigkeit) fassen?

- **4. Schritt: Handlungsoptionen und Verhaltensmöglichkeiten**
Außer in Notfallsituationen gibt es fast immer als zwei, meistens aber auch mehrere Handlungsoptionen. Damit wird die Entscheidungsfindung

aus dem Entweder-oder des ethischen Dilemmas herausgeführt. In diesem Schritt geht es um eine möglichst ungewertete und vielfältige Aufzählung der Verhaltensmöglichkeiten. Dabei werden die rechtlichen Rahmenbedingungen und Grenzen noch nicht berücksichtigt, um die kreative Entdeckung von Handlungsvarianten möglichst zu fördern.

- **5. Schritt: Analyse der Handlungsoptionen**
- Zuerst werden die rechtlich nicht zulässigen Handlungsoptionen gestrichen.
- Anschließend werden die verbliebenen Handlungsoptionen im Hinblick auf ihre ethische Tragfähigkeit genauer angeschaut und vor diesem Hintergrund abgewogen.

Oft genügt es, nach den in ◘ Tab. 4.1 genannten Typen zu sortieren.

- **6. Schritt: Konsensfindungsprozess und Handlungsentscheid**
- Verallgemeinerungen
  - Fallverallgemeinerung
    - Wie möchten wir uns ganz allgemein in ähnlichen Situationen verhalten?
    - Welche der Verhaltensmöglichkeiten können wir verallgemeinern?
    - Welche Verallgemeinerungen führen zu was für einem Klima in der Zusammenarbeit?
    - Erwachsen aus den Überlegungen noch weitere Verhaltensmöglichkeiten?

  - Systemverallgemeinerung
  - Was für Fragen wirft diese Problemstellung im Hinblick auf die Organisation auf?
- Hierarchisierung der Handlungsoptionen
  - Wichtig sind hierbei die Fragen zur Eingriffstiefe: Mit welcher der Handlungsoptionen/Entscheidungen beschneiden wir die Autonomie des Patienten am stärksten? Mit welchen am geringsten?
- Güterabwägung
  - Die Vor- und Nachteile jeder Handlungsoption werden hierbei im Hinblick auf die damit verwirklichten und gleichzeitig nur teilweise oder nicht verwirklichten Werte in einer Tabelle aufgelistet. Auf dieser Basis erfolgt sodann die konkrete Entscheidung wie auch die Konkretion des Pflege- bzw. Behandlungsplans.
  - Abschließend stellt sich die Frage: Braucht der Entscheid ein „Verfalldatum", angesichts dessen dann unter Umständen nochmals eine Entscheidungsfindungsrunde stattfinden sollte?

- **7. Schritt: Kommunikation, Dokumentation und Überprüfung des Handlungsentscheides**
- Kommunikation: Wer kommuniziert wie und mit wem über den Behandlungsentscheid? (cave: Schweigepflicht!)
  Überprüfung: Wo und wie wird das Protokoll der ethischen Entscheidungsfindung abgelegt, damit die Handlungsempfehlung später überprüft werden kann?

◘ **Tab. 4.1** Argumentationsmuster

Argumentationsmuster	Wenn überwiegend: Warnung!
Deontologischer Ansatz der „Heiligkeit des Lebens" Priorität: Lebenserhaltung ohne Leidensabwägung	Technizistischer Imperativ: Wird zu viel gemacht?
Deontologischer Ansatz anstatt des absoluten „Autonomieanspruchs" Priorität: Selbstbestimmung ohne Fürsorgeverpflichtung des Behandlungsteams	Ist die Patientin in der anstehenden Frage autonomiefähig, respektive entscheidungsunfähig? Wie ist der mutmaßliche Wille des Patienten?
Teleologischer Ansatz: fremdbestimmte Lebensqualität Priorität: fremdbestimmte Lebensqualitätsbeurteilung ohne vertiefte Beschäftigung mit dem Einzelfall	Erhält der Patient das, was in seiner Situation angemessen wäre?

Ethikberatung soll bei allen Beteiligten und auf allen Verantwortungsebenen die Bereitschaft für bewusste ethische Reflexion und das hierfür notwendige Wissen fördern. Dies geschieht, wenn immer möglich, in den bereits bestehenden Organisationsstrukturen und -prozessen. Gleichwohl braucht es darüber hinaus auch spezifische organisationale Strukturen und Prozesse, um diese Zielsetzungen nachhaltig in der jeweiligen Einrichtung/Handlungsfeld umzusetzen und zu verankern (Baumann-Hölzle 2017). Dabei ist zu organisieren und zu verstehen, dass für diese zusätzlichen Aufgaben und erweiterten Rollen nicht nur eine Refinanzierung notwendig ist, sondern auch eine Anerkennung in ebenbürtigen Verantwortungsrollen zu leisten ist.

Im Anschluss an die Darlegung eines exemplarischen Modells der ethischen Abwägung und Entscheidungsfindung richtet sich der Fokus auf die Ethikkompetenzen.

> **Ethikkompetenzen sind einerseits grundlegend dafür, ethische Konflikte in der pflegeberuflichen Praxis zu identifizieren, und andererseits sind Ethikkompetenzen die Voraussetzung dafür, sich als Pflegende in Prozesse der Ethikberatung einzubringen und professionell-ethisch begründete Positionen zu beziehen.**

4.5 Systematisierte ethische Reflexion – professionelle Voraussetzungen und Kompetenzen

Aufgrund der zunehmenden Etablierung unterschiedlicher Strukturen der Ethikberatung in allen Handlungsfeldern der Pflege (Vorstand der Akademie für Ethik in der Medizin 2010; Neitzke et al. 2015) ist es für professionell Pflegende obligat, sich in die ethische Beratungs- und Abwägungsprozesse reflektiert und entschieden einzubringen (Riedel 2013). Hierfür bedarf es spezifischer professioneller Kompetenzen (Riedel et al. 2017) sowie ein hohes Maß an ethischer Sensibilität. Das heißt konkret: Qualitativ gute Ethik setzt voraus, dass zumindest all diejenigen, die die Behandlungs- und Betreuungsqualität von zu Pflegenden in einer

Organisation beeinflussen, über ethisches Basiswissen sowie über ethische Analyse-, Reflexions- und Entscheidungsfindungskompetenzen verfügen. Dazu gehören auch die Führungskräfte, die nicht mit den zu Pflegenden direkt arbeiten, aber für deren Behandlungs- und Betreuungssituation gleichwohl maßgeblich und für die Pflege- und Betreuungsqualität verantwortlich sind. Kompetenz und Basiswissen repräsentiert sich in der Pflegepraxis und in der praktizierten Ethikberatung darin, indem alle Beteiligten

- um die Bedeutung der Menschenwürde und der Menschenrechte für ihr jeweiliges Fachgebiet wissen;
- die Gesetze und Richtlinien, die für ihr Handeln im klinischen Alltag wichtig sind, kennen;
- empirisch-deskriptive von expliziten und impliziten moralisch-normativen Aussagen unterscheiden können;
- ethische Fragestellungen von anderen (zum Beispiel strukturellen Fragen) unterscheiden können;
- die wichtigsten ethischen Argumentationsfiguren benennen und in Gesprächen erkennen können;
- einfache ethische Güterabwägungen vollziehen können;
- die Grenzen ihrer eigenen Reflexions- und Entscheidungsfähigkeiten erkennen und wissen, wann sie zusammen mit anderen Personen nachdenken und entscheiden müssen;
- wissen, wann fachethische Unterstützung notwendig ist (Baumann-Hölzle 2017).

Die einzelne Pflegefachkraft bedarf in der Konsequenz der Kenntnisse ethischer Grundlagen professionellen Handelns und genuine Ethikkompetenzen (Riedel et al. 2017), hier insbesondere

- die Sensibilität für ethische Konfliktsituationen im Pflegealltag sowie im Kontext institutioneller und gesellschaftlicher Entwicklungen,
- die Fähigkeit zur Identifikation und Analyse konkreter ethischer Fragestellungen,
- Empathiefähigkeit und die Fähigkeit zum Perspektivenwechsel,

- Diskurs- und Konfliktfähigkeit sowie die Konsensorientierung in der Wahrnehmung der Verantwortung als professionell Pflegende,
- die Fähigkeit zur Reflexion und Begründung beruflichen Handelns unter Einbezug ethischer Normierungen der Pflege und der anderen Heilberufe.

Diese (formulierten) Fähigkeiten gründen auf einer Haltung der Verantwortung, die sich am Individuum und seiner Selbstbestimmung, am Prinzip der (Für-) Sorge und am Gemeinwohl orientiert. Diese Haltung fordert einen verantwortlichen Umgang mit sich selbst, den pflegebedürftigen Menschen und dem Beruf, dessen Professionalisierung und Stärkung, mit der Zielsetzung, die bestmögliche Pflegequalität zu erreichen (Riedel et al. 2017, S. 164–165).

4.6   Zusammenfassende Thesen

Strukturierte ethische Reflexion und systematisierte Prozesse der ethischen Entscheidungsfindung – im weitesten Sinne Ethikarbeit in einem interprofessionellen und transdisziplinären Setting und Verständnis – haben weitreichende Folgen und Wirksamkeiten für und in der professionellen Pflegepraxis:

- Sie leisten einen Beitrag zur Professionalisierung des eigenen Berufsverständnisses und Berufsfelds.
- Sie leisten einen Beitrag zu einer qualitativ besseren und sichereren Patienten- und Bewohnerversorgung aufgrund nachvollziehbarer, transparenterer Kommunikations-, Argumentations- und Entscheidungsprozesse.
- Sie leisten einen Beitrag zu einer sicheren Patienten- und Bewohnerversorgung durch konsentierte und ethisch begründete Entscheidungen – ergänzend und komplementierend zu den fachlichen Entscheidungen.
- Sie stärken die Mitarbeitersicherheit durch abgestimmte Beteiligungsregeln für Behandlungs- und Versorgungsentscheidungen.
- Sie fördern die ethische Sensibilität und die Ethikkompetenzen durch eine kontinuierliche Praxis ethischer Analyse, Reflexion und Konsentierung.

- Sie tragen zur moralischen Entlastung des einzelnen Mitarbeiter dadurch bei, dass Entscheidungen im interdisziplinären und als interdisziplinäres Team systematisiert reflektiert und konsentiert werden.
- Sie leisten einen Beitrag zur Weiterentwicklung des Gesundheitssystems durch objektivierbare Entscheidungskriterien.

Literatur

Arbeitsgruppe „Pflege und Ethik" der Akademie für Ethik in der Medizin e.V. (Hrsg) (2005) „Für alle Fälle ... " Arbeiten mit Fallgeschichten in der Pflegeethik. Brigitte Kunz, Hannover

Baumann-Hölzle R (1999) Autonomie und Freiheit in der Medizinethik. Karl Alber, Freiburg

Baumann-Hölzle R (2011) Ein Modell zur ethischen Entscheidungsfindung. 7 Schritte Dialog. Praxis Palliative Care 12

Baumann-Hölzle R (2017) Zukunft der klinischen Ethik: Aktuelle und zukünftige Herausforderungen Therapeutische Umschau 74(2):67–72

S, Geser C, Grob D (2012) Multidimensionales geriatrisches Assessment als klinischer Zugang zum multi-morbiden Patienten im Spital. Praxis 101(25):1627–1632

Coors M, Simon A, Stiemerling M (Hrsg) (2015) Ethikberatung in Pflege und ambulanter Versorgung. Modelle und theoretische Grundlagen. Jacobs Verlag, Lage

Deutscher Berufsverband für Pflegeberufe (DBfK) (2012) ICN-Ethikkodex für Pflegende. https://www.dbfk.de/media/docs/download/Allgemein/ICN-Ethikkodex-2012-deutsch.pdf. Zugegriffen: 15.04.17

Dinges S (2014) Aufgaben- und Rollenklärung als Bestandteil von Ethik(-beratung) im Gesundheitswesen. In: Platzer J, Zissler E (Hrsg) Bioethik und Religion. Theologische Ethik im öffentlichen Diskurs. Nomos Verlagsgesellschaft, Baden-Baden

Dinges S (2010) Organisationsethik – Ethikberatung und der Organisation Krankenhaus. In: Dörries A, Neitzke G, Simon A, Vollmann J (Hrsg) Klinische Ethikberatung. Ein Praxisbuch für Krankenhäuser und Einrichtungen der Altenpflege, 2. Aufl. Kohlhammer, Stuttgart

Dörries A, Neitzke G, Simon A, Vollmann J (Hrsg) (2010) Klinische Ethikberatung. Ein Praxisbuch für Krankenhäuser und Einrichtungen der Altenpflege, 2. Aufl. Kohlhammer, Stuttgart

Marckmann G (2015a) Im Einzelfall ethisch gut begründet entscheiden: Das Modell der prinzipienorientierten Falldiskussion. In: Marckmann G (Hrsg) Praxisbuch Ethik in der Medizin. Medizinisch Wissenschaftliche Verlagsgesellschaft, Berlin

Marckmann G (Hrsg) (2015b) Praxisbuch Ethik in der Medizin. Medizinisch Wissenschaftliche Verlagsgesellschaft, Berlin

Neitzke G, Riedel A, Brombacher L, Heinemann W, Herrmann B (2015) Empfehlungen zur Erstellung von Ethik-Leitlinien in Einrichtungen des Gesundheitswesens. Ethik in der Medizin 27(3):241–248

Platzer J, Zissler E (Hrsg) (2014) Bioethik und Religion. Theologische Ethik im öffentlichen Diskurs. Nomos Verlagsgesellschaft, Baden-Baden

Rabe M (2005) Strukturierte Falldiskussion anhand eines Reflexionsmodells. In: Arbeitsgruppe „Pflege und Ethik" der Akademie für Ethik in der Medizin e.V. (Hrsg) „Für alle Fälle …" Arbeiten mit Fallgeschichten in der Pflegeethik. Brigitte Kunz, Hannover

Reiter-Theil S, Schürmann JM (2016) Unterstützung bei ethischen Fragen – eine methodische Orientierung zur Ethikberatung in der Palliativversorgung. In: Wienke A, Janke K, Sitte T, Graf-Baumann T (Hrsg) Aktuelle Rechtsfragen der Palliativversorgung. Springer, Heidelberg

Riedel A (2013) Ethische Reflexion und Entscheidungsfindung im professionellen Handeln realisieren. Ethik in der Medizin 25:1–4

Riedel A (2015a) Ethische Herausforderungen in der Pflege. In: Marckmann G (2012) (Hrsg) Praxisbuch Ethik in der Medizin. Medizinisch Wissenschaftliche Verlagsgesellschaft, Berlin

Riedel A (2015b) Ethikberatung in der Altenpflege – Forderungen und Gegenstand. In: Coors M, Simon A, Stiemerling M (Hrsg) Ethikberatung in Pflege und ambulanter Versorgung. Modelle und theoretische Grundlagen. Jacobs Verlag, Lage

Riedel A (2017) Geneinsam Sorge(n) tragen und die Seele entlasten. Ethisch begründete Entscheidungen als nachhaltige Entlastung erleben. die hospiz zeitschrift/palliative care 19(1):6–14

Riedel A, Lehmeyer S (Hrsg) (2016) Einführung von ethischen Fallbesprechungen: Ein Konzept für die Pflegepraxis. Ethisch begründetes Handeln praktizieren, stärken und absichern. Jacobs Verlag, Lage

Riedel A, Linde A-C (2017): Menschen mit Demenz im Krankenhaus – Exemplarische ethische Konfliktfelder und situative Effekte. Zeitschrift für medizinische Ethik 63 (3): 163–178

Riedel A, Linde A-C (2016) Herausforderndes Verhalten bei Demenz als wiederkehrender Anlass ethischer Reflexion im Krankenhaus. Internationale Zeitschrift für Philosophie und Psychosomatik 8(1):1–19. http://www.izpp.de/fileadmin/user_upload/Ausgabe_1_2016/003_IZPP_1_2016_Riedel_Linde.pdf. Zugegriffen: 16.04.17

Riedel A, Behrens J, Giese C, Geiselhart M, Fuchs G, Kohlen H, Pasch W, Rabe M, Schütze L (2017) Zentrale Aspekte der Ethikkompetenz in der Pflege. Ethik in der Medizin 29(2):161–165

Rufer L, Baumann-Hölzle R (2015) Mantelbüchlein Medizin & Ethik III. Ethische Entscheidungsfindung und Therapieplanung im Dialog. Schulthess Juristische Medien, Zürich

Strube W, Rabe M, Härlein J, Steger F (2014) Gesundheitsethische Kenntnisse im Verlauf der Pflegeausbildung – Ergebnisse einer Querschnittsstudie in Deutschland. Ethik in der Medizin 26(3):225–235

Sauer T (2015) Zur Perspektivität der Wahrnehmung von Pflegenden und Ärzten bei ethischen Fragestellungen. Empirische Daten und theoretische Überlegungen. Ethik in der Medizin 27(2):123–140

Stauffer Y, Spichiger E, Mischke C (2015) Komplexe Medikamentenregime bei multimorbiden älteren Menschen nach Spitalaufenthalt – eine qualitative Studie. Pflege 28(1):S. 7–18

Vorstand der Akademie für Ethik in der Medizin e.V. (2010) Standards für Ethikberatung in Einrichtungen des Gesundheitswesens. Ethik in der Medizin 22(2):149–153

Wienke A, Janke K, Sitte T, Graf-Baumann T (Hrsg) (2016) Aktuelle Rechtsfragen der Palliativversorgung. Springer, Heidelberg

Wils JP, Baumann-Hölzle R (2013) Sinn und Zukunft des Gesundheitswesens. Wege aus einer Vertrauenskrise. Ein philosophischer Kommentar in praktischer Absicht. Schulthess Juristische Medien, Zürich

Bedeutsamkeit und Konsequenzen von moralischem Stress im pflegerischen Alltag

Sabine Wöhlke

5.1   Einleitung

Pflegende sind heute durch gesellschaftliche und medizintechnische Entwicklungen und den daraus resultierenden neuen ethischen Fragestellungen gefordert, sich in ihrem Pflegealltag immer wieder neu zu positionieren. Ein sich ständig veränderndes Gesundheitssystem sowie hohe Arbeitsbelastungen durch komplexe und zumeist ungünstige Rahmenbedingungen erschweren diese Entscheidungen in besonderem Maße. In den letzten Jahren zeichnet sich ein deutlicher Anstieg an psychischen Erkrankungen unter Pflegenden ab, der zum Teil sogar zu einem Berufsausstieg führt. Wurde ein solcher bislang vor allem aufgrund von Erkrankungen des Bewegungsapparates vorgenommen, liegen die Beweggründe heute in beruflichem Stress, genauer einer sogenannten Empathieerschöpfung (Doppelfeld 2013). Empathieerschöpfung hängt wiederum eng mit dem Phänomen des moralischen Stresses zusammen. Dieser aus dem Angloamerikanischen stammende Begriff beschränkt sich nicht nur auf die emotionalen Aspekte der Empathie bzw. des Mitgefühls, sondern schließt alle pflegerischen und medizinischen Situationen und Handlungen ein, in denen es zu einem pflegeethischen Problem oder Konflikt kommt. In der internationalen Pflegewissenschaft wird dabei von *moral distress*, also moralischem Stress, gesprochen und bezeichnet die Folge eines mangelnden Umgangs mit moralisch belastenden Situationen im pflegerischen Alltag (Jameton 1984).

Der vorliegende Beitrag widmet sich einer Begriffsklärung des von Andrew Jameton in den 1980er-Jahren erstmals beschriebenen Begriffs des *moral distress* sowie den Ursachen und Folgen von moralischem Stress. Abschließend sollen mögliche Lösungswege aufgezeigt werden, die sich auf den Stellenwert von Verantwortlichkeiten in einer moralischen Stresssituation in der Pflege beziehen und das damit verbundene eigene berufliche Selbstverständnis für das pflegerische Handeln mit einbeziehen.

5.2   Moralischer Stress – eine Annäherung

Die persönliche Verantwortung der Pflegenden sorgt einerseits für ein gewisses gesellschaftliches Ansehen des pflegerischen Berufs, sie ist aber auch Quelle beruflicher Unzufriedenheit, wenn mit den damit verbundenen ethischen Problemen oder Konflikten nicht angemessen umgegangen wird (Wöhlke u. Wiesemann 2016). In der Konsequenz können Pflegende unter dem Phänomen des moralischen Stress leiden. Jameton, der 1984 dieses Phänomen zum ersten Mal beschrieb, verstand darunter *„negative feelings that arise when one knows the morally correct response to a situation but cannot act accordingly because of institutional or hierarchical constraints"* (Jameton 1984). Moralischer Stress entspricht demnach zunächst einem moralischen Konflikt oder Dilemma, das nicht aufzulösen ist (Hanna 2004; McCarthy u. Deady 2008).

Moralischer Stress scheint demnach des Weiteren ein Vorgang zu sein, der zu einer psychologischen Reaktion führt, indem die Pflegeperson die moralisch korrekte Handlung kennt, sie allerdings aufgrund institutioneller Zwänge oder Konflikte mit Mitarbeitern daran gehindert wird, diese auszuführen (Weber 2016). Zum anderen lässt sich fragen, ob moralischer Zwang als eine notwendige Bedingung von moralischem Stress vorausgesetzt werden kann. Damit werden jedoch Szenarien ausgeschlossen, bei denen es Pflegenden um leidvolle Erfahrungen geht, ohne dass moralischer Zwang vorliegen muss (Fourie 2013). Dies können zum Beispiel Situationen sein, in denen Pflegende sich der moralisch richtigen Handlung nicht sicher sind oder sie nicht wissen, was sie für die moralisch korrekte Handlung halten sollen.

McCarthy und Gastmans (2015) stellen in ihrer jüngsten Übersichtsarbeit zum Phänomen des moralischen Stress heraus, dass dieser häufig in Verbindung mit psychisch-emotionalen und physiologischen Symptomen oder Auswirkungen beschrieben wird (vgl. auch Monteverde 2014). Moralischer Stress hängt zudem mit der Anwesenheit von äußeren wie auch inneren Zwängen für die Pflegenden und deren moralische Überzeugungen zusammen. Es sollte somit eine Diskussion über eine Erweiterung der Definition von moralischem Stress stattfinden, sodass nicht mehr von Konflikt, sondern eher von einem Konfliktraum gesprochen wird (Fourie 2013).

Darüber hinaus scheint es lohnenswert, die spezifischen Ursachen des moralischen Zwangs als Teil von moralischem Stress stärker hervorzuheben. Dazu zählt beispielsweise der Umstand, dass sich Pflegende oftmals am unteren Ende der Entscheidungshierarchie sehen. Dies könnte eine Ursache sein, warum moralischer Stress für Pflegende ein deutlich ausgeprägteres Phänomen ist als in anderen Gesundheitsberufen (Fourie 2013). Kälvemark et al. (2004) fordern als weitere Ausdifferenzierung, die Definition von moralischem Stress um rechtliche Einschränkungen und Verantwortlichkeiten zu erweitern, McCarthy und Deady (2008) argumentieren indes, dass moralischer Stress vielmehr als ein „Schirmbegriff" fungieren sollte, der den Erfahrungsumfang von Pflegenden erfasst, die sich in moralisch eingeschränkten Situationen befinden.

Schließlich fordern Campell et al. (2016), stärker auf die entstehenden negativen Emotionen zu fokussieren. Für sie wäre moralischer Stress demnach das Vorliegen einer oder mehrerer negativer Emotionen oder Einstellungen, die eine Reaktion auf die Beteiligung in einer Situation beinhaltet, die die Pflegeperson als moralisch falsch einordnet. Moralischer Stress ist folglich eine Frage der negativen Emotionen oder Einstellungen, die den Einzelnen in seiner Selbstwahrnehmung beeinflusst, wie beispielsweise Selbstkritik, Schuldgefühle, Scham, Verlegenheit, ein vermindertes Selbstwertgefühl oder Wut auf sich selbst (Campell et al. 2016, S. 15).

Pflegende erleben ethische Konflikte auch aufgrund ihrer Rolle als Fürsprecher für Patienten (Houston et al. 2013; Sauer 2013). In dieser Rolle sehen sie sich als autonome Person, um im Sinne der Patienten zu handeln, deren Werte zu schützen sowie Schmerzen und Leiden zu mindern. Häufig sehen sie sich jedoch aufgrund einer eingeschränkten Wahrnehmung ihrer pflegerischen Autonomie und damit der Übernahme von Verantwortung moralischem Stress ausgesetzt (Corley 2002; Dalmolin et al. 2014).

Corley (2002) hat eine Differenzierung des Begriffs moralischer Stress hinsichtlich der Bedingungen für seine Entstehung vorgenommen. Demnach ist eine Grundvoraussetzung für das Erkennen eines moralischen Konflikts moralische Sensitivität, indem ein intuitives Verständnis für eine gefährdete Situation von Patienten besteht sowie die ethischen Konsequenzen von Entscheidungen aus Patientenperspektive reflektiert werden können.

Moralische Sensitivität beinhaltet unter anderem die zwischenmenschliche Ausrichtung, die moralische Bedeutung einer Situation zu reflektieren sowie eine wohlwollende Haltung und das Wissen um die Verletzlichkeit von Autonomie.

Moralischer Stress berührt zugleich komplexe Handlungs- und Kompetenzebenen. Er bezieht sich in erster Linie auf Gefühle von Pflegenden, wie zum Beispiel Ärger und Wut, angesichts einer moralischen (fehlerhaften) Situation, in die sie involviert waren (Corley 2002). Wenn Pflegende in einer solchen Situation auf Basis ihrer moralischen Kompetenz handeln, geschieht dies aufgrund von moralischem Mut. Pflegerisches ethisches Verhalten beinhaltet qualifiziertes Wissen in Bezug auf eine respektvolle Unterstützung sowie einen respektvollen Umgang nicht nur mit den Patienten, sondern auch auf organisatorischer Ebene (Corley 2002, S. 647).

Moralischer Stress ist demnach ein zutiefst komplexes Phänomen, da es sich auf die jeweiligen moralischen Überzeugungen und auf die Einhaltung von moralischen Werten bezieht, die die Würde und die Selbstachtung stark beeinflussen. Moralischer Stress ist somit eine Folge der Bemühung, die eigenen moralischen Überzeugungen zu bewahren, wenn man selbst als Pflegender oder die Kollegen gegen diese moralischen Überzeugungen handeln (vgl. Dudzinski 2016).

> Moralischer Stress bezieht sich auf moralische Überzeugungen sowie die Einhaltung von moralischen Werten.

5.3 Ursachen für das Auftreten von moralischem Stress im Pflegealltag

Für das Entstehen von moralischem Stress werden in der Pflegewissenschaft gegenwärtig verschiedene empirische Ursachen identifiziert (McAndrew et al. 2016). Demnach kann moralischer Stress häufig aufgrund fehlender Absprachen im pflegeberuflichen Alltag entstehen. Dies erschwert nicht nur den organisatorischen Pflegealltag, sondern kann auch zu zahlreichen ethischen Problemen führen, zum Beispiel dass sich Pflegende in ihrer pflegerischen Selbstbestimmung stark eingeschränkt sehen (McAndrew et al. 2016).

Pflegende sehen es als ihre Aufgabe an, zu Pflegende und möglichst auch Angehörige in medizinische und pflegerische Entscheidungsfindungsprozesse einzubinden und zu begleiten. Wie Kohlen et al. (2015)

mit ihrer empirischen Studie zeigen konnten, unterscheiden sich Pflegende in der Art und Weise, wie sie diese Pflicht erfüllen. Ist dieser Einbezug nicht möglich oder scheint er gefährdet, steigt die Gefahr für Frustrationen und die Wahrscheinlichkeit ist hoch, dass Pflegende das Gefühl haben, ihrem pflegeberuflichen Auftrag und ihren ethischen Ansprüchen nicht gerecht werden zu können.

Kommunikationsprobleme zwischen Pflegenden, Patienten, Ärzten und ggf. den Angehörigen bei Entscheidungen am Lebensende werden ebenso als eine häufige Quelle für moralischen Stress beschrieben. Bestehende Uneinigkeiten bezüglich des weiteren Vorgehens sowie fehlende gemeinsame Ziele im Team befördern moralischen Stress. Wenn beispielsweise die pflegerischen Berichte in einem interprofessionellen Team zur Palliativpflege nicht gehört werden, bewirkt dies bei Pflegenden ein Gefühl der Ohnmacht und führt zu Ärger und Frustration (Mc Andrews et al. 2016, S. 11).

Eine weitere Ursache liegt in der eigenen wahrgenommenen unzureichenden Mitbestimmung im eigenen Team begründet. Pflegende wollen an Entscheidungen über die Versorgung der zu Pflegenden beteiligt werden. Durch das Ignorieren ihrer Pflegeperspektive bei ethisch relevanten Entscheidungen fühlen sie sich in ihrer Professionalität abgewertet. Ähnliches wird für die Teamkommunikation beschrieben. Wenn Pflegende untereinander ihrer Arbeit zu wenig Wertschätzung beimessen und sie zudem ihre Arbeit auch auf gesellschaftlicher Ebene zu wenig wertgeschätzt sehen, entsteht ebenfalls moralischer Stress (McAndrews et al. 2016, S. 12). Dies gilt vor allem für Teams, die über wenige Strategien zur Konfliktlösung verfügen und darüber hinaus wenig Engagement für den Zusammenhalt im Team zeigen.

Zahlreiche Studien haben den Einfluss von organisatorischen Zwängen auf moralische Handlungen untersucht (Hanna 2004). Das organisatorische Klima einer Einrichtung und die damit einhergehenden Regeln und Arbeitsstrukturen können die Ausbildung von moralischem Stress befördern, besonders aufgrund von mangelnder Transparenz. Moralischer Stress entsteht dort, wo Pflegende sich nicht in Veränderungsprozesse involviert sehen.

Die im Gesundheitswesen immer stärker auseinanderdriftende Effizienzsteigerung einer pflegerischen Einrichtung und demgegenüber einer real empfundenen mangelnden Qualität der pflegerischen Versorgung scheint eine weitere Quelle für moralischen Stress zu sein (Stordeur et al. 2005).

5.4   Reaktionen Pflegender auf moralischen Stress

Das durch moralischen Stress entstehende psychologische Ungleichgewicht manifestiert sich auf ganz unterschiedliche Weise – als Zorn, Frustration, Schuld, Sorge, Angst, Hilflosigkeit, Ohnmacht, mangelndes Selbstwertgefühl, Depression oder Alpträume. Pflegende leiden unter dem Gefühl, dass ihre moralische Integrität in Gefahr ist und sie sich zwischen gegensätzlichen moralischen Verantwortlichkeiten hin und her gerissen sehen (Weber 2016). Einige Pflegende verweigern als Konsequenz von moralischem Stress die Verantwortung für bestimmte Situationen (Dalmolin et al. 2014). Bei anderen Pflegenden wiederum zeigt sich das Problem durch die übermäßige Aktivierung von Bewältigungsreserven in Form einer „psychologischen Verdopplung", indem sie ihre Pflegetätigkeit nur noch auf den mechanischen Akt des Pflegens reduzieren. Auf diese Weise wird versucht, paradoxerweise einen positiven Sinn in dem Konflikt zu sehen. Ablenkung und Arbeitsüberlastung stören die Möglichkeit, sich mit den ethischen Herausforderungen und dem Bearbeiten eines unmoralischen Pflegealltagsklimas zu befassen, in dem der Schutz und die Fürsorge um die Kranken und die Verletzlichen hervorgehoben werden (Corley 2002). Wenn Pflegende permanent unter dem Eindruck leiden, dass ihre pflegerelevanten Entscheidungen von äußeren Faktoren und Personen stark beeinträchtigt werden und für sie dadurch alle verfügbaren Handlungsoptionen ethisch nicht vertretbar sind, führt dies zu wiederholtem moralischen Stress bis hin zu Burnout. Pflegende müssen daher dringend nach Maßnahmen suchen, um moralisch belastbar zu sein (und zwar anhaltend, engagiert und anpassungsfähig), um so eine Verbesserung der Pflege nicht nur zu gewährleisten, sondern dass sie in zukünftig auftretenden ethisch belastbaren Pflegesituationen prinzipielle Position hierzu einnehmen und diese auch vertreten (Monteverde 2014, S. 4). In der Pflegewissenschaft wird dieses Phänomen als moralische Widerstandskraft oder *moral resilience* bezeichnet und als wichtige Eigenschaft angesehen, um moralisch belastenden Stresssituationen im Pflegealltag konstruktiv begegnen zu können (McAllister u. Lowe 2013). Daher sollten dringend geeignete Maßnahme für eine Förderung der *moral resilience* aufgebaut und implementiert werden (Monteverde 2013).

Als zentrale Strategie, wie Pflegende moralischen Stress in ihrem Pflegealltag zu bewältigen versuchen, wird in der Literatur die reflektierte Problemlösung hervorgehoben. Hier greifen die Pflegende beispielsweise auf Unterstützungsressourcen zurück, indem sie sich von anderen Pflegenden Unterstützung holen (Corley 2002). Weitere Facetten der reflektierten Problemlösung können Supervision, Mediation (Jackson et al. 2013, S. 144) oder auch ethische Pflegevisiten sein (Steinkamp 2012, S. 178 f.), die allerdings ein gut funktionierendes Team voraussetzen (McAllister u. Lowe 2013, S. 39). Deutlich häufiger nutzen Pflegende eher negative Bewältigungsstrategien, wie die Distanzierung und Fluchtvermeidung (Corley 2002).

5.5 Fazit

Es konnte gezeigt werden, dass es dringend geboten ist, sich dem komplexen Phänomen von moralischem Stress im Pflegealltag stärker zu widmen und nach Lösungsstrategien zu suchen. Ein nachhaltiger, professioneller Umgang mit wiederkehrenden, konfliktbelasteten Situationen im Pflegealltag kann dazu beitragen, Gesundheit und Arbeitszufriedenheit von Pflegekräften in der Altenpflege langfristig zu verbessern. So fordern Oh und Gastmans: *„institutions need to not only create a positive ethical climate but also explore and manage particular situations that can increase the frequency and intensity of moral distress within their contexts"* (Oh u. Gastmans 2015, S. 14). Dies beinhaltet eine konsequente Einbeziehung der Pflegenden in Prozessstrukturen sowie die Übernahme und die Sichtbarmachung von Verantwortlichkeiten, um Transparenz herzustellen.

Aufgrund der nachhaltigen Auswirkungen von moralischem Stress ist es bedeutsam, nach Wegen zu suchen, moralischem Stress im Pflegealltag systematisch entgegenzuwirken. Ein erster Schritt könnte es sein, prototypische Situationen im Pflegealltag, die

ganz offensichtlich typische Auslöser darstellen, zu identifizieren und dazu passende Präventions- und Bewältigungskonzepte in den Blick zu nehmen (Kleinknecht-Dolf et al. 2014).

Monteverde fordert, dass die Pflege Wege finden muss, um von der Beschwerde über moralischen Stress hin zu „moralischer Widerstandskraft" zu gelangen (Monteverde 2013). Er schlägt dabei eine Neuausrichtung in der Aus- und Weiterbildung vor, um die psychische Belastbarkeit, idealerweise von Beginn der Ausbildung an, zu fördern. Die Lösungswege erfordern eine hohe Bereitschaft, sich für das Herbeiführen von Veränderungen zu engagieren. Dies erfordert sowohl moralische Autonomie als auch Mut. Daher gilt es, als vorrangiges Ziel einen Raum zu schaffen, in dem Pflegende sich als moralisch autonom in ihrer pflegerischen Tätigkeit sehen können. Damit verbindet sich der Appell an verantwortliche Organisationseinheiten im Pflegerischen Dienst, von der Pflegedienstleitung bis hin zur Stationsleitung, die Rahmenbedingungen so zu gestalten, dass sich die pflegerische Selbstwirksamkeit erhöht (Stordeur et al. 2005; Gorin 2016; Rushton et al. 2017).

Literatur

Campell SM, Ulrich CM, Grady C (2016) A Broader Understanding of Moral Distress. The American Journal of Bioethics 16(12):2–9

Corley MC (2002) Nursing moral distress: a proposed theory and research agenda. Nursing Ethics 9(6):636–650

Dalmolin GL, Lunardi VL, Lunardi GL, Barlem EL (2014) Moral distress and burnout syndrome: are there relationships between these phenomena in nursing workers? Revista latino-americana de enfermagem 22(1):35–42

Doppelfeld S (2013) Psychische Belastung von Pflegekräften: Supervision gegen das Ausbrennen auf der Intensivstation? Kontext 44(3):301–318

Dudzinski DM (2016) Navigating moral distress using the moral distress map. Journal of Medical Ethics 42(5):321–324

Fourie F (2013) Moral distress and Moral Conflict in Clinical Ethics. Bioethics 29(2):91–97

Gorin M (2016) The Role of Responsibility in Moral Distress. American Journal of Bioethics 16(12):10–11

Hanna DR (2004) Moral Distress: The State of the Science. Research and Theory for Nursing Practice 18(1):73–93

Houston S, Casanova MA, Leveille M, Schmidt KL, Barnes SA, Trungale KR, Fine RL (2013) The intensity and frequency of moral distress among different healthcare disciplines. Journal of Clinical Ethics 24(2):98–112

Jackson D, Firtko A, Edenborough M (2007) Personal resilience as a strategy for surviving and thriving in the face of workplace adversity. A literature review. Journal of Advanced Nursing 25(1):1–9

Jameton A (1984) Nursing Practise: The ethical Issues. Prentice-Hall, Englewood Cliffs, New York

Kälvemark S, Höglund AT, Hansson M, Westerholm P, Arnetz B (2004) Living with Conflicts-ethical Dilemmas and Moral Distress in the Health Care System. Social Science and Medicine 58(6):1075–1085

Kleinknecht-Dolf M, Frei IA, Spichiger E, Müller M, Martin JS, Spirig R (2014) Moral distress in nurses at an acute care hospital in Switzerland: Results of a pilot study. Nursing Ethics 22(1):77–90

Kohlen H, McCarthy J, Szylitt RS, Gallagher A, Andrews T (2015) Dialogisches Realisieren und Reorientieren – Pflegerische Entscheidungsfindungsprozesse und Aktivitäten am Lebensende auf der Intensivstation im internationalen Vergleich. Pflege 28(6):329–338

McAllister M, Lowe JB (2013) Vorbereitung auf die Praxis: Wie man Resilienz entwickelt. In: McAllister M, Lowe JB (Hrsg) Resilienz und Resilienzförderung bei Pflegenden. Hans Huber, Bern, S 25–51

McAndrew NS, Leske J, Schroeter K (2016) Moral distress in critical care nursing: The state of the science. Nursing Ethics 1–9, https://doi.org/10.1177/0969733016664975

McCarthy J, Deady R (2008) Moral distress reconsidered. Nursing Ethics 15(2):254–262

McCarthy J, Gastmans C (2015) Moral distress: A review of the argument-based nursing ethics literature. Nursing Ethics 22(1):131–152

Monteverde S (2013) Pflegeethik und die Sorge um den Zugang zu Pflege. Pflege 26(4):271–280

Monteverde S (2014) Caring for tomorrow's workforce: Moral resilience and healthcare ethics education. Nursing Ethics 23(1):104–116

Oh Y, Gastmans C (2015) Moral distress experienced by nurses: A quantitative literature review. Nursing Ethics 22(1):15–31

Sauer T (2013) Zur Perspektivität der Wahrnehmung von Pflegenden und Ärzten bei ethischen Fragestellungen. Ethik in der Medizin 27(2):123–140

Stordeur S, D'Hoore W, Heiijden B. van der, Bisceglie MD, Laine M, Schoot van der E (2005) Führungsqualität, Arbeitszufriedenheit und berufliche Bindung von Pflegekräften. In: Berufsausstieg bei Pflegepersonal. Ü15-Schriftreihe der Bundesanstalt für Arbeitsschutz und Arbeitsmedizin. BAUA, S 30–48

Rushton CH, Schoonover-Shoffner K, Kennedy MS (2017) Executive Summary: Transforming Moral Distress into Moral Resilience in Nursing. American Journal of Nursing 117(2):52–56. https://doi.org/10.1097/01.NAJ.0000512298.18641.31

Weber E (2016) Moral Distress, Workplace Health and Intrinsic Harm. Bioethics 30(4):244–250

Wöhlke S, Wiesemann C (2016) Moral distress im Pflegealltag und seine Bedeutung für die Implementierung von Advance Care Planning. Pflegewissenschaft 18(5/6):280–287

Achtsam und ethisch sensibel pflegen

Viola Straubenmüller

© Springer-Verlag GmbH Deutschland 2018
A. Riedel, A.-C. Linde (Hrsg.), *Ethische Reflexion in der Pflege*,
https://doi.org/10.1007/978-3-662-55403-6_6

6.1   Einführung

Pflegebedürftige Menschen sind auf Pflegende angewiesen, die bei ihrer Arbeit eine **achtsame Haltung** einnehmen und ihr Handeln kritisch reflektieren (Riedel et al. 2016; Friesacher 2011, 2015). Weil in erster Linie schnelles Handeln abverlangt wird, stellt sich für Praktiker (der besseren Lesart wegen wird hier stellvertretend für alle Akteurinnen und Akteure die männliche Form verwendet) die Frage, inwieweit Achtsamkeit und ethische Sensibilität der Bewältigung des Arbeitsalltags zuträglich sind. Der sich zuspitzende Zeitdruck im beschleunigten, ökonomisierten Gesundheitswesen (Giese in Monteverde 2012; Monteverde 2013), vor dessen Hintergrund sich die Kluft zwischen Sollen und Sein noch verschärft (Kersting 2016), legt eher nahe, sich *ein dickes Fell anzulegen.* Dabei bestimmen ein oft diffuser ethischer Gehalt und Widersprüchlichkeit der Anforderungen den Pflegealltag (Ertl-Schmuck u. Greb 2015). Wie kann Pflege da gelingen und wo sind Spielräume, wo Handlungsbedarfe?

Unbestritten ist, dass es eine Herausforderung darstellt, unter derzeitigen Voraussetzungen in der beruflichen Pflege gute Arbeit zu leisten. Diese Tatsache macht jegliche Wertaussage über die Praxis und ihre Handlungsmaximen angreifbar – und zugleich notwendig. Jeder, der gepflegt werden muss, wünscht sich wohl ein Gegenüber, das empfänglich ist für Zwischentöne, für die Einzigartigkeit und Vielschichtigkeit der Situationen. Damit dies nicht zu einem optionalen *add on* wird, gilt es, „Bedingungen [zu] schaffen, die es […] möglich machen, in Resonanz zu treten. […] [und andererseits] […] eine Haltung zu entwickeln, die Voraussetzungen dafür schafft" (Rosa 2016a). Gerade weil das Gelingen von Pflege strukturell erschwert wird (Kersting 2016; Großklaus-Seidel in Monteverde 2012), sind sowohl Einzelne mit ihrer Haltung als auch Institutionen und letztlich alle in den Prozess involvierte Personengruppen gefordert. Reflexion ist ein Weg, Perspektivität anzubahnen (Darmann 2004), die wiederum ethische Sensibilität anregen kann.

Das folgende Szenario findet wohl täglich in deutschen Kliniken statt:

Fallbeispiel

Der Speisewagen rollt heran. Bald ist Dienstende. Das Essen soll rasch verteilt und angereicht, die Dokumentation aktualisiert und der Verbandswagen aufgefüllt werden. In Zimmer drei klingelt eine Patientin, die zur Toilette begleitet werden möchte. Heute kommt eine neue Auszubildende, die dem Team vorgestellt werden und möglichst umfassend eingearbeitet werden soll. Die Anordnungen aus der Visite sind nicht annähernd ausgearbeitet. Heute ist Donnerstag, die wöchentliche Fallbesprechung steht an. Beim Versuch des Essenanreichens bei Frau M., die, wenn überhaupt, langsam isst, denkt die Pflegende schon an Zimmer vier, an den Verbandswagen, an die Visite. Ihr Blick schweift ungeduldig im Raum umher, während Frau M. zögerlich den eingeflößten Grießbrei im Mund hin und herschiebt. Der Dienst war kraftraubend, die Beine sind schwer, die Pflegende fühlt sich matt und ausgelaugt. Die Patientin lehnt bereits nach zwei Löffeln dankend ab.

Es bedarf keiner akuten Gegebenheit, um den ethischen Problemgehalt der Praxis zu verdeutlichen. Die Ambivalenz der Situation im Hinblick auf zu bewältigende Anforderungen besteht in mehreren Sachverhalten: Verantwortung gegenüber einer Station, der Gesamtheit an Patienten steht dem Erfordernis gegenüber, sich einem einzelnen Menschen, einer Pflegehandlung sorgfältig und geduldig zu widmen. Leibliche Befindlichkeiten wie innere Unruhe und gleichzeitige Mattigkeit werden zurückgesteckt, sind aber spürbar und prägen die Atmosphäre (Uzarewicz u. Uzarewicz 2005; Weidert in Böhme 2014). Das aufgrund der Gesamtkonstellation vorzeitige Beenden der Pflegehandlung Essen anreichen bleibt langfristig nicht ohne Konsequenzen. Abgesehen von Parametern wie Morbidität, Verweildauer im Krankenhaus und Kosten der Behandlung – auf die sich der Sachverhalt Mangelernährung **potenziell** auswirkt – leidet die Lebensqualität und der gesamte Genesungsprozess (Löser 2010). Kommt die Pflegende in der geschilderten Situation ihrer „Schichtverantwortung" nicht nach, wird dies **unmittelbar** sichtbar und je nach Team mehr oder weniger sanktioniert: Das Personal der Folgeschicht scheint angewiesen auf einen „ausgearbeiteten" Bereich, darauf, dass Material im

Verbandswagen vorfindbar ist. Das ärztliche Team erwartet die zeitnahe Bearbeitung der Anordnungen, und die Bedürfnisse weiterer Patienten verlangen eine angemessene Reaktion. Da scheint es beinahe unmöglich, **das Richtige** zu tun. Der gefühlte Druck ist insbesondere deshalb so hoch, weil die zunehmend beschleunigte Taktung einer Klinik mit einem Vorgang (Essen anreichen) kollidiert, der sich nicht beschleunigen lässt (Rosa 2016c; Baumann 2013). Dies ist ein für die Pflege typischer Sachverhalt. Das wahrgenommene Auseinanderfallen von Anspruch an die Versorgung und institutioneller Begrenzung der Umsetzung wird auch mit **moralischem Distress** (Kleinknecht-Dolf 2015) in Verbindung gebracht. Ein Aufbringen „verstetigter[r] Geduld" (Rabe-Kleberg 1987, S. 101, in Flieder 2002, S. 119) wird da zur Zerreißprobe. Auszubildende, deren Blick auf die Geschehnisse in der Praxis noch relativ unverstellt ist, finden vielfach ein von sozialer Kälte (Kersting 2016) geprägtes Klima vor. Viele Pflegende tun, was sie können – und stoßen notgedrungen an ihre Grenzen. Mangelnde Anerkennung für als **Grundpflege** bezeichnete Arbeit (Friesacher 2015) führt des Weiteren dazu, dass dieser Arbeit wenig Aufmerksamkeit zuteilwird: Essen anreichen kann schließlich jeder, und wo Schnelligkeit Trumpf ist, ist Langsamkeit Zeitverschwendung. Dass besagte Pflegehandlung einer achtsamen (und obendrein fachkundigen) Vorgehensweise bedarf, ist indes unbestritten (Friesacher 2015).

Fazit
Für Reflexion ethischer und persönlicher Konflikte, die im pflegerischen Tun vielfach entstehen, bleibt im von Beschleunigung und Effizienzdruck geprägten Pflegealltag wenig Raum. Letztlich wird von Pflegenden dennoch verlangt, das *Wesentliche* zu tun. Es muss allen Beteiligten klar sein, dass die Fähigkeit und Bereitschaft zum Erkennen und Überdenken handlungsleitender Werte (Riedel u. Lehmeyer 2013) keine Selbstläufer sind. Sie müssen eingeübt und in dafür zur Verfügung gestelltem Raum regelmäßig praktiziert werden (Riedel u. Lehmeyer 2013). Aufmerksam sein (Ertl-Schmuck u. Fichtmüller 2005 in Ertl-Schmuck et al. 2007) für den ethischen Problemgehalt pflegeberuflichen

Handelns ist eine Bedingung, die unerlässlich für eine achtsame Haltung in der Pflege ist (Baumann 2013, S. 26).

6.2 Begriffliche Annäherung

6.2.1 Achtsamkeit

Nicht erst gegenwärtig werden mit diesem Wort große Hoffnungen verbunden. Achtsamkeit verspricht, übergeordnet betrachtet, eine Umkehr angesichts der Ahnung, dass etwas nicht stimmt mit unserer **Weltbeziehung** (Rosa 2016c): Die vielfach wahrgenommene **Entfremdung** (Rosa 2016c) zeigt sich zum Beispiel in unserem (unachtsamen) Umgang mit uns selbst, (pflegebedürftigen) Mitmenschen, Tieren, Pflanzen, der Natur, der Zeit und in Feldern wie Politik, Wirtschaft und Gesundheitswesen (Rosa 2016b; Friesacher 2011). Achtsamkeit ist als Lebenskunst mehr als eine „Technik" – sie kann auch als Haltung bezeichnet werden (Conradi 2001). Die Wirksamkeit konkreter Achtsamkeits**praxen** auf diverse menschliche Leiden (etwa depressive Störungen) ist wissenschaftlich bestätigt (Michalak et al. 2012). Im Kern bezieht sich das aus fernöstlichen Meditationswegen kommende Prinzip zunächst auf ein „offenes und nicht wertendes Bewusstsein für die sich im Hier-und-Jetzt entfalteten Erfahrungen" (Michalak et al. 2012). Auf buddhistische Wurzeln und die vielfältigen Ergebnisse psychologischer Forschung zum Thema kann hier jedoch nur verwiesen werden (Michalak et al. 2012; Hempel et al. 2014; Zöllner 2016).

Die Forderung, achtsam mit sich und anderen umzugehen, ist für die Pflege nicht neu. Sie ist von grundlegender Bedeutung und wird als Ergebnis einer Begriffsanalyse zusammenfassend wie folgt beschrieben: *„mindfulness is a transformative process where one develops an increasing ability to 'experience being present', with 'acceptance', 'attention' and 'awareness'. [...]. Mindfulness is a significant concept for the discipline of nursing with practical applications for nurse well-being, the development and sustainability of therapeutic nursing qualities and holistic health promotion"* (White 2014). In dieser Beschreibung wird Achtsamkeit zunächst als prozesshaft und damit weder als ein für allemal erreichbarer Zustand noch als stabile Persönlichkeitseigenschaft angenommen. Vielmehr geht es darum, zunehmend die Fähigkeit zu entwickeln, präsent sowie akzeptierend, aufmerksam und gewahr zu sein (White 2014). Akzeptanz bezieht sich auch auf den mitfühlenden Umgang mit sich selbst, was als *self-compassion* (Zöllner 2016) bezeichnet wird. Die Folgen einer in der Pflege praktizierten Achtsamkeit werden in Wohlbefinden sowie Entwicklung und Nachhaltigkeit therapeutischer Pflegequalitäten gesehen, was ganzheitliche Gesundheitsversorgung ermögliche (Zöllner 2016). Achtsam zu pflegen nutzt also sowohl der Einzelperson in ihrer täglichen Befindlichkeit als auch dem System. Elsbernd beschreibt den Begriff als Konzentration auf den Augenblick (vgl. Elsbernd 2011). Gilligan fordert als Folge prägnant: *„Don't turn away from someone in need"* (Gilligan 1988 in Wunder 2014). Für die Pflegewissenschaft hat Elisabeth Conradi eine „Ethik der Achtsamkeit" herausgearbeitet (Conradi 2001). Dabei ist es wichtig hervorzuheben, „dass es sich bei Care [und der in ihrem Kontext verwirklichten Achtsamkeit, Anmerkung der Autorin] um eine gesellschaftliche Praxis handelt und nicht lediglich um eine Einstellung, die eine Person mitbringt (Kohlen u. Kumbruck 2008).

Zwischen der als persönliche Angelegenheit erklärten Bemühung, sich einerseits achtsamer zu „machen", und andererseits Achtsamkeit als eine Sache des Gemeinwohls besteht ein Abhängigkeitsverhältnis, das mittels ethischer Reflexion bearbeitet werden kann. **Komplexe Achtsamkeit**, eine transversale, also querliegende Vernunft (Petzold et al. 2014a in Petzold 2016) ermöglicht eine Pflege, die aufspürt, worum es **gerade wirklich** geht und nicht starr daran festhält, geplante Maßnahmen abzuarbeiten. Achtsamkeit bildet sich prozesshaft heraus. Kein Mensch ist in jedem Moment achtsam, kann dies auch nicht sein. Wir sind geradezu darauf angewiesen, einen Teil unseres (Pflege-)Alltags im „Autopilotenmodus" (Michalak et al. 2012) zu absolvieren. Umso mehr muss außerhalb des unmittelbaren Handlungsdrucks trainiert werden, das Hier-und-Jetzt bewusst wahrzunehmen. Die Hoffnung ist, dass sich dieses Potenzial auf das konkrete Handeln überträgt und eine sich besinnende Haltung Teil des beruflichen Habitus (Bourdieu in Baumann 2013) wird.

6.2.2 Ethische Sensibilität

Achtsamkeit ist eine grundlegende Bedingung für ethische Sensibilität. Weaver et al. beschreiben ethische Sensibilität wie folgt: *„Ethical sensitivity* [...] *develops in contexts of uncertainty, client suffering and vulnerability* [...] *ethical sensitivity* [is] [...] *a type of practical wisdom* [...]" (Weaver et al. 2008). Ein auf der Basis von Praxis**kenntnis** entstandenes Verstehen, das hier gar mit einer Form von Weisheit in Verbindung gebracht wird, entsteht vor allem da, wo **richtige** Lösungen zu fehlen scheinen: Unsicherheit, Leiden und Verletzlichkeit, aber auch Unruhe, Selbstvernachlässigung und (infrage stehende) Lebensqualität (siehe hierzu die Beiträge im vorliegenden Band) sind Phänomene, angesichts derer ethische Sensibilität zum Tragen kommen soll. Ethische Dilemmata im Pflegealltag überhaupt als solche zu erkennen, setzt Achtsamkeit voraus und stellt einen Teil beruflicher Kompetenz dar (Riedel et al. 2016). Stemmer (2015) weist jedoch zu Recht darauf hin, dass ethische Sensibilität und moralische Handlungskompetenz in einem Ungleichgewicht stehen: Sensibilität bedinge möglicherweise moralischen Stress, führe aber keineswegs direkt zu moralische(re)m Handeln (Stemmer 2015). Sensibel sein ist ein zweischneidiges Schwert: Denn was passiert mit dieser potenziellen Verletzlichkeit? Kersting (2016) identifiziert vor dem Hintergrund ihrer Theorie des *Coolout* und der moralischen Desensibilisierung „Befähigung zur Regelverletzung als Teil der beruflichen Sozialisation". Demnach glauben Pflegende zwar oft zu wissen, dass sie etwas anderes hätten tun müssen – viele von ihnen stumpfen jedoch gerade angesichts des Widerspruchs von Sein und Sollen zunehmend ab (Kersting 2016). Nicht selten mit zunächst guter Absicht: dem Weiterfunktionieren in einem System, das keinen Raum für langes Nachdenken zu lassen scheint. „**Grenze dich ab, setze Prioritäten**" lauten die Ratschläge, mit denen sich Pflegende das Leid vom Leib halten sollen. Mitgefühl, das aus ethischer Sensibilität resultieren kann, bringt schließlich potenziell Mitgefühlserschöpfung (Figley 1995 in Doppelfeld 2016, S. 198) mit sich. Damit dies vermieden wird, ist wohlwollende Wachsamkeit gegenüber sich selbst und anderen unumgänglich. Auch hilft es, im Rahmen mehrperspektivischer Situationsbetrachtungen zu erkennen, dass Verantwortung für das Gelingen von Pflege selten allein an einer Einzelperson hängt, sondern eine Gemeinschaftsaufgabe darstellt.

6.3 Chancen der Pflege

6.3.1 Von der Kunst, sich nicht kalt zu machen

Was ist es neben allen Problemen, das Pflege zu einem Heimathafen, einem Beruf mit Sinn für viele Menschen macht? Die Antwort auf diese Frage haben viele für sich persönlich und im Kontakt mit pflegebedürftigen Menschen gefunden. Insbesondere durch ihre hohe leibliche Anwesenheit im Alltag der zu pflegenden Personen (Weidert 2007) haben Pflegende die Möglichkeit, in Resonanz zu treten (Rosa 2016c) mit besonderen Lebenslagen und diese tiefer zu verstehen als viele Außenstehende. Die Situationswahrnehmung Pflegender ist durch ihr spezielles **in Beziehung stehen** ein essenzieller Anhaltspunkt in Entscheidungsfindungsprozessen (Gilligan in Kohlen u. Kumbruck 2008, S. 4). Das Wissen, das aus der Gestaltung (scheinbar) banaler Geschehnisse wie der täglichen Körperpflege und dem nebenbei geführten Gespräch hervorgeht, weist vielfach eine besondere Qualität auf (Friesacher 2015). Das Wahrnehmen „vielsagende[r] Eindrücke" (Schmitz 2014, S. 48) ist denen vorbehalten, die da sind. Neben dem Spezifischen der Arbeit ist die Bedeutung der Gemeinschaft unter Pflegenden zu erwähnen: Starke Teams bieten im besten Fall Resonanz- und Sinnräume, in denen Solidarität, Humor und Freude am gemeinsamen Tun entsteht. Die identitätsstiftende Wirkung (Gerlach 2013, S. 105) jener Gemeinschaften ist nicht hoch genug einzuschätzen. Diese für den Beruf überaus wichtige Tatsache sollte jedoch nicht dazu führen, dass Pflegende Kollegen zuliebe bis zur Erschöpfung einspringen oder resigniert aufhören, sich für politische Veränderungsprozesse einzusetzen (Kellner 2011; Eylmann 2015).

Fazit
Wenn sich etwas an den Rahmenbedingungen verändern soll, ist komplexe Achtsamkeit (Petzold et al. 2014a in Petzold 2016) gefragt. Kritisches Denken,

Reflexionsbereitschaft und Widerstand (Kellner 2011) gehören dazu. Das gilt für Praktiker, Lehrende, Wissenschaftler und im Management tätige Personen. In besonderem Maß können diese Zieldimensionen pflegebezogener Bildung zu Beginn der beruflichen Sozialisation angebahnt werden: Der bereits eingangs erwähnte **unverstellte Blick** sogenannter Anfänger ist ein wertvolles Gut, mit dem behutsam umgegangen werden sollte. Das heißt nicht, dass Auszubildende geschont werden sollten, wenn sie ohnehin „ins kalte Wasser geworfen" werden. Es gilt vielmehr, das kritische Verstehenlernen methodengeleitet zu unterstützen (Blankertz in Ertl-Schmuck u. Greb 2015). Die Chance, in gestaltende Beziehung zu treten mit sich, den Pflegebedürftigen, ihren Angehörigen, aber auch dem politischen System und Entscheidungsträgern, sollten sich Pflegende nicht nehmen lassen. Resonanz als Antwortverhältnis ist keinesfalls dasselbe wie Harmonie (Rosa 2016c), sondern heißt vielmehr, neugierig zu sein für das, was im **Anderen**, im **Fremden** begegnet (Rosa 2016c). Wer sich „kalt macht", für den wird der Beruf mit seinen Anforderungen zu einer Zumutung, die Möglichkeit zu fürsorglicher Praxis (Kohlen u. Kumbruck 2008) wird verstellt: eine Entwicklung, der bewusst entgegengewirkt werden kann und muss.

6.4 Schlussbetrachtung

Es dürfte deutlich geworden sein: Ein Rezept zur Lösung der beschriebenen Situation kann es derzeit nicht geben. Achtsam zu sein und zu bleiben ist ein mühsames Unterfangen, das Disziplin, innere Stärke und hohe Einsatzbereitschaft fordert. Die Ermöglichung eines ruhigen Moments im hektischen Treiben des Pflegealltags bleibt eine Herausforderung. Immer wieder muss geübt werden, sich zu besinnen. Es muss geübt werden, auseinanderzuhalten, was wichtig und was weniger wichtig scheint. Es muss unterschieden werden, wer wofür warum zuständig und verantwortlich ist. Die Erschwernisfaktoren gelingender Pflege müssen differenziert, konkurrierende Werte in der Pflegesituation ausgelotet werden (Riedel u. Lehmeyer 2013). Wie herausgestellt wurde, sind Achtsamkeit und ethische Sensibilität Qualitäten, für deren Zustandekommen sowohl Einzelne wie die umgebenden Strukturen verantwortlich zu machen sind. Doppelfeld (2016) fasst es nach Pearlmann (1999) in einem ABC der Achtsamkeit zusammen:

A. Achte auf dich selbst.
B. Bemühe dich um Balance, ein Gleichgewicht von Arbeit, Freizeit und Ruhe.
C. Halte Verbindung mit dir, anderen Menschen und der Natur.

Die Verbindung halten ist eine Zieldimension, die nur möglich wird, wenn Pflegende für ihre Belange und die Erweiterung ihrer Spielräume letztlich auch berufspolitisch aktiv werden (Kellner 2011). Ethische Reflexion ist mehr als nur Wegbereiter einer solchen Aktivität. Sie befördert ethische Sensibilität, die Handlungsbedarfe und Handlungsoptionen aufzuspüren vermag. Das gilt auch auf den Umgang Pflegender mit sich selbst. In ihrer Arbeit appelliert Kellner (2011) an eine soziale Dimension der Selbstsorge, der es im Anschluss an Foucault darum geht, nicht dermaßen regiert zu werden.

Literatur

Baumann M (2013) Palliative Haltung. https://kidoks.bsz-bw.de/files/403/Masterarbeit_Vallendar_25.08.2014.pdf. Zugegriffen: 02.11.2016

Böhme G (Hrsg) (2014) Pflegenotstand: der humane Rest. Aisthesis, Bielefeld

Conradi E (2001) Take Care. Grundlagen einer Ethik der Achtsamkeit. Campus-Verlag, Frankfurt

Darmann I (2004) Theorie-Praxis-Transfer in der Pflegeausbildung. Anforderungen an die verschiedenen Lernorte. PRinternet 6(4):197–203

Doppelfeld S (2016) Das ABC der Selbstfürsorge für Lehrende und Lernende in den Pflegeberufen. Prävention der Mitgefühlserschöpfung durch professionellen Umgang mit Sekundärtraumatisierung: PADUA 11(3):197–202

]en. http://www.bistum-eichstaett.de/fileadmin/aktuelles/portale2011/03-maerz/manuskript-vortrag-1.pdf. Zugegriffen: 01.11.2016

Ertl-Schmuck R, Greb U (Hrsg) (2015) Pflegedidaktische Forschungsfelder. Beltz Juventa, Weinheim

Ertl-Schmuck R, Fichtmüller F, Böhnke U (2007) Reflexionen zur LehrerInnenbildung im Berufsfeld „Gesundheit und Pflege". Pflege & Gesellschaft 12(1):20–33

Eylmann C (2015) Es reicht ein Lächeln als Dankeschön. Habitus in der Altenpflege. V&R unipress, Göttingen

Flieder M (2002) Was hält Krankenschwestern im Beruf? Eine empirische Untersuchung zur Situation langjährig berufstätiger Frauen in der Krankenpflege. Mabuse, Frankfurt

Friesacher H (2011) „Vom Interesse an vernünftigen Zuständen ...". Bedeutung und konstitutive Elemente einer kritischen Theorie der Pflegewissenschaft. Pflege 24(6):373–388

Friesacher H (2015) Wider die Abwertung der eigentlichen Pflege. Intensiv 4(15):200–214

Gerlach A (2013) Professionelle Identität in der Pflege. Akademisch Qualifizierte zwischen Tradition und Innovation. Mabuse, Frankfurt

Giese C (2012) Pflegemanagement in ethischer Perspektive. In: Monteverde S (Hrsg) Handbuch Pflegeethik. Ethisch denken und handeln in den Praxisfeldern der Pflege. Kohlhammer, Stuttgart, S 156–172

Großklaus-Seidel M (2012) Pflegeethik als kritische Institutionsethik. In: Monteverde S (Hrsg) Handbuch Pflegeethik. Ethisch denken und handeln in den Praxisfeldern der Pflege. Kohlhammer, Stuttgart, S 85–97

Hempel S, Taylor SL, Marshall NJ, Miake-Lye IM, Beroes JM, Shanman R, Solloway MR, Shekelle PG (2014) Evidence Map of Mindfulness. https://www.ncbi.nlm.nih.gov/pubmedhealth/PMH0071639/pdf/PubMedHealth_PMH0071639.pdf. Zugegriffen: 02.11.2011

Kellner A (2011) Von der Selbstlosigkeit zur Selbstsorge. Eine Genealogie der Pflege. LIT Verlag, Münster

Kersting K (2016) Die Theorie des Coolout und ihre Bedeutung für die Pflegeausbildung. Mabuse, Frankfurt

Kleinknecht-Dolf M (2015) Wie erleben Pflegefachpersonen moralischen Stress in einem Schweizer Universitätsspital? Pflege und Gesellschaft 20(2):1–18

Kohlen H, Kumbruck C (2008) Care-(Ethik) und das Ethos fürsorglicher Praxis (Literaturstudie). http://www.ssoar.info/ssoar/bitstream/handle/document/21959/ssoar-2008-kohlen_et_al-care-ethik_und_das_ethos_fursorglicher.pdf?sequence=1. Zugegriffen: 02.11.2016

Löser C (2010) Unter- und Mangelernährung im Krankenhaus. Klinische Folgen, moderne Therapiestrategien, Budgetrelevanz. http://www.aerzteblatt.de/archiv/79795. Zugegriffen: 08.11.2016

Michalak J, Heidenreich T, Williams JMG (2012) Achtsamkeit. Hogrefe, Göttingen

Monteverde S (Hrsg) (2012) Handbuch Pflegeethik. Ethisch denken und handeln in den Praxisfeldern der Pflege. Kohlhammer, Stuttgart

Monteverde S (2013) Ethik und die Entschleunigung von Pflegebeziehungen. http://www.zora.uzh.ch/84512/5/Monteverde_Entschleunigung.pdf. Zugegriffen: 02.11.2016

Petzold H (2016) Intersubjektive Hermeneutik und Metahermeneutik und die „komplexe Achtsamkeit" der Integrativen Therapie. http://www.fpi-publikation.de/artikel/textarchiv-h-g-petzold-et-al-/petzold-h-g-2016j-intersubjektive-hermeneutik-und-metahermeneutik-und-die-komplexe.html. Zugegriffen: 02.11.2016

Riedel A, Lehmeyer S (2013) Ethik lehren und ethische Reflexion praktizieren. Wirkende Werte, Dimensionen und Perspektiven von Ethik in der Pflege(aus)bildung. PADUA 8(4):241–247

Riedel A, Behrens J, Giese C, Geiselhart M, Fuchs G, Kohlen H, Pasch W, Rabe M, Schütze L (2016) Zentrale Aspekte der Ethikkompetenz in der Pflege. Empfehlungen der Sektion

Lehrende im Bereich der Pflegeausbildung und der Pflegestudiengänge in der Akademie für Ethik in der Medizin
e.V. Springer, Heidelberg. https://www.springermedizin.
de/zentrale-aspekte-der-ethikkompetenz-in-der-pfle-
ge/10883404. Zugegriffen: 01.12.2016

Rosa H (2016a) Sich genügend Zeit lassen. Radiobeitrag
Deutschlandradio Kultur. http://www.deutschlandradio-
kultur.de/soziologe-hartmut-rosa-sich-genuegend-zeit-
lassen.1008.de.html?dram:article_id=341309. Zugegriffen: 01.11.2016

Rosa H (2016b) Achtsamkeit und Selbstbezogenheit – Eine
Kritik aus gesellschaftspolitischer Sicht. https://ethik-
heute.org/achtsamkeit-kritischer-blick-auf-einen-trend/.
Zugegriffen: 01.11.2016

Rosa H (2016c) Resonanz. Eine Soziologie der Weltbeziehung.
Suhrkamp, Berlin

Schmitz H (2014) Kurze Einführung in die Neue Phänomenologie. Karl Alber, Freiburg

Schnell MW, Seidlein A-H (2016) Ethik als Schutzbereich- Wissen, Haltung, Handlung. PADUA 11(4):227–231

Stemmer R (2015) Everyday Ethics. Über das Zusammenspiel
von ethischer Sensibilität und moralischer Handlungskompetenz. http://docplayer.org/12409747-Ueber-das-
zusammenspiel-von-ethischer-sensibilitaet.html. Zugegriffen: 02.11.2016

Uzarewicz C, Uzarewicz M (2005) Das Weite suchen. Einführung in eine phänomenologische Anthropologie für
Pflege. Lucius & Lucius, Stuttgart

Weaver K, Morse J, Mitcham C (2008) Ethical sensitivity in professional practice: concept analysis. Journal of advanced
nursing 62(5):607–618

Weidert S (2007) Leiblichkeit in der Pflege von Menschen mit
Demenz. Mabuse, Frankfurt

Weidert S (2014) Pflegenotstand oder wie Pflegende die Not
am eigenen Leibe spüren. In: Böhme G (Hrsg) Pflegenotstand: der humane Rest. Aisthesis, Bielefeld, S 99–113

White L (2014) Mindfulness in nursing: an evolutionary concept analysis. Journal of advanced nursing 70(2):282–294

Wunder M (2014) Achtsamkeit in der Pflege – Was kann die
Ethik dazu beitragen? http://www.landespflegekongress.
de/upload/Praesentation_Achtsamkeit_Dr__Michael_
Wunder_6_LPK_19_11_2014_963.pdf. Zugegriffen:
02.11.2016

Zöllner P (2016) Achtsamkeit und die Kunst, sich selbst zu lie-
ben. Pflege Zeitschrift 69(8):450–454

Ethik in alltäglichen pflegerischen Situationen erkennen

Anne-Christin Linde

© Springer-Verlag GmbH Deutschland 2018
A. Riedel, A.-C. Linde (Hrsg.), *Ethische Reflexion in der Pflege*,
https://doi.org/10.1007/978-3-662-55403-6_7

7.1 Skizzierung der Relevanz von Ethik in der Pflege

Ausgangspunkt dieses Beitrags ist die Haltung, dass pflegerische Handlungen und die damit verbundenen ethischen Entscheidungen nicht nur bei großen und komplexen Fragestellungen eine Rolle spielen, sondern dass gerade alltägliche Situationen in der Pflege eine ethische Dimension aufweisen (Dallmann u. Schiff 2017, S. 8; Riedel u. Lehmeyer 2016a, S. 43). Durch die Skizzierung der stetigen Relevanz von Ethik in der Pflege, die Konkretisierung des Begriffs „ethisch reflexionswürdige Situationen" und der Verdeutlichung der Relevanz von Werteorientierung in der Pflege soll nachfolgend eine handlungsleitende Unterstützung zur Identifikation dieser alltäglichen ethischen Dimension im pflegerischen Handeln entwickelt werden.

 „Pflege selbst ist eine anthropologische Grundtatsache und resultiert aus der, dem menschlichen Dasein innewohnenden Würde, Verletzlichkeit, Sterblichkeit" (Riedel u. Lehmeyer 2016a, S. 42) Die Schutzbedürftigkeit und Vulnerabilität pflegebedürftiger Menschen birgt die Gefahr von Würde- oder Autonomieverletzungen und ist damit grundlegend für den Bedarf von Ethik in der Pflege (Dörries 2010, S. 13; Birnbacher 2012; Sarvimaki u. Stenbock-Hult 2016; Remmers 2010, S. 43). Die professionelle Pflegebeziehung ist, entsprechend den „helfenden Beziehungen", geprägt von Asymmetrien, dieses Machtverhältnis kann bei der Zielgruppe von Pflege zusätzliche Vulnerabilität durch Abhängigkeit hervorrufen (Jacob u. Dick 2017, S. 54–55; van der Meide et al. 2014, S. 862). Pflegende sind gemäß ihrem professionellen Auftrag mit einer „stellvertretenden Krisenbewältigung" (Garz u. Raven 2015a, S. 121–122) betraut, das beinhaltet auch ein stellvertretendes Schützen und Realisieren von Werten wie Autonomie und Würde (Heinemann 2010, S. 232; Remmers 2010, S. 60). Der gesellschaftliche Wertewandel, der durch eine zunehmende Wertepluralität sowie die verstärkte Bedeutung der Realisierung von Selbstbestimmung (Heinemann 2010, S. 232; Dörries 2010, S. 11; May 2013, S. 18; Remmers 2010, S. 49) charakterisiert ist, erfordert eine Auseinandersetzung mit vielfältigen Werten und unterstreicht damit die Bedeutung einer Ethik in der Pflege, setzt man dies in Bezug zur Aufgabe einer stellvertretenden Realisierung von Werten. Unterstützt wird diese Relevanz durch gesellschaftliche Erwartungshaltungen an die ethisch reflektierte Entscheidungsfindung im professionellen Handeln in Pflege und Medizin (Reiter-Theil 2010, S. 216). In der Berufsethik wird die ethische Orientierung für solche eine verantwortungsvolle Aufgabe festgehalten (Giese 2013, S. 66). Die Frage nach einer eigenständigen Berufsethik in der Pflege ist dabei für diesen Beitrag nicht vorrangig, es finden sich dazu aktuell unterschiedliche Positionen (Monteverde 2011a, S. 19; Hiemetzberger 2016, S. 84). Im Folgenden wird davon ausgegangen, dass Medizin und Pflege in einem vielfach gemeinsamen Auftrag handeln und dabei unterschiedliche Perspektiven und Verantwortlichkeiten mitbringen. Den Berufsgruppen Pflege und Medizin ist es gemeinsam, dass sich ethische Fragestellungen aus handlungspraktischen Problemen ergeben und daher eine direkte „lebensweltliche Relevanz" aufweisen (Salloch et al. 2016, S. 273). Aus Sicht eines Handelnden in der Pflege wird die Perspektive auf Ethik weniger durch ethische Theorien, sondern aus (Handlungs-)Unsicherheit in realen Situationen heraus geprägt. Die Frage nach dem guten Handeln stellt sich direkt und unter entsprechendem Handlungsdruck, es gibt zunächst meist keinen handlungsentlastenden Reflexionsraum.

Ethik hat für den pflegerischen Alltag eine systematisierende, orientierende und reflexive Funktion: „Ethik in der Pflege [...] thematisiert diejenigen moralischen und ethischen Dimensionen, welche für die Realisierung eines guten Lebens und einer gelingenden Begegnung im beruflichen Kontext Pflegender von Bedeutung sind. Pflegeethik hat zum Ziel eine praktische Orientierungshilfe für eine ethisch reflektierte und moralisch begründbare Pflegepraxis zu sein" (Riedel u. Lehmeyer 2016a, S. 41). Ethik in der Pflege bietet demnach einen Reflexionsrahmen für ganz konkrete Handlungssituationen. Damit beinhaltet Ethik in der Pflege auch eine normierende Dimension. Normierung soll dabei nicht starr und hierarchisch leitend verstanden werden, sondern immer eine situative Anwendung finden, um Ethik in der Pflege aus einer „Innenperspektive" zu betrachten, verankert im professionellen Selbstverständnis von Pflegenden, abbildbar über das Berufsethos (Riedel 2013).

Fazit

Mit dem Auftrag der stellvertretenden Versorgung und Stärkung einer vulnerablen Zielgruppe in asymmetrischen Beziehungen geht stellvertretendes Schützen von grundlegenden Rechten und Ansprüchen einher. Daraus ergibt sich für Pflegende die Aufgabe durch sensible Perspektivübernahme auf die Zielgruppe von Pflege bezogene Werte wie Autonomie, Würde und/oder Respekt zu schützen. Ethik in der Pflege bietet hierfür einen Reflexions- und Begründungsrahmen. Dadurch wird Ethik in der Pflege in jeder pflegerischen Handlung – einmal mehr und einmal weniger stark – relevant.

7.2   Ethisch reflexionswürdige Situationen erkennen

Dennoch ist die ethische Relevanz einer Pflegesituation nicht immer auf den ersten Blick ersichtlich. Zudem können Beteiligte in einer Situation deren ethische Relevanz sehr unterschiedlich einschätzen (Salloch et al. 2016, S. 273). Um in einem ersten Schritt die ethische Dimension einer Situation zu erschließen, können Emotionen als „Brücke" dienen. Im alltäglichen Handeln zeigt sich die Betroffenheit von Werten häufig über ein ungutes Gefühl, ein schlechtes Gewissen oder ein sogenanntes moralisches Unbehagen (Heil u. Zimmermann 2016, S. 8; Riedel et al. 2014, S. 226–227). Das schlechte Gefühl verweist auf die Beteiligung von Emotionen: Unbehagen, Mitgefühl oder Unsicherheit sind folglich ein bedeutsamer Anlass, inne zu halten. Sie zeigen Betroffenheit und damit auch Sensibilität. Emotionen haben hier eine zentrale Funktion und sollten keinesfalls zurückgestellt werden. Vielmehr gilt es ihnen nachzuspüren, sie zu benennen, um in einem nächsten Schritt die Ebene der Werte zu erfassen. In Bezug auf professionelles pflegerisches Handeln sind Emotionen damit eine Grundlage professionellen Handelns, sie dienen zur Identifikation von ethisch reflexionswürdigen Situationen. Sich kalt zu machen und Emotionen außer Acht zu lassen, geht einher mit einer „moralischen Desensibilisierung" (Kersting 2016, S. 592) und damit einer verringerten ethischen Sensibilität (Riedel et al. 2016; Schwerdt 2007, S. 28). Die Anbindung an berufliche Werte macht es in einem nächsten Schritt möglich,

aus der emotionalen Betroffenheit eine professionelle Haltung einzunehmen und eine ethisch begründete Entscheidung anzubahnen. Gelingt eine reflektierte Anbindung an professionelle Werte, erleichtert dies die Ausbildung moralischer Resilienz, während eine Einschränkung in der Umsetzung professioneller Werte die Ursache für moralischen Stress markiert (Kleinknecht-Dolf et al. 2015, S. 116).

7.3   Ethisch reflexionswürdige Situationen benennen

Die über moralisches Unbehagen im pflegerischen Alltag identifizierten ethisch reflexionswürdigen Situationen (Riedel et al. 2014) werden im Folgenden als Situationen verstanden, die eine systematisierte, an ethischen Prinzipien orientierte Reflexion einfordern. Damit sind ethische Fragestellungen, Konflikte und Dilemmata sowie weitere Grenzsituationen angesprochen: Ethische Fragestellungen sind auf handlungspraktische Themen bezogen, die eine ethische Reflexion erforderlich machen (Rufer u. Baumann-Hölzle 2015, S. 31). Zum einen sind dies Themen mit großer Reichweite und Brisanz, die auch im öffentlichen Interesse angekommen sind, wie beispielsweise die Frage nach der Anlage einer PEG-Sonde oder die Frage nach der Einleitung einer palliativen Sedierung (Riedel u. Lehmeyer 2016a, S. 40; Riedel 2014; Haas 2014). Zum anderen aber auch alltägliche und in ihrer hohen Komplexität teils unterschätzte Fragestellungen (Dallmann u. Schiff 2017, S. 8; Riedel u. Lehmeyer 2016a, S. 38) wie beispielsweise die nach einer autonomieförderlichen oder Würde wahrenden Kommunikation mit Menschen mit kognitiven Einschränkungen (Deutscher Ethikrat 2016, S. 47).

Salloch et al. (2016) nehmen eine Unterscheidung zweier Typen von ethischen Problemen vor, im Folgenden werden diese bewusst als „ethische Konflikte" benannt, da die Formulierung „Problem" aus der Perspektive der Autorin die Assoziation zulässt, es wäre eine (schnelle) Lösung möglich. Für ethisch reflexionswürdige Situationen ist es hingegen kennzeichnend, dass die Konfliktsituation – respektive das Dilemma – sich nicht auflösen lässt. Das Dilemma repräsentiert eine Situation konfligierender Werte. Die jeweilige Werteorientierung wiederum geht mit jeweils situationsspezifischen Handlungsmöglichkeiten bzw. Konsequenzen einher. Ein Dilemma zwingt uns zur Entscheidung, eine der vorhandenen Handlungsoptionen zu präferieren, wohl wissend, dass die jeweils gewählte Handlungsmöglichkeit und die damit verbundene Werteorientierung den jeweils anderen beteiligten Wert in seiner Beachtung einschränkt bzw. gar verletzt. Das heißt: „Bei einem ethischen Dilemma stehen sich gleichwertige, moralische Werte, Normen und Prinzipien gegenüber, die sich gegenseitig ausschließen. Was immer man in einer solchen Situation auch tut, man kommt nicht umhin, moralische Werte, Normen und Prinzipien zu verletzen. Es handelt sich um einen „Wertekonflikt" (Rufer u. Baumann-Hölzle 2015, S. 8). An dieser Definition wird deutlich: Ein Dilemma kann zu Irritationen und Unsicherheiten führen. Gerade die Handlungssituation verstärkt die Brisanz: „Ein Dilemma zwingt uns, die ethische Pflicht zu übertreten, indem jede der zur Verfügung stehenden Optionen uns zwangsläufig in moralische Schuld verstrickt" (Salloch et al. 2016, S. 273). Pflegende stehen in einem Dilemma unter Handlungsdruck und sind dabei gezwungen, Werte zu verletzen und gleichzeitig die ethisch am besten zu begründende Handlungsoption zu finden. Auch etwas zu unterlassen wird dabei als eine Form von Handeln verstanden und löst das Dilemma nicht auf (Friesacher 2014, S. 235). Ethische Dilemmata sind im alltäglichen pflegerischen Handeln immanent: beispielsweise bei der Entscheidung, ob ein Patient in der Nachtwache prophylaktisch gelagert werden soll, obwohl er gerade eingeschlafen ist. In dieser Entscheidungssituation stellt sich zunächst ein „ungutes Gefühl" ein. Den Patienten aufzuwecken verringert seinen gesunden Nachtschlaf, ihn nicht zu lagern birgt die Gefahr von Sekundärkomplikationen. Das heißt, ein Auflösen des „Problems" ist nicht vollständig möglich. Genau dieser Umstand fordert Abwägung und systematisierte Reflexions- und Entscheidungsprozesse ein. Ziel ist, die in der jeweils einmaligen Situation ethisch am besten begründbare Entscheidung zu treffen, wohl wissend, dass das Dilemma und damit dessen inhärenter Wertekonflikt sich nicht auflösen lässt.

Ein ethisches Problem Typ 1, hier als ethischer Konflikt verstanden, wird von Salloch et al. verstanden als eine „Situation, die durch ein offensichtliches ethisches Defizit oder ethisches Fehlverhalten gekennzeichnet ist" (Salloch et al. 2016, S. 274). Dies ist gleichermaßen auf die Pflege übertragbar (Rabe 2009, S. 85). Spricht man von ethischem Fehlverhalten, stellt sich in der Folge die Frage nach dem ethisch angemessenen Verhalten. Legt man diesen Umkehrschluss der Definition zugrunde, kann aufgezeigt werden, dass ethisches Fehlverhalten nicht unbedingt einer groben Fahrlässigkeit bedarf. Beispielsweise gilt es, körpernahe Tätigkeiten konsequent in Bezug auf persönliche Grenzen von Nähe und Distanz zu reflektieren und damit den Schutz von Privatheit als Wert orientierend im Blick zu behalten. Hier können durch Unachtsamkeit oder die Gleichzeitigkeit und Invidualität vieler Ansprüche schnell Grenzüberschreitungen entstehen.

Ein ethischer Konflikt Typ 2 wird definiert als eine „Situation, die durch Unsicherheit bezüglich der ethisch angemessenen Handlungsweise gekennzeichnet ist" (Salloch et al. 2016, S. 274). Ähnlich eines Dilemmas, aber weniger auf den Wertekonflikt fokussiert, gibt es in der Pflege Situationen, in denen die ethische Begründung nicht eindeutig ist. Möglicherweise ergibt sich in der weiteren Reflexion auch ein Dilemma. Rabe (2009) verweist zudem auf Situationen, in denen Rahmenbedingungen Entscheidungsspielräume einschränken und auf Konfliktsituationen in der Folge medizinischer Möglichkeiten (Rabe 2009, S. 85–86). Eine Übersicht über die unterschiedlichen Arten ethisch reflexionswürdiger Situationen sowie damit verbundenen ethischen Reflexionsfragen bietet ◘ Abb. 7.1.

Fazit

Moralisches Unbehagen und dahinterstehende Emotionen sind ein Indikator für ethisch reflexionswürdige Situationen und spielen daher eine wichtige Rolle für die Initiierung und in der Realisierung von ethischen Entscheidungsfindungsprozessen. Ethische Konfliktsituationen, Fragestellungen und Dilemmata sind Teil des alltäglichen pflegerischen Handelns und stets ethisch reflexionswürdig. Gemeinsames Kennzeichen ethisch reflexionswürdiger Situationen ist die Anbindung an professionelle Werte (Riedel et al. 2014, S. 226–227). Deutlich wird hierbei, dass gerade die alltäglichen Situationen wie Körperpflege, Kommunikation mit kognitiv eingeschränkten Menschen oder dem Umgang mit Mobilitätseinschränkungen eine hohe (ethische) Komplexität aufweisen.

◻ **Abb. 7.1**   Ethisch
reflexionswürdige Situationen.
(Modifiziert nach: Riedel 2013)

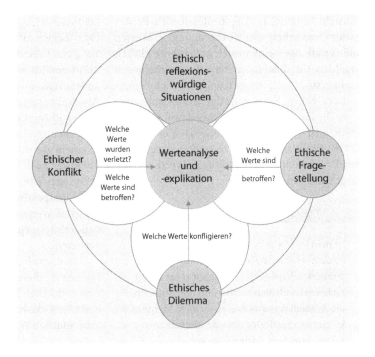

7.4   Identität in ethisch reflexionswürdigen Situationen entwickeln

Verunsicherung und Emotionalität als Reaktion auf ethisch reflexionswürdige Situationen können in einem von hohem Handlungs- und Entscheidungsdruck geprägten Gesundheitssystem irritierend wirken, dies als Kompetenz wahrzunehmen benötigt Mut und Selbstvertrauen. Die professionelle Verantwortung für eine vulnerable Zielgruppe verlangt hier jedoch eine konsequent reflexive Haltung. Berufliche Identität zu entwickeln bedeutet somit auch, in widersprüchlichen Situationen Verantwortung zu übernehmen (Bohrer u. Walter 2015, S. 26). Zu unterscheiden ist bei emotionaler Beteiligung die Anbindung an persönliche Werte in Abgrenzung zu professionellen Werten, denn so kann professionelles Handeln von Laienhandeln unterschieden werden. Die der Verunsicherung oder Emotionalität zugrunde liegenden Werte benennen und explizieren zu können, macht es möglich, professionell zu argumentieren und eine ethisch begründete Entscheidung zu treffen (Riedel 2013, S. 2). Professionelle Werte sind in berufsethischen Kodizes formuliert (American Nurses Association [ANA] 2015; International Council of Nursing [ICN] 2014; Hiemetzberger 2016, S. 43) und haben eine handlungsleitende Funktion (Maio 2012, S. 18), dabei gelten sie übergreifend als „erstrebens- und schützenswert" (Steinkamp u. Gordijn 2010, S. 55; Hiemetzberger 2016, S. 22). Werte sind damit eine Art innerer Kompass in ethisch reflexionswürdigen Situationen.

Die Bezogenheit auf professionelle Werte gelingt in einem reflexiven Prozess, verbunden mit dem Ziel der Entwicklung einer professionellen pflegerischen Identität. „Eine Person gewinnt ihre Identität dadurch, dass sie beschreiben kann, welche Bindungen und Wertungen für sie wichtig wurden und sind" (Dallmann u. Schiff 2017, S. 7). Die Anbindung an professionelle Werte ist somit Teil beruflicher Sozialisation, in Weiterentwicklung persönlicher Werte, die früh in der Sozialisation entwickelt werden (Hiemetzberger 2016, S. 24). Dem geht voraus, dass die Berufswahl mit einer hohen Passung zu persönlichen Werten plausibel ist. Die Grundidee, etwas Gutes oder Sinnvolles tun zu wollen als Berufsmotivation für die Pflege, stimmt mit dem professionellen Anspruch an gute Pflege überein (Dallmann u. Schiff 2016, S. 57). „Moralische Integrität in beruflicher

Hinsicht bedeutet […] als professionelle Person in der Gesamtheit von Überzeugungen, Werten und Handlungen eine in sich konsistente Einheit zu bilden. Um diese Integrität aufrechterhalten zu können, sind drei Voraussetzungen notwendig: kritisches Denken, Konsistenz der Wertorientierung sowie die Einstellung, entsprechend prinzipientreu handeln zu wollen" (Kleinknecht-Dolf et al. 2015, S. 118) Professionelle Werte zu realisieren kann dabei auch bedeuten, persönliche Werte situativ zurückzustellen.

Praxistipp

Ist man im pflegerischen Alltag auf eine ethisch reflexionswürdige Situation aufmerksam geworden, ermöglicht die damit einhergehende Verunsicherung und Irritation die Ausbildung einer professionellen Identität. Es kann eine reflexive Auseinandersetzung folgen, orientiert an den Fragen:

- Was irritiert mich?
- Was ist mir in dieser Situation wichtig?
- Welcher Wert leitet mich?
- Wie begründe ich mein Handeln?

Hier eröffnet sich ein Spannungsfeld zwischen persönlichen und professionellen Werten: Pflegerische Konzepte, Themen oder Phänomene berühren durch ihre Bezogenheit auf menschliche Grundbedürfnisse immer auch die pflegende Person. Die Auseinandersetzung mit Leiden, Schmerzen oder anderen existenziellen menschlichen Versehrbarkeiten (Remmers 2010) können Betroffenheit auslösen. Pflegende sind dabei selbst angesprochen mit Emotionen wie beispielsweise Mitgefühl. Irritationen im alltäglichen pflegerischen Handeln sind daher unbedingt als wertvoll zu betrachten, sie sind Anlass zur Weiterentwicklung. Mit jeder Reflexion kann es gelingen, sich von einer persönlichen hin zu einer professionellen Werteorientierung zu entwickeln. Der Abschnitt II dieses Buches greift demgemäß exemplarisch solche Phänomene und Konzepte auf. Herausforderndes Verhalten wird beispielsweise erst durch persönliche Beteiligung als solches empfunden (Höwler 2008, S. 26). Ebenso wirft die Auseinandersetzung mit dem

Leiden eines Gegenübers die Frage nach dem eigenen (Mit-)Leiden auf (Bozzaro 2015, S. 14). Die Einschätzung von Lebensqualität ist stets abzugrenzen von der persönlichen Betrachtung der Lebensqualität des anderen (Kaelin 2016, S. 264). Mit Blick auf diese im Abschnitt II aus ethischer Perspektive zu betrachtenden Phänomene und Konzepte wird die Bedeutung der professionellen Werteorientierung evident. In einem anspruchsvollen, die berufliche Tätigkeit überdauernden Entwicklungsprozess gilt es, eigene Wertungen zu erkennen und durch eine stellvertretende Perspektivübernahme – orientiert an professionellen Werten – sukzessive eine pflegeprofessionelle ethische Grundhaltung zu entwickeln und zu vertreten.

Die nachfolgenden Ausführungen in **Abschnitt II** können auf diesem Weg für professionell Pflegende einen ethischen Reflexionsrahmen eröffnen und zu einer Perspektivenerweiterung in Bezug auf die pflegeberuflichen Werteorientierungen beitragen.

Literatur

American Nurses Association (ANA) (2015) Code of Ethics for Nursing. With interpretive Statements: Silver Spring

Birnbacher D (2012) Vulnerabilität und Patientenautonomie – Anmerkungen aus medizinethischer Sicht. MedR 30(9):560–565. https://doi.org/10.1007/s00350-012-3223-1

Bohrer A, Walter A (2015) Entwicklung beruflicher Identität - empirische Erkenntnisse zum Lernen in der Berufspraxis. Pädagogik der Gesundheitsberufe 3:23–31

Bozzaro C (2015) Schmerz und Leiden als anthropologische Grundkonstanten und als normative Konzepte in der Medizin. In: Maio G, Bozzaro C, Eichinger T (Hrsg) Leid und Schmerz. Konzeptionelle Annäherungen und medizinethische Implikationen, 1. Aufl. Karl Alber, Freiburg, S 13–36

Brinker-Meyendriesch E, Arens F (Hrsg) (2016) Diskurs Berufspädagogik Pflege und Gesundheit. Wissen und Wirklichkeiten zu Handlungsfeldern und Themenbereichen. Wissenschaftlicher Verlag Berlin, Berlin

Dallmann H-U, Schiff A (2016) Ethische Orientierung in der Pflege. Mabuse, Frankfurt

Dallmann H-U, Schiff A (2017) Ich kenn'mich nicht mehr aus. Ethische Orientierung und berufliche Identität. Padua 12(1):7–12

Deutscher Ethikrat (Hrsg) (2016) Patientenwohl als ethischer Maßstab für das Krankenhaus. Stellungnahme. http://www.ethikrat.org/dateien/pdf/stellungnahme-patientenwohl-als-ethischer-massstab-fuer-das-krankenhaus.pdf. Zugegriffen: 07.04.2017

Dörries A (2010) Ethik im Krankenhaus. In: Dörries A, Neitzke G, Alfred Simon A, Vollmann J (Hrsg) Klinische Ethikberatung. Ein Praxisbuch für Krankenhäuser und Einrichtungen der Altenpflege, 2. Aufl. Kohlhammer, Stuttgart, S 11–22

Dörries A, Neitzke G, Alfred Simon A, Vollmann J (Hrsg) (2010) Klinische Ethikberatung. Ein Praxisbuch für Krankenhäuser und Einrichtungen der Altenpflege, 2. Aufl. Kohlhammer, Stuttgart

Friesacher H (2014) Basiswissen Ethik. JuKiP 03(05):234–235. https://doi.org/10.1055/s-0034-1393871

Garz D, Raven U (2015a) Professionalisierung. In: Garz D, Raven U (Hrsg) Theorie der Lebenspraxis. Einführung in das Werk Ulrich Oevermanns. Springer VS, Wiesbaden, S 107–135

Garz D, Raven U (Hrsg) (2015b) Theorie der Lebenspraxis. Einführung in das Werk Ulrich Oevermanns. Springer VS, Wiesbaden

Giese C (2013) Wissen-Können-Sollen: Ethik in der Pflegebildung als Ethik eines Careberufes. Vorüberlegungen zur Förderung (pflege)ethischer Kompetenz. In: Linseisen E, Uzarewicz C, Boßle M (Hrsg) Aktuelle Pflegethemen lehren. Wissenschaftliche Praxis in der Pflegeausbildung (Dimensionen sozialer Arbeit und der Pflege, Bd 14). Lucius & Lucius, Stuttgart, S 59–79

Haas M (2014) Pflegende in Entscheidungsprozessen zur PEG-Sonde bei Demenz. Eine Analyse von Settings und Rollen. Zugl.: Vallendar, Philos.-Theol. Hochsch., Diss., 2013 u.d.T.: Haas M, Die Rollen der Pflegenden in verschiedenen Settings bei Entscheidungen über eine PEG-Ernährung von Menschen mit fortgeschrittener Demenz. Mabuse, Frankfurt

Heil J, Zimmermann B (2016) Medizinethik als Ethik der Pflege. Auf dem Weg zu einem klinischen Pragmatismus. De Gruyter, Berlin

Heinemann W (2010) Vom Ethik-Projekt zur ethischen Organisation. Erfahrungen aus zehn Jahren ethischer Organisationsentwicklung in der Malteser-Trägerschaft. In: Heinemann W, Maio G (Hrsg) Ethik in Strukturen bringen. Denkanstöße zur Ethikberatung im Gesundheitswesen. Herder, Freiburg, S 230–247

Heinemann W, Maio G (Hrsg) (2010) Ethik in Strukturen bringen. Denkanstöße zur Ethikberatung im Gesundheitswesen. Herder, Freiburg

Hiemetzberger M (2016) Ethik in der Pflege, 2. Aufl. Facultas, Wien

Höwler E (2008) Herausforderndes Verhalten bei Menschen mit Demenz. Erleben und Strategien Pflegender, 1. Aufl. Kohlhammer, Stuttgart

International Council of Nursing (ICN) (2014) ICN-Ethikkodes für Pflegende i.d.F. der deutschen Übersetzung, Berlin. http://www.deutscher-pflegerat.de/Downloads/DPR%20Dokumente/ICN-Ethik-E04kl-web.pdf

Jacob M, Dick M (2017) Ethisches Handeln in der Berufspraxis. Das Triadengespräch als Methode des Lernens aus Misserfolgen. Ethik Med 29(1):53–69. https://doi.org/10.1007/s00481-016-0430-8

Kaelin L (2016) Lebensqualität bewerten und Krankheit erfahren. Zur Problematik der prospektiven Einschätzung von Lebensqualität. In: Kovács L, Kipke R, Lutz R (Hrsg) Lebensqualität in der Medizin, 1. Aufl. Springer VS, Wiesbaden, S 261–273

Kersting K (2016) Wie Lehrende die normativ inakzeptable Pflegepraxis unmerklich stabilisieren und was zu tun ist – Ein Beitrag aus den Coolout-Studien. In: Brinker-Meyendriesch E, Arens F (Hrsg) Diskurs Berufspädagogik Pflege und Gesundheit. Wissen und Wirklichkeiten zu Handlungsfeldern und Themenbereichen (Berufsbildungsforschung Pflege und Gesundheit, Bd 2). Wissenschaftlicher Verlag Berlin, Berlin, S 585–605

Kleinknecht D-M, Haubner S, Wild V, Spring R (2015) Wie erleben Pflegefachpersonen moralischen Stress in einem Schweizer Universitätsspital? Pflege und Gesellschaft 20(2):115–133

Kovács L, Kipke R, Lutz R (Hrsg) (2016) Lebensqualität in der Medizin, 1. Aufl. Springer VS, Wiesbaden

Linseisen E, Uzarewicz C, Boßle M (Hrsg) (2013) Aktuelle Pflegethemen lehren. Wissenschaftliche Praxis in der Pflegeausbildung (Dimensionen sozialer Arbeit und der Pflege, Bd 14). Lucius & Lucius, Stuttgart

Maio G (2012) Mittelpunkt Mensch. Ethik in der Medizin; ein Lehrbuch; mit 39 kommentierten Patientengeschichten, 1. Aufl. Schattauer, Stuttgart. http://www.gbv.de/dms/faz-rez/FD1201208073541884.pdf

Maio G, Bozzaro C, Eichinger T (Hrsg) (2015) Leid und Schmerz. Konzeptionelle Annäherungen und medizinethische Implikationen, 1. Aufl. Karl Alber, Freiburg

May AT (2013) Strukturinstrumente zur Klinischen Ethikberatung- Entwicklung und Perspektiven. In: Steger F (Hrsg) Klinische Ethikberatung. Grundlagen, Herausforderungen und Erfahrungen. mentis (EUP), Münster, S 17–45

Monteverde S (2011a) Das Umfeld pflegeethischer Reflexion. Ethisch Denken und Handeln in den Praxisfeldern der Pflege. In: Monteverde S (Hrsg) Handbuch Pflegeethik. Kohlhammer, Stuttgart, S 19–41

Monteverde S (Hrsg) (2011b) Handbuch Pflegeethik. Kohlhammer, Stuttgart

Rabe M (2009) Ethik in der Pflegeausbildung. Beiträge zur Theorie und Didaktik. Zugl.: Osnabrück, Univ., Diss., 1. Aufl. Hans Huber, Bern. http://haw-hamburg.ciando.com/shop/book/index.cfm/fuseaction/show_book/bok_id/25453

Remmers H (2010) Moral als Mantel menschlicher Versehrbarkeiten. Bausteine einer Ethik helfender Berufe. In: Remmers H, Kohlen H (Hrsg) Bioethics, care and gender. Herausforderungen für Medizin, Pflege und Politik (Pflegewissenschaft und Pflegebildung, Bd 4). V & R Unipress, Göttingen, S 43–65

Remmers H, Kohlen H (Hrsg) (2010) Bioethics, care and gender. Herausforderungen für Medizin, Pflege und Politik. V & R Unipress, Göttingen

Reiter-Theil, S (2010): Die Bedeutung der Ethik für ärztliche Entscheidungen und medizinische Behandlungsprozesse. Studienergebnisse und Hilfestellungen der Klinischen Ethik. In: Heinemann W, Maio G (Hrsg) Ethik in Strukturen bringen. Denkanstöße zur Ethikberatung im Gesundheitswesen. Herder, Freiburg, S 202–230

Riedel A (2013) Ethische Reflexion und Entscheidungsfindung im professionellen Pflegehandeln realisieren. Ethik Med 25(1):1–4. https://doi.org/10.1007/s00481-012-0236-2

Riedel A (2014) Ethik-Policy Palliative Sedierung. Theoretische Grundlegungen für ethische Abwägungen in der Praxis. Jacobs Verlag, Lage

Riedel A, Lehmeyer S (2016a) Eckpunkte und Gegenstände: Pflegeethische Reflexion im professionellen Pflegehandeln. In: Riedel A, Lehmeyer S (Hrsg) Einführung von ethischen Fallbesprechungen: ein Konzept für die Pflegepraxis. Ethisch begründetes Handeln praktizieren, stärken und absichern, 4. Aufl. Jacobs Verlag, Lage, S 37–52

Riedel A, Lehmeyer S (Hrsg) (2016b) Einführung von ethischen Fallbesprechungen: ein Konzept für die Pflegepraxis. Ethisch begründetes Handeln praktizieren, stärken und absichern, 4. Aufl. Jacobs Verlag, Lage

Riedel A, Kimmerle B, Lehmeyer S (2014) Ethik in der Kinderkrankenpflege. JuKiP 03(05):222–229. https://doi.org/10.1055/s-0034-1393869

Riedel A, Behrens J, Giese C, Geiselhart M, Fuchs G, Kohlen H et al. (2016) Zentrale Aspekte der Ethikkompetenz in der Pflege. Ethik Med 15:117. https://doi.org/10.1007/s00481-016-0415-7

Rufer L, Baumann-Hölzle R (2015) Mantelbüchlein Medizin & Ethik III. Ethische Entscheidungsfindung und Therapieplanung im Dialog; Strategien und Hilfsmittel für Moderierende nach dem „7 Schritte Dialog. Schulthess, Zürich

Salloch S, Ritter P, Wäscher S, Vollmann J, Schildmann J (2016) Was ist ein ethisches Problem und wie finde ich es? Theoretische, methodologische und forschungspraktische Fragen der Identifikation ethischer Probleme am Beispiel einer empirisch-ethischen Interventionsstudie. Ethik Med 28 (4):267–281. https://doi.org/10.1007/s00481-016-0384-xSarvimaki

A, Stenbock-Hult B (2016) The meaning of vulnerability to older persons. Nursing Ethics 23(4):372–383. https://doi.org/10.1177/0969733014564908

Schwerdt R (2007) Ethisch-moralische Kompetenzentwicklung als Indikator für Professionalisierung (das Modellprojekt „Implementierung ethischen Denkens in den beruflichen Alltag Pflegender"; Leben, Sorge, Würde, Verantwortung, Autonomie). Katholischer Berufsverband für Pflegeberufe, Regensburg

Steger F (Hrsg) (2013) Klinische Ethikberatung. Grundlagen, Herausforderungen und Erfahrungen. Mentis (EUP), Münster

Steinkamp N, Gordijn B (2010) Ethik in Klinik und Pflegeeinrichtung. Ein Arbeitsbuch. Luchterhand, Kölnvan der Meide H, Olthuis G, Leget C (2014) Why frailty needs vulnerability. Nursing Ethics 22(8):860–869. https://doi.org/10.1177/0969733014557138

Phänomene und Konzepte als Ausgangspunkte ethischer Reflexion

Lebensqualität

Anne-Christin Linde

© Springer-Verlag GmbH Deutschland 2018
A. Riedel, A.-C. Linde (Hrsg.), *Ethische Reflexion in der Pflege*,
https://doi.org/10.1007/978-3-662-55403-6_8

8.1   Lebensqualität als Zieldimension im Gesundheitssystem

In vorliegendem Beitrag soll Lebensqualität als pflegerischer Bezugspunkt ethischer Entscheidungen für das Setting stationäre Altenhilfe bei älteren Bewohnern exemplarisch konkretisiert werden. Für das fokussierte Setting ist eine Ausrichtung an der Lebensqualität obligat, da stationäre Altenhilfeeinrichtungen auf eine Langzeitversorgung ausgerichtet sind und nicht ausschließlich die gesundheitliche Versorgung in den Blick nehmen. Zudem ist die Zielgruppe der Bewohner in Bezug auf die Gestaltungsmöglichkeiten ihrer Lebensqualität stark auf die Institution und die Pflegenden angewiesen (Steiner u. Hahn 2016, S. 24). Lebensqualität ist damit zum einen eine bedeutsame Zieldimension und gleichzeitig ein fragiler Wert in der stationären Altenhilfe. Pflegende sind somit aufgefordert, dies gemäß ihres stellvertretenden Auftrags gezielt in den Blick zu nehmen.

Lebensqualität ist ein umfassendes und zugleich komplexes Konzept, denn es betrifft die weitläufige Frage nach dem guten Leben. So ist Lebensqualität zunächst nicht spezifisch für den Bereich der Pflege und Medizin, sondern wird auch in anderen Disziplinen diskutiert. Erfordernisse an die gesundheitliche Versorgung haben jedoch längst dazu geführt, dass Lebensqualität hier als „Schlüsselkonzept" verstanden wird (Oppikofer u. Myorova 2016, S. 101). Die Fokussierung auf Lebensqualität im Gesundheitswesen bringt einen Perspektivwechsel im Sinne einer verstärkten Ausrichtung an der Betroffenenperspektive mit sich. Entwicklungen wie steigende Lebenserwartung und die Zunahme von Multimorbidität im Alter machen diese neue Orientierung bedeutsam (Bölter et al. 2016, S. 319; Friedrich 2016, S. 122–123), denn chronische Erkrankungen bringen, insbesondere im Alter, langfristige und komplexe Auswirkungen auf das Leben der Betroffenen mit sich und machen damit eine möglichst ganzheitliche und auch individuelle Abwägung von Maßnahmen im Gesundheitssystem aus einer jeweils individuellen Perspektive erforderlich (Kipke 2016, S. 64–65). So bildet die Orientierung an der Lebensqualität ein Gegengewicht zu naturwissenschaftlichen, rein quantitativen Entscheidungskriterien

(Kovács 2016, S. 23). Dadurch soll beispielsweise ein besseres Verständnis krankheitsbedingter Lebensveränderungen und eine individuellere Bewertung therapeutischer Maßnahmen gelingen (Reichhardt 2016, S. 106). Diese Auseinandersetzung gewinnt ebenfalls an Bedeutung, da die Selbstbestimmung der Leistungsempfänger bei der Auswahl der entsprechenden Maßnahmen aus einem gesellschaftlichen Verständnis heraus zentral ist und gefordert wird (Kipke 2016, S. 64–65; Holzhausen et al. 2009, S. 355). Lebensqualität findet so, als umfassendes Konzept und anerkanntes Kriterium zur empirischen Überprüfung von Leistungen im Gesundheitswesen, vielfache Anwendung in Pflegewissenschaft und Medizin (Bullinger 2014, 2016; Fischer et al. 2016; Kohlmann 2014, 2016; Brandenburg et al. 2014).

Die Orientierung an Lebensqualität vereinfacht dabei jedoch keineswegs die situative Komplexität von Entscheidungen, sondern erfordert vielmehr ein Abwägen verschiedener Handlungsoptionen bezogen auf unterschiedliche Dimensionen von Lebensqualität. Beispielsweise bei der Einschätzung von Behandlungsauswirkungen zwischen „Behandlungsgewinn und Behandlungslast" (Aulbert 2012, S. 15). Die Einschätzung von Lebensqualität beinhaltet hier stets auch eine normative Dimension und birgt die Gefahr, in eine Bewertung des Lebens überzugehen. Dies berührt eine im Kern ethische Frage: Was ist gutes Leben? (Kovács 2016, S. 24; Rüther 2016, S. 28; Nordenfelt 2016, S. 48-49) Die Perspektive der Betroffenen ist schon aus diesem Grund als zentral anzusehen, sollen Urteile über den Wert des Lebens eines anderen vor allem aus ethischer Perspektive vermieden werden (Blome 2016, S. 223; Kovács 2016, S. 24; Riedel 2015, S. 57; Kaelin 2016, S. 264).

8.2   Lebensqualität im Alter – grundlegendes Verständnis

8.2.1   Abgrenzungen und Verbindungen – Lebensqualität und Gesundheit

Trotz hoher Rezeption bleibt das Konzept der Lebensqualität begrifflich schwer zu fassen (Cankovic et al. 2016, S. 43; Boggatz 2015, S. 55). Die

Begriffsbestimmung von Lebensqualität erfordert, vor allem im pflegerischen Kontext, eine Klärung von Abgrenzungen und Verbindungen zum Begriff der Gesundheit (Woopen 2014, S. 143; Nordenfelt 2016, S. 54), denn Gesundheit und Lebensqualität sind voneinander abhängig und bedingen sich gegenseitig (Kipke 2016, S. 68). Dies kann am Begriff der gesundheitsbezogenen Lebensqualität veranschaulicht werden (Kipke 2016; Nordenfelt 2016). Eine anerkannte Grundlage bietet die Definition der Weltgesundheitsorganisation (WHO), diese versteht Lebensqualität als

» „die Wahrnehmung von Individuen bezüglich ihrer Position im Leben im Kontext der Kultur und Wertesysteme, in denen sie leben, und in Bezug auf ihre Ziele, Erwartungen, Standards und Interessen." (WHO 1995 in Bullinger 2014, S. 98)

Anknüpfend daran ist

» „gesundheitsbezogene Lebensqualität […] als ein multidimensionales Konstrukt zu verstehen, das körperliche, emotionale, mentale, soziale und verhaltensbezogene Komponenten des Wohlbefindens und der Funktionsfähigkeit aus Sicht der Patienten (und/oder von Beobachtern) beinhaltet." (Bullinger 2016, S. 176; Bullinger 2014, S. 99).

Weiterführend wird gesundheitsbezogene Lebensqualität verstanden als „konzeptionelle Mischung aus Erlebensqualität mit physischem Aktionspotential" (Reichhardt 2016, S.108). Gesundheitsbezogene Lebensqualität soll vorrangig dazu dienen, die Auswirkungen medizinischer Maßnahmen einzuschätzen (Reichhardt 2016, S. 108). Die inhaltliche Bestimmung bleibt weiterhin vage, sie unterscheidet sich je nach eingenommener Perspektive sowie nach situativer oder langfristiger Betrachtung, ob sie beschreibend oder mit bewertenden Elementen, stufenweise oder absolut definiert wird (Nossek 2016, S. 141). In der Definition der WHO bleibt folglich die Frage nach der Einschätzung von Lebensqualität noch offen (Kipke 2016, S. 63–64).

8.2.2 Perspektiven auf Lebensqualität

Ein ausschließlicher Bezug auf gesundheitsbezogene Lebensqualität engt zudem die Perspektive bei vielen Zielgruppen der Pflege, beispielsweise kognitiv eingeschränkten Menschen, zu stark ein (Riedel 2015, S. 57). Als Grundlage für eine ethische Reflexion, vor allem aus pflegerischer Perspektive, lohnt eine Betrachtung im weiteren Sinne (Nordenfelt 2016, S. 60). Auch eine Beurteilung von Lebensqualität durch die Betrachtung der Lebensumstände greift zu kurz, denn Menschen können bei von außen betrachtet belastenden Lebensumständen subjektiv zufriedenstellende Lebensqualität empfinden. Bezeichnet wird dies als Zufriedenheitsparadox, also einer gleichbleibenden Zufriedenheit trotz sich verschlechternder Lebensbedingungen (Boggatz 2015, S. 60). Des Weiteren zeigen sich im Vergleich zwischen Fremd- und Eigenperspektive deutliche Abweichungen in der Einschätzung (Bloome 2016, S. 226; Boggatz 2015, S. 60). Menschen können trotz von außen sichtbar belastenden Lebensbedingungen diese subjektiv nicht als belastend empfinden. Aber umgekehrt auch ihre Belastung als sehr schwerwiegend einschätzen, während dies von außen betrachtet nicht als solches wahrgenommen wird. Zu beachten ist dabei: „Lebensqualitätsurteile sind stets auch (Wert-)Urteile – bis hin zu ‚Lebenswerturteil(en)'" (Riedel 2015, S. 58; Lübbe 2010; Bobbert 2002, S. 137–138). Soll die Beurteilung von Leben ausgeschlossen werden, muss zentral die Eigenperspektive leitend sein (Aulbert 2012, S. 15).

Im Folgenden wird somit ein Verständnis von Lebensqualität zugrunde gelegt, das die Eigenperspektive fokussiert. Lebensqualität wird hier in unterschiedliche Dimensionen eingeteilt. Jede dieser Dimensionen kann dabei Lebensqualität unterschiedlich stark beeinflussen oder ausmachen (Boggatz 2015, S. 63):

- Selbstwert (*self-acceptance*),
- Zielerreichung (*resolution*),
- Lebensfreude (*zest*),
- Selbstständigkeit (*independence*),
- Autonomie (*autonomy*),
- Sinn (*meaning in life*),
- soziale Beziehungen (*social relations*) und
- persönliches Wachstum (*personal growth*).

In Bezug auf ihre Lebensqualität vergleichen Menschen dabei innerhalb der Dimensionen ihre wahrgenommene Situation mit ihren jeweils individuellen Erwartungen daran. Eine möglichst geringe Differenz zwischen den eigenen Erwartungen und der Wahrnehmung der jeweiligen Dimension spricht für eine höhere Lebensqualität. Ältere Menschen erleben nach diesem Verständnis für sich eine hohe Lebensqualität, wenn sie beispielsweise ihren selbst gesetzten Zielen in der aktuellen Situation möglichst nahegekommen sind. Die unterschiedlichen Dimensionen werden dabei individuell unterschiedlich bewertet und gewichtet. Übertragen auf das Setting stationäre Altenhilfe lässt sich dies wie folgt veranschaulichen: Die Gestaltung eines autonomen Lebens kann, beispielsweise bei drohender Pflegebedürftigkeit, immer weniger möglich sein. Bewältigung im Sinne einer **Neubewertung** könnte nun bedeuten, einer anderen Dimension, wie dem Pflegen von „sozialen Kontakten", mehr Bedeutung zuzuschreiben. Verändert sich beispielsweise die Anzahl an „sozialen Kontakten" im Alter, stimmen eventuell Erwartungen an die eigene Lebensgestaltung nicht mehr mit den aktuellen Gegebenheiten überein. Mittels **ausgleichender Bewältigung** könnten vorhandene soziale Beziehungen innerhalb der Familie intensiviert werden (Boggatz 2015, S. 62–63). Diese Konkretion von Lebensqualität bietet eine gute Grundlage für eine ethische Reflexion über Lebensqualität im Alter, sie betont stark die individuelle und subjektive Perspektive. Es existieren zahlreiche weitere Bestimmungsmöglichkeiten für Lebensqualität im Alter und im spezifischen Setting stationäre Altenhilfe (vgl. hierzu Oswald et al. 2014; Schenk et al. 2013; Estermann u. Kneubühler 2008; Hasseler et al. 2016).

8.3   Gestaltung und Ermöglichung von Lebensqualität – pflegerische Relevanz

Bei der exemplarischen Zielgruppe ältere Menschen im Setting stationäre Altenhilfe wird die Orientierung an Lebensqualität besonders bedeutsam. Aus der Perspektive von Bewohnern und ihren Angehörigen ist es nicht selbstverständlich, Wohlbefinden, Teilhabe und Autonomie bzw. Selbstbestimmung

in einer stationären Pflegeeinrichtung zu erreichen (Bollig et al. 2016, S. 147–148). Die Rahmenbedingungen der Einrichtung und in besonderem Maße die Pflegenden nehmen Einfluss auf Dimensionen von Lebensqualität (Steiner u. Hahn 2016, S. 25; Behr et al. 2014, S. 369). Entsprechend des umfassenden Konzepts sind hier beispielsweise auch räumliche Bedingungen, die Versorgung mit Speisen und die Verfügbarkeit von ehrenamtlicher Unterstützung angesprochen. Individuelle Essgewohnheiten, Tagesabläufe, Gewohnheiten und Rituale sind mit dem Einzug in eine stationäre Altenhilfeeinrichtung auf institutionelle Abläufe abzustimmen (Oswald et al. 2014, S. 65). Die Bewohner sind nun auf eine ermöglichende Umgebung angewiesen. Die Realisierung von Autonomie als zentrale Dimension von Lebensqualität (Boggatz 2015, S. 63) wird damit besonders schützenswert: Ein mehr an Sicherheit durch verstärkte Betreuung geht zu Lasten einer selbstbestimmten Alltagsgestaltung (Bollig et al. 2016, S. 147–148). Dies ist als Forderung auch in der Charta für Hilfe- und pflegebedürftige Menschen in Artikel 1 festgehalten:

> » „Selbstbestimmung und Hilfe zur Selbsthilfe: Jeder hilfe- und pflegebedürftige Mensch hat das Recht auf Hilfe zur Selbsthilfe und auf Unterstützung, um ein möglichst selbstbestimmtes und selbstständiges Leben führen zu können." (Bundesministerium für Familie, Senioren, Frauen und Jugend 2014)

Pflegende erkennen dies als eine zentrale Verantwortung für sich an (Steiner u. Hahn 2016, S. 27–29).

Sowohl Pflegende als auch Bewohner sehen es als Teil der Umsetzung einer an Lebensqualität orientierten Pflege an, Selbstbestimmung zu fördern, das Pflegen von sozialen Kontakten zu ermöglichen, sinnvolle und abwechslungsreiche Aktivitäten anzubieten, Privatheit zu schaffen, Sicherheit und Geborgenheit zu realisieren sowie Gesundheit zu erhalten. Bewohner legen darüber hinaus darauf Wert, informiert zu sein und sich zu Hause zu fühlen. Während es Pflegenden ergänzend wichtig ist, die Individualität und Würde der Bewohner zu wahren (Steiner u. Hahn 2016, S. 27–29; Schenk et al. 2013, S. 2932). Hier zeigen sich trotz eines gemeinsamen Ziels unterschiedliche Handlungsoptionen und

Prioritäten. In der Entscheidung für eine pflegerische oder auch therapeutische Maßnahme kann dies zu Unsicherheiten oder Uneinigkeiten führen – ein Merkmal für das Vorliegen einer ethisch reflexionswürdigen Situation (Salloch et al. 2016; Reiter-Theil 2010). Auch zeigen sich durch die Bezugnahmen auf Selbstbestimmung und Teilhabe Wertorientierungen bei der Ausrichtung an Lebensqualität: „Wenn wir von einem ethischen Wert sprechen, so meinen wir, dass dem Wertinhalt eine normative Bedeutung zukommt und dass er verwirklicht werden sollte. Ein ethischer Wert ist also eine Art Aufruf, die Aufforderung, etwas Bestimmtes zu tun oder eine ganz bestimmte Haltung einzunehmen" (Maio 2012, S. 18). Die Auseinandersetzung mit Lebensqualität fordert von Pflegenden somit eine professionelle Haltung und nimmt Bezug auf professionelle Werte. Diese ethische Dimension in der Ausrichtung von Pflege an Lebensqualität soll im Folgenden anhand eines Fallbeispiels mit einer anschließenden ethischen Fallbesprechung aufgezeigt werden.

8.4 Fallvorstellung – „Andere Dinge werden wichtiger"

Frau Anna-Maria Künzle ist es wichtig, ihrer Familie nicht zur Last zu fallen. Die multiple Sklerose, die Arthrose und die Herzinsuffizienz bringen für sie jedoch viele Einschränkungen in der Beweglichkeit und Ausdauer mit sich. Bis zu ihrem Sturz ist sie mit Hilfe des Pflegedienstes noch gut zuhause zurechtgekommen. Nach dem Krankenhausaufenthalt, der Hüftoperation und dem Aufenthalt in einer Reha-Klinik war ihr jedoch klar, dass sie nicht mehr in ihre Wohnung zurückkehren wird. Vor allem nachts konnte sie nicht mehr alleine aufstehen, sie wünschte sich mehr Sicherheit. Noch gemeinsam mit ihrem mittlerweile verstorbenen Ehemann hatte Frau Künlze über einen Einzug in das Pflegeheim im Ort nachgedacht und dieses auch besichtigt, seit einem Jahr lebt sie nun dort in einem Einzelzimmer. Die Pflegenden helfen ihr bei der Körperpflege und bei der Mobilisation mit dem Rollator. Immer seltener traut es sich Frau Künzle noch zu, mit dem Rollator zu laufen und möchte zunehmend mit einem Rollstuhl mobilisiert werden. Sie hat Angst, erneut zu stürzen und weitere Fähigkeiten zu verlieren. Die Sicherheit des Rollstuhls ist ihr viel wert, auch wenn sie sich im Rollstuhl nicht mehr selbstständig innerhalb des Heims bewegen kann. Am wichtigsten ist ihr mittlerweile die Teilnahme am Singkreis, die Lieder aus ihrer Kindheit erinnern sie an schöne Zeiten. Manchmal hat sogar eine Betreuungsassistentin Zeit, mit ihr gemeinsam Musik zu machen, das genießt Frau Künzle sehr. Das Pflegeheim ist in der Nähe der Wohnung ihrer Kinder und Enkelkinder, deren Besuche sind für sie sehr bedeutsam. Die gemeinsamen Spaziergänge sind zudem nur mit dem Rollstuhl möglich. Immer häufiger lehnt Frau Künzle daher ihre Termine mit der Physiotherapie ab: Es strenge sie zu sehr an, danach habe sie keine Energie mehr für andere Dinge, die ihr wichtig sind. Nach kurzen Strecken mit dem Rollator ist sie so erschöpft, dass sie sich ausruhen muss.

Die Pflegenden sind sich uneinig, wie sehr sie auf die Mobilisation mit dem Rollator und die Termine mit der Physiotherapeutin bestehen sollen. Die Pflegende Martha Kaufmann besteht immer auf die Benutzung des Rollators, auch wenn es nur für eine kleine Strecke ist: „Ein angepasstes Mobilisieren mit dem Rollator und Durchführung der Krankengymnastik fördert die Beweglichkeit und Belastungsfähigkeit von Frau Künzle und somit die Gesundheit und Selbstständigkeit." Ihre Kollegin Anja Müller hingegen meint: „Wenn Frau Künzle so Angst hat, müssen wir das auch respektieren, nur sie kann entscheiden, was ihr am wichtigsten ist."

8.5 Ethische Dimension der Fallsituation und exemplarische Falldiskussion

Was macht nun die Lebensqualität von Frau Künzle aus? Die Uneinigkeit in dieser Situation entsteht durch eine unterschiedliche Betrachtung ihrer Lebensqualität. Zudem lässt sich auch die zeitliche Perspektive unterscheiden: Eine Pflegende hat eher die situative Lebensqualität im Blick, die andere eher eine perspektivische Lebensqualität. Mithilfe einer ethischen Fallbesprechung kann hier eine strukturierte und ethisch begründete Entscheidung getroffen werden (Ramsauer u. Frewer 2013, S. 138; Bannert 2012, S. 51–52; Vorstand der Akademie für Ethik in der Medizin e.V. 2010, S. 150), um

■ **Abb. 8.1**   Ethisches Dilemma

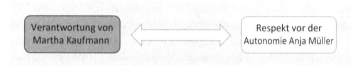

moralische Belastungen für die Beteiligten zu verringern (Reiter-Theil 2010; Dörries 2010) und diese ethisch zu sensibilisieren (Steger 2013; Dinges 2010; Vorstand der Akademie für Ethik in der Medizin e.V. 2010; Ramsauer u. Frewer 2013). Folgende exemplarische ethische Analyse des Falls erfolgt in Orientierung an dem 7-Schritte-Dialog nach Ruth Baumann-Hölzle. Häufig sind in den komplexen praktischen Situationen mehrere ethisch reflexionswürdige Aspekte enthalten. Als Grundlage für eine gemeinsame Entscheidung ist die Fokussierung auf den für die Beteiligten zentralen Konflikt bedeutsam (Baumann-Hölzle 2015; Baumann-Hölzle 2009, S. 222). Die Uneinigkeit in vorliegender Situation bezieht sich auf die Form der Mobilisation und die daran geknüpften unterschiedlichen Folgen für die Lebensqualität. Die Teilnehmenden an einer ethischen Fallbesprechung könnten sich einigen auf die Frage: Welche Form der Mobilisation hat die Lebensqualität von Frau Künzle am deutlichsten im Blick? In einem weiteren Schritt werden alle relevanten Informationen für die Situation zusammengetragen. Geleitet beispielsweise von den Fragen: „Wer ist am Problem beteiligt?" oder „Gibt die Lebensgeschichte des Patienten oder der Patientin wichtige Hinweise in Bezug auf das Problem?" (Baumann-Hölzle 2015, 2009, S. 222). Am Ende der **Kontextanalyse** wird überprüft, ob sich durch die Auseinandersetzung mit den Informationen das eingangs formulierte ethische Problem verändert hat (Baumann-Hölzle 2015; Baumann-Hölzle 2009, S. 224).

Aktiv beteiligt sind in der Situation: Frau Künzle und die beiden Pflegenden, die Perspektiven der drei Akteure werden daher weiterführend vertiefter betrachtet. Die handlungsleitenden Werte der Handelnden in der Situation werden in einer Werteanalyse moderiert offengelegt und auf konkurrierende Handlungsoptionen geprüft. Ergebnis der Werteanalyse soll die Einigung auf das für die Beteiligten stärkste Dilemma sein (Baumann-Hölzle 2015; Baumann-Hölzle 2009, S. 224). In dieser Situation sind mehrere potenzielle Dilemmata vorhanden:

Ein zentrales Dilemma zeigt sich zwischen der Pflegenden Martha Kaufmann und ihrer Kollegin Anja Müller: Die Verantwortung der Pflegenden Martha Kaufmann leitet die von ihr präferierte Handlungsoption, weiterhin den Rollator zur Mobilisation zu nutzen. Die Pflegende Anja Müller macht ihren Respekt vor dem Anspruch auf Autonomie von Frau Künzle deutlich, wie in ■ Abb. 8.1 zu erkennen, stehen sich diese Ansprüche auf der Handlungsebene gegenüber.

Mit dem Respekt vor der Autonomie stärkt die Pflegende Anja Müller ein immanentes Recht von pflegebedürftigen Menschen (Bobbert 2002, S. 134), das durch asymmetrisch angelegte Beziehungskonstellation in der Pflege zur ethischen Reflexion auffordert (Remmers 2010, S. 52; Riedel u. Linde 2016, S. 6). Frau Künzle hat das „Recht auf Festlegung des Eigenwohls" (Bobbert 2002; Bockenheimer-Lucius et al. 2012, S. 261), also in dieser Situation das Recht, selbst ihre Prioritäten zu setzen und letztlich die Schwerpunkte ihrer Lebensqualität selbst bestimmen zu dürfen, besonders da Werturteile über ihre Lebensqualität vermieden werden sollen (Bobbert 2002, S. 137–138). Verantwortung in professionellen Pflegebeziehungen kann in prospektive und retrospektive Verantwortung unterteilt werden. Während eine retrospektive Betrachtung von Verantwortung häufig mit Schuldfragen einhergeht, meint prospektive Verantwortung eine langfristige Zuständigkeit im Sinne eines Anvertrautseins (Rabe 2009, S. 139). In professionellen Beziehungen ist damit die Übernahme der Verantwortung für das Gegenüber gemeint (Friesacher 2010, S. 83). Entsprechend dieses Verständnisses nimmt die Pflegende Martha Kaufmann die langfristigen Auswirkungen auf die Lebensqualität von Frau Künzle stellvertretend in den Blick. Dies steht dem Respekt vor der Autonomie, vertreten durch die Pflegende Anja Müller, entgegen.

Es ergeben sich für diese Situation mehrere Handlungsmöglichkeiten, beispielsweise:
— **Handlungsmöglichkeit 1**: Die Pflegenden mobilisieren Frau Künzle zukünftig nur noch

mit dem Rollstuhl, um ihrem Bedürfnis nach Sicherheit gerecht zu werden (Respekt vor der Autonomie).
- **Handlungsmöglichkeit 2**: Die Pflegenden bemühen sich weiter, Frau Künzle mit dem Rollator zu mobilisieren, um ihre Beweglichkeit zu erhalten (Realisierung von Verantwortung).
- **Handlungsmöglichkeit 3**: Die Pflegenden mobilisieren von Frau Künzle mit dem Rollstuhl, verfolgen aber weiterhin die Termine bei der Physiotherapie, um ihr langfristig mehr Sicherheit bei der Mobilisation zu ermöglichen (Respekt vor der Autonomie).

Baumann-Hölze empfiehlt mindestens drei Handlungsmöglichkeiten zu besprechen (siehe auch Baumann-Hölzle Abschnitt I in diesem Buch; Baumann-Hölzle 2015; Baumann-Hölzle 2009, S. 226–227).

Für den Schritt der **Analyse von Handlungsmöglichkeiten** schlägt Baumann-Hölzle rückprüfende Fragen vor, die eine vorschnelle und einseitige Betrachtungsweise verhindern sollen. Es wird geprüft ob die „Priorität: Selbstbestimmung ohne Fürsorgepflichten des Behandlungsteams" (Baumann-Hölzle 2015; Baumann-Hölzle 2009, S. 227–228) in der bisherigen Auseinandersetzung wirksam wurde. Frau Künzle kann zunächst als autonomiefähig angesehen werden: Sie ist sowohl fähig als auch befähigt, Entscheidungen in Bezug auf ihre Mobilisation zu treffen (Bobbert 2015, S. 70; Bobbert u. Werner 2014, S. 106–107). Dennoch lohnt eine vertiefende Betrachtung, das Entscheidungen im Kontext von Krankheit mit Ängsten und Unsicherheiten verbunden sein können, die die autonome Entscheidung zumindest mit beeinflussen und damit einschränken können und somit das Erfordernis der Unterstützung oder Befähigung verdeutlichen (Bobbert 2002, S. 131–133; Bobbert 2015, S. 70; Bobbert u. Werner 2014, S. 106–107). In vorliegendem Fall ist somit der Frage nachzugehen, inwieweit die Präferenz von Frau Künzle sich mit dem Rollstuhl mobilisieren zu lassen, beispielsweise von ihrer Angst vor einem Sturz mit beeinflusst ist. Anders ausgedrückt: Möglicherweise wünscht sich Frau Künzle doch die Mobilisation mit dem Rollator und ist aufgrund ihrer Angst nicht in der Lage dazu, sich dies zuzutrauen. Ein Verringern der Angst könnte für Frau Künzle neue Optionen denkbar machen und Einfluss auf ihre Präferenzen nehmen.

Zudem ist zu prüfen, ob die „Priorität: Fremdbestimmte Lebensqualitätsbeurteilung ohne vertiefte Beschäftigung mit dem Einzelfall" (Baumann-Hölzle 2015; Baumann-Hölzle 2009, S. 227–228) in der Entscheidungsfindung spürbar wird. Dies macht erneut auf die bedeutsame ethische Dimension im Umgang mit Lebensqualität aufmerksam: die Frage der Beurteilung von Lebensqualität aus Fremd- oder Eigenperspektive. Eine Fremdperspektive auf Lebensqualität bedingt einen zusätzlichen Verlust von Autonomie, die im Falle von Bewohnern krankheitsbedingt an sich schon eingeschränkt ist (Krug 2014, S. 125). Wie Frau Künzle, die vielleicht durch eine Neubewertung ihre Einschränkungen in der Mobilität für sich akzeptiert und neue Prioritäten gesetzt hat, um für sich eine zufriedenstellende Lebensqualität zu empfinden. Betrachtet man andererseits die Dimensionen des Lebens, die dem Verständnis von Lebensqualität im Alter zugrunde gelegt sind, wie Selbstwert oder persönliches Wachstum, wird ein hohes Maß an Reflexionsfähigkeit nötig, um hier selbst eine Einschätzung vorzunehmen (Bölter et al. 2016, S. 319). Selbst mit der Annahme bestmöglicher eigener Reflexionsfähigkeit stellt sich die Frage, inwieweit die Tragweite der Selbsteinschätzung und den daraus folgenden Konsequenzen wirklich abgeschätzt werden kann und ob hierfür auch gemeinsame Reflexion oder gezielte Beratung unterstützend erforderlich wird – gerade in Bezug auf komplexe gesundheitliche Situationen. Frau Künzle verändert ihre Präferenzen, außer der Mobilität werden ihr andere Dinge wichtiger. Eine vermehre Konzentration auf das Pflegen sozialer Beziehung zeigt eine Bewältigung über die Priorisierung einzelner Dimensionen von Lebensqualität. Frau Künzle scheint in diesem Fall eine aktive Bewältigung in Bezug auf ihre Lebensqualität zu vollziehen. Dennoch bleibt aus professioneller Sicht zu bedenken: Entscheiden sich die Pflegenden dafür, Frau Künzle zukünftig seltener mit dem Rollator zu mobilisieren, kann sich auf Dauer ihre Mobilität weiter verschlechtern (DNQP 2014, S. 63). Ergänzend zur zentralen Bedeutung der Eigenperspektive stellt sich somit die Frage: Wie viel Subjektivität in der Einschätzung der Lebensqualität ist möglich, ohne die objektiv realisierbaren Möglichkeiten aufzuzeigen?

(Reichhardt 2016, S. 112). Im professionellen pflegerischen Auftrag ist die Einschätzung der Situation der pflegebedürftigen Menschen enthalten. Es zeigt sich: Alltäglich anmutende Entscheidungen, wie die Frage nach einer Mobilisation mit oder ohne Rollstuhl, sind im Kontext von Lebensqualität hochkomplex und bedürfen einer systematisierten Entscheidungsfindung, in der fundiertes fachliches Wissen stets ausführlich und nicht vorschnell mit Blick auf die individuelle, stets einzigartige Situation angewendet sowie vervollständigend in Orientierung an professionellen Werten ausgerichtet werden muss.

Um einen abschließenden Konsens zu finden, werden die Handlungsoptionen in einen größeren Zusammenhang gestellt. Beispielsweise wird diskutiert, welche Einrichtungskultur mit der jeweiligen Handlungsoption verstärkt wird und welche Kultur in der Einrichtung gewünscht ist oder angestrebt wird (Baumann-Hölzle 2015; Baumann-Hölzle 2009, S. 229–223). In Bezug auf die Frage der Mobilisation von Frau Künzle kann hinterfragt werden, welche Motive der Pflegenden hinter dem Wunsch nach Mobilisation stehen. Es ist zu diskutieren, inwieweit bei der Entscheidung, nicht auf den Wunsch von Frau Künzle einzugehen, Ängste der Pflegenden eine Rolle spielen, ihr keine sachgerechte Pflege anzubieten. Nicht selten führt die Angst vor rechtlichen Konsequenzen in pflegerischen und medizinischen Entscheidungen zu fachlich und ethisch fragwürdigen

Entscheidungen – bezeichnet als sogenannte Defensivpflege (Bockenheimer-Lucius et al. 2012, S. 163). „Konkret bedeutet dies beispielsweise, dass es in Pflegeheimen die Tendenz gibt, Menschen gegen ihren Willen zu mobilisieren, da eine angemessene Mobilisation zur guten Pflege gehört und deren Unterlassung möglicherweise unangenehme Folgen für das Personal und die Einrichtung selbst nach sich ziehen könnte" (Bockenheimer-Lucius et al. 2012, S. 164). Zudem müssen für eine ethisch begründete Entscheidung die Konsequenzen der jeweiligen Handlungsoptionen dargelegt werden (◘ Tab. 8.1).

Auf der Basis der dargelegten Konsequenzen und der Diskussion der vorangegangenen Prüffragen kann nun das Team individuell die situativ ethisch am besten zu begründende Entscheidung treffen. Typisch für eine solche Situation ist es nun, dass sich nicht alle Ansprüche gleichermaßen realisieren lassen. Wichtig ist in der Praxis immer eine Konsensentscheidung: Alle Beteiligten müssen die Entscheidung mittragen können, diese erfordert eine solche systematisierte differenzierte Betrachtung aus allen Perspektiven, um in der Umsetzung die Akzeptanz aller Beteiligten sicherzustellen. Daher kann in vorliegendem Beitrag im Schwerpunkt die Anregung zur Reflexion gegeben werden, die Motive der Beteiligten müssen in einer realen Situation geprüft und diskutiert werden, um eine der aufgezeigten oder eine situativ ganz andere Handlungsoption zu wählen und ethisch zu begründen.

◘ Tab. 8.1 Handlungsoptionen in Bezug auf Lebensqualität

Handlungsoption		Mögliche Konsequenzen
1	Die Pflegenden mobilisieren Frau Künzle zukünftig nur noch mit dem Rollstuhl, um ihrem Bedürfnis nach Sicherheit gerecht zu werden.	Diese Handlungsoption bedeutet für Frau Künzle mehr Sicherheit sowie Zeit und Energie für ihre neuen Interessen und Prioritäten. Gleichzeitig zieht die fehlende Mobilisation einen langfristigen Fähigkeitsverlust, eine weitere Einschränkung ihrer Selbstständigkeit und ein steigendes Risiko für Folgeerscheinungen fehlender Mobilität nach sich.
2	Die Pflegenden bemühen sich weiter, Frau Künzle mit dem Rollator zu mobilisieren, um ihre Beweglichkeit zu erhalten.	Die Realisierung dieser Handlungsoption würde eine Einschränkung der Willensäußerung von Frau Künzle bedeuten und ihre Teilhabe an den von ihr präferierten Aktivitäten einschränken. Andererseits gehen mit dieser Handlungsoption weniger starke gesundheitliche Risiken einher, und Frau Künzle ist sich dieser Gefahr nicht ausreichend bewusst.
3	Die Pflegenden mobilisieren Frau Künzle mit dem Rollstuhl, verfolgen aber weiterhin die Termine bei der Physiotherapie, um ihr langfristig mehr Sicherheit bei der Mobilisation zu ermöglichen.	Mit der Realisierung dieser Handlungsoption wird die situativ neubewertete Lebensqualität von Frau Künzle infrage gestellt, indem ihr weiterhin die Physiotherapie angeboten wird. Andererseits wird durch diese Handlungsoption die langfristige Lebensqualität im Sinne eines Erhalts von Fähigkeiten in den Blick genommen. Dabei wird stellvertretend das von Frau Künzle geäußerte Bedürfnis nach selbstbestimmter Mobilität beachtet.

Literatur

Aulbert E (2012) Lebensqualität bei inkurablen Krankheiten. In: Aulbert E, Pichlmaier H, Albrecht H (Hrsg) Lehrbuch der Palliativmedizin, 3. Aufl. Schattauer, Stuttgart, S 13–32

Bannert R (2012) Ethische Fallbesprechung und Supervision. Vergleich Abgrenzung und Perspektiven. In: Frewer A, Bruns F, May AT (Hrsg) Ethikberatung in der Medizin. Springer, Berlin, S 45–63

Baumann-Hölzle R (2009) „7 Schritte Dialog" – Exemplarische Vertiefung der Methodik einer Fallbesprechung. In: Baumann-Hölzle R, Arn C (Hrsg) Ethiktransfer in Organisationen. Handbuch Ethik im Gesundheitswesen, Bd 3. Schwabe, Basel, S 215–241

Baumann-Hölzle R (2015) 7 Schritte Dialog. Ein Modell ethischer Entscheidungsfindung. www.dialog-ethik.ch/files/Dok_Schritte7Dialogneu.pdf. Zugegriffen: 11.09.2016

Behr A, Meyer R, Holzhausen M, Kuhlmey A, Schenk L (2014) Quality of life and health – individual perspectives of nursing home residents who were able to answer questions – a qualitative research. Pflege 27(6):369–380

Blome C (2016) Lebensqualität als radikal subjektives Wohlbefinden: methodische und praktische Implikationen. In: Kovács L, Kipke R, Lutz R (Hrsg) Lebensqualität in der Medizin, 1. Aufl. Springer VS, Wiesbaden, S 223–237

Bobbert M (2002) Patientenautonomie und Pflege. Begründung und Anwendung eines moralischen Rechts. Campus, Frankfurt

Bobbert M (2015) Keine Autonomie ohne Kompetenz und Fürsorge. In: Mathwig F, Meireis T, Porz R (Hrsg) Macht der Fürsorge? Moral und Macht im Kontext von Medizin und Pflege. TVZ Theologie Verlag, Zürich, S 69–91

Bobbert M, Werner MH (2014) Autonomie/Selbstbestimmung. In: Lenk C, Duttge G, Fangerau H (Hrsg) Handbuch Ethik und Recht der Forschung am Menschen. Springer, Berlin, S 105–114

Bockenheimer-Lucius G, Dansou R, Sauer T (2012) Ethikkomitee im Altenpflegeheim. Unter Mitarbeit von A Frewer. Campus, Frankfurt

Boggatz T (2015) Quality of life in old age – a concept analysis. International journal of older people nursing 11(1):55–69

Bollig G, Gjengedal E, Rosland JH (2016) Nothing to complain about? Residents' and relatives' views on a „good life" and ethical challenges in nursing homes. Nursing ethics 23(2):142–153

Bölter R, Miksch A, Krug K (2016) Lebensqualität als integraler Bestandteil der Therapieentscheidung. Darstellung am Beispiel älterer Patienten. In: Kovács L, Kipke R, Lutz R (Hrsg) Lebensqualität in der Medizin, 1. Aufl. Springer VS, Wiesbaden, S 319–333

Brandenburg H, Adam-Paffrath R, Guther H (2014) Lebensqualität von Bewohnerinnen einer Pflegeoase aus der Sicht von Pflegenden und Angehörigen – qualitative Befunde einer Evaluationsstudie. Pflege 27(2):69–80

Bullinger M (2014) The concept of quality of life in medicine: its history and current relevance. Zeitschrift für Evidenz, Fortbildung und Qualität im Gesundheitswesen 108(2-3):97–103

Bullinger M (2016) Zur Messbarkeit von Lebensqualität. In: Kovács L, Kipke R, Lutz R (Hrsg) Lebensqualität in der Medizin, 1. Aufl. Springer VS, Wiesbaden, S 175–189

Bundesministerium für Familie, Senioren, Frauen und Jugend (2014) Charta der Rechte hilfe- und pflegebedürftiger Menschen. https://www.pflege-charta.de/de/startseite.html. Zugegriffen am: 24.09.2016

Cankovic S, Nikolic-Ac E, Jovanovic M, Kvrgic S, Harhaji S, Radic I (2016) Quality of life of elderly people living in a retirement home. VSP 73(1):42–46

Deutsches Netzwerk für Qualitätsentwicklung in der Pflege (DNQP) (2014) Expertenstandard Erhaltung und Förderung von Mobilität in der Pflege. Hochschule Osnabrück

Dinges S (2010) Organisationsethik – Ethikberatung in der Organisation Krankenhaus. In: Dörries A, Neitzke G, Simon A, Vollmann J (Hrsg) Klinische Ethikberatung. Ein Praxisbuch für Krankenhäuser und Einrichtungen der Altenpflege, 2. Aufl. Kohlhammer, Stuttgart, S 142–162

Dörries A (2010) Ethik im Krankenhaus. In: Dörries A, Neitzke G, Simon A, Vollmann J (Hrsg) Klinische Ethikberatung. Ein Praxisbuch für Krankenhäuser und Einrichtungen der Altenpflege, 2. Aufl. Kohlhammer, Stuttgart, S 11–22

Estermann J, Kneubühler HU (2008) Warum Lebensqualität im Pflegeheim bedeutsam ist und wie sie gemessen werden kann. Swiss Journal of Sociology, 34(81),187–210

Fischer K, Liegl G, Rose M, Nolte S (2016) Moderne testtheoretische Ansätze zur Messung gesundheitsbezogener Lebensqualität. Entwicklung und Anwendung computer-adaptiver Tests. Pflege und Gesellschaft 21(2):130–144

Friedrich DR (2016) „Lebensqualität" als patientenrelevante Zielgröße- in welchem Zusammenhang steht sie (noch) mit Konzepten gelingenden Lebens. In: Kovács L, Kipke R, Lutz R (Hrsg) Lebensqualität in der Medizin, 1. Aufl. Springer VS, Wiesbaden, S 121–141

Friesacher H (2010) Solidarität und Verantwortlichkeit. Eine weitere Perspektive auf Gerechtigkeitsdiskurse. In: Remmers H, Kohlen H (Hrsg) Bioethics, care and gender. Herausforderungen für Medizin, Pflege und Politik. V & R Unipress, Göttingen (Pflegewissenschaft und Pflegebildung, 4), S 79–91

Hasseler M, Stemmer R, Macsenaere M, Arnold J, Weidekamp-Maicher M (2016) Abschlussbericht Entwicklung eines wissenschaftlich basierten Qualitätsverständnisses für die Pflege- und Lebensqualität. https://www.gkv-spitzenverband.de/media/dokumente/pflegeversicherung/qualitaet_in_der_pflege/wiss_qualitaetsverstaendnis/2016-08-25_Abschlussbericht_wiss_Qualitaetsverstaendnis.pdf. Zugegriffen: 19.06.2017

Holzhausen M, Bornschlegel U, Fischer T (2009) Die Patientenperspektive in der Erfassung von Lebensqualität im Alter: Möglichkeiten und Grenzen. Zeitschrift fur Gerontologie und Geriatrie 42(5):355–359

Kaelin L (2016) Lebensqualität bewerten und Krankheit erfahren. Zur Problematik der prospektiven Einschätzung von Lebensqualität. In: Kovács L, Kipke R, Lutz R (Hrsg) Lebensqualität in der Medizin, 1. Aufl. Springer VS, Wiesbaden, S 261–273

Kipke R (2016) Was ist Lebensqualität in der Medizin? Zur Klärung ihres Verhältnisses zu Gesundheit und gutem Leben. In: Kovács L, Kipke R, Lutz R (Hrsg) Lebensqualität in der Medizin, 1. Aufl. Springer VS, Wiesbaden, S 63–75

Kohlmann T (2014) Measuring quality of life: as simple as possible and as detailed as necessary. Zeitschrift für Evidenz, Fortbildung und Qualität im Gesundheitswesen 108(2-3):104–110

Kohlmann T (2016) Die Messung der gesundheitsbezogenen Lebensqualität als Grundlage für Entscheidungen in der Gesundheitsversorgung. In: Kovács L, Kipke R, Lutz R (Hrsg) Lebensqualität in der Medizin, 1. Aufl. Springer VS, Wiesbaden, S 189–201

Kovács L (2016) Die „Entstehung" der Lebensqualität. Zur Geschichte und Karriere eines neuen Evaluationskriteriums in der Medizin. In: Kovács L, Kipke R, Lutz R (Hrsg) Lebensqualität in der Medizin, 1. Aufl. Springer VS, Wiesbaden, S 11–27

Krug H (2014) Lebensqualität und Selbstbestimmung bei neurodegenerativen Erkrankungen. Diskussion anhand ausgewählter Krankheitsbilder. In: Coors M, Kumlehn M (Hrsg) Lebensqualität im Alter. Gerontologische und ethische Perspektiven auf Alter und Demenz. Kohlhammer, Stuttgart, S 115–127

Lübbe W (2010) QALYs, Zahlungsbereitschaft und implizite Lebenswert-Urteile. In welchen Kategorien begreifen wir das öffentliche Gesundheitswesen? Zeitschrift für Evidenz, Fortbildung und Qualität im Gesundheitswesen 104(3):202–208

Maio G (2012) Mittelpunkt Mensch. Ethik in der Medizin; ein Lehrbuch mit 39 kommentierten Patientengeschichten. Ein Lehrbuch, 1. Aufl. Schattauer, Stuttgart

Nordenfelt L (2016) Philosophische Überlegungen zur gesundheitsbezogenen Lebensqualität. In: Kovács L, Kipke R, Lutz R (Hrsg) Lebensqualität in der Medizin, 1. Aufl. Springer VS, Wiesbaden, S 47–63

Nossek A (2016) Was ist Lebensqualität eigentlich? Philosophische Überlegungen zum Begriff von allgemeiner Lebensqualität. In: Kovács L, Kipke R, Lutz R (Hrsg) Lebensqualität in der Medizin, 1. Aufl. Springer VS, Wiesbaden, S 141–157

Oppikofer S, Myorova E (2016) Lebensqualität im hohen Altertheoretische Ansätze, Messmethoden und empirische Befunde. Pflege & Gesellschaft 21(2):101–113

Oswald F, Wahl H-W, Antfang P (2014) Lebensqualität in der stationären Altenpflege mit INSEL. Konzeption, praxisnahe Erfassung, Befunde und sozialpolitische Implikationen (Alterswissenschaft, Bd 1). Lit, Berlin

Rabe M (2009) Ethik in der Pflegeausbildung. Beiträge zur Theorie und Didaktik, 1. Aufl. Huber, Bern

Ramsauer T, Frewer A (2013) Klinische Ethikberatung in der Pädiatrie. Fallanalysen aus fachärztlicher und ethischer Perspektive. In: Frewer A, Bruns F (Hrsg) Klinische Ethik. Konzepte und Fallstudien. Karl Alber, Freiburg, S 137–155

Reichhardt J-O (2016) Lebensqualität in der Medizin: Ethische Herausforderungen ihrer Bestimmung und Verwendung. In: Kovács L, Kipke R, Lutz R (Hrsg) Lebensqualität in der Medizin, 1. Aufl. Springer VS, Wiesbaden, S 107–121

Reiter-Theil S (2010) Die Bedeutung der Ethik für ärztliche Entscheidungen und medizinische Behandlungsprozesse. Studienergebnisse und Hilfestellungen der Klinischen Ethik. In: Heinemann W, Maio G (Hrsg) Ethik in Strukturen bringen. Denkanstöße zur Ethikberatung im Gesundheitswesen. Herder, Freiburg, S 202–230

Remmers H (2010) Moral als Mantel menschlicher Versehrbarkeiten. In: Remmers H, Kohlen H (Hrsg) Bioethics, care and gender. Herausforderungen für Medizin, Pflege und Politik. V & R Unipress, Göttingen, S 43–65

Remmers H, Kohlen H (Hrsg) (2010) Bioethics, care and gender. Herausforderungen für Medizin, Pflege und Politik. V & R Unipress, Göttingen

Riedel A (2015) Welche Perspektive ist maßgeblich? Ethische Reflexion im Rahmen professioneller Pflege älterer Menschen mit kognitiven Veränderungen. In: Frewer A, Bergemann L, Schmidhuber M (Hrsg) Demenz und Ethik in der Medizin. Standards zur guten klinischen Praxis. Königshausen & Neumann, Würzburg, S 49–73

Riedel A, Linde A-C (2016) Herausforderndes Verhalten bei Demenz als wiederkehrender Anlass ethischer Reflexion im Krankenhaus. Internationale Zeitschrift für Philosophie und Psychosomatik 8(1):2–19

Rüther M (2016) Über einige (meta)ethische Fehlkonstruktionen in der Lebensqualitätsforschung. In: Kovács L, Kipke R, Lutz R (Hrsg) Lebensqualität in der Medizin, 1. Aufl. Springer VS, Wiesbaden, S 27–47

Salloch S, Ritter P, Vollmann J, Schildmann J (2016) Was ist ein ethisches Problem und wie finde ich es? Theoretische, methodologische und forschungspraktische Fragen der Identifikation ethischer Probleme am Beispiel einer empirisch-ethischen Interventionsstudie. Ethik in der Medizin 28(4)

Schenk L, Meyer R, Behr A, Kuhlmey A, Holzhausen M (2013) Quality of life in nursing homes: results of a qualitative resident survey. Quality of life research: an international journal of quality of life aspects of treatment, care and rehabilitation 22(10):2929–2938

Steger F (2013) Klinische Ethikberatung. Grundlagen, Herausforderungen und Erfahrungen. Mentis, Münster

Steiner LM, Hahn S (2016) Die Sicht von Pflegefachpersonen auf gesundheitsbezogene Lebensqualität in Alters- und Pflegeinstitutionen: Eine qualitative Studie. QuPuG Journal für Qualitative Forschung in Pflege- und Gesundheitswissenschaft 3(1):24–32

Vorstand der Akademie für Ethik in der Medizin e.V. (2010) Standards für Ethikberatung in Einrichtungen des Gesundheitswesens. Ethik in der Medizin 22:149–153

Woopen C (2014) Die Bedeutung von Lebensqualität-aus ethischer Perspektive. Zeitschrift für Evidenz, Fortbildung und Qualität im Gesundheitswesen 108(2-3):140–145

Vulnerabilität

Sonja Lehmeyer

© Springer-Verlag GmbH Deutschland 2018
A. Riedel, A.-C. Linde (Hrsg.), *Ethische Reflexion in der Pflege*,
https://doi.org/10.1007/978-3-662-55403-6_9

9.1 Vulnerabilität als Grundkonstante des menschlichen Seins

Menschsein heißt, verwundbar zu sein. Diese, auch als Vulnerabilität bezeichnete Verletzlichkeit, wird in Philosophie und Anthropologie als *conditio humana* (Gjengedal et al. 2013; Mackenzie et al. 2014, S. 1; Boldt 2015, S. 324), als **elementare anthropologische Tatsache** (Birnbacher 2012, S. 560) oder auch als **anthropologische Konstante** (Streich 2006, S. 290) beschrieben. Illhardt betont, dass die „Verwundbarkeit des Subjekts das Wesen des Menschen ebenso charakterisiert wie die Autonomie, also gleichsam eine ausgeblendete Seite der Autonomie ist" (Illhardt 2008, S. 104).

Es ist unsere natürliche körperliche Verfasstheit und die daran gebundenen existenziellen Bedürfnisse, die uns Menschen grundsätzlich verwundbar machen, sei es durch physische Krankheiten, Verletzungen, Behinderungen oder dem Tod als solches. Neben dieser physischen Verletzlichkeit sind wir als gefühlsgebundene und sozial in Beziehung stehende Wesen auch auf emotionale und psychische Weise vulnerabel: Verlusterfahrungen und Trauer können uns ebenso verletzen wie Beschämung, Ausgrenzung oder Missbrauch. Auch politische, ökonomische und ökologische Faktoren und Rahmenbedingungen können unsere Vulnerabilität beeinflussen (Boldt 2015, S. 325; UNESCO 2013, S. 13–14; Mackenzie et al. 2014, S. 1; Straehle 2016, S. 36; Hoffmaster 2006, S. 41–42; Dodds 2014, S. 182).

Zeit unseres Lebens sind wir deshalb in unterschiedlich ausgeprägtem Maße auf Unterstützung und Schutz durch andere Menschen oder Institutionen angewiesen. Schutz erfahren wir dann, wenn sich uns andere mit Interesse und Sorge zuwenden, weil deutlich ist, dass wir eigene Interessen, Bedürfnisse und Bedarfe nicht selbstständig artikulieren und realisieren können (Illhardt 2008, S. 103; Birnbacher 2012, S. 561; Have 2016, S. 14–15). Das heißt auch: Wenn wir Schutz aufgrund einer vulnerablen Lebenssituation bedürfen, sind wir darauf verwiesen, dass andere dieses erkennen und uns geeignete Angebote unterbreiten. Vulnerabilität erzeugt somit auch Abhängigkeiten und Machtgefälle. Um Vulnerabilitätsrisiken und bestehende Vulnerabilitäten auszugleichen, ist ein vertrauensvolles, fürsorgliches und anwaltschaftliches Eintreten von Menschen, Gemeinschaften oder Institutionen für Menschen notwendig (Wiesemann 2016, S. 94; Dodds 2014, S. 182–183; Scully 2014, S. 211). Die damit potenziell einhergehenden ethischen Spannungsfelder deuten sich bereits an dieser Stelle an.

Dass kranke und/oder pflegebedürftige Menschen sich in einer äußerst verletzlichen Lebenssituation befinden, erscheint evident. Die grundsätzlich herausgehobene Gefahr von Interessensverletzungen liegt in den physischen, psychischen, emotionalen, sozialen oder auch ökonomischen Einschränkungen begründet, die an Krankheit und/oder Pflegebedürftigkeit für gewöhnlich gebunden sind und aus welchen eine besondere Hilfs- und Schutzbedürftigkeit resultiert. Die an Krankheit und/oder Pflegebedürftigkeit gebundene Asymmetrie von Fähigkeiten, Wissen und Macht kennzeichnet ein Abhängigkeitsverhältnis zwischen betroffenen Menschen und den Mitgliedern der Gesundheitsprofessionen wie -institutionen (Bobbert 2012, S. 66; Birnbacher 2012, S. 565; Damm 2013, S. 202; Hurst 2008, S. 195–196; Riedel u. Lehmeyer 2016a, S. 43; Scully 2014, S. 211; Sarvimäki u. Stenbock-Hult 2016, S. 373; Wiesemann 2016, S. 82–83). Unterschiedliche normative Rahmungen der Pflege tragen diesem Wissen Rechnung und formulieren klare Orientierungs- und Zielpunkte im Umgang mit vulnerablen Verfassungen und Situationen der Menschen im professionellen pflegerischen Handlungskontext. Hierzu zählen insbesondere die pflegebezogenen Berufsgesetze, der ICN-Ethikkodex (ICN 2014) und darauf aufbauende pflegerische Berufsordnungen (DPR 2004), die „Charta der Rechte hilfe- und pflegebedürftiger Menschen" (BMFSFJ u. BMG 2014) sowie die „Charta zur Betreuung schwerstkranker und sterbender Menschen in Deutschland" (DGP e.V. et al. 2015). Übergeordnet beziehen diese normativen Rahmungen immer auch die international gültigen Menschenrechtsabkommen der United Nation (UN) wie beispielsweise die „Allgemeine Erklärung der Menschenrechte" (UN 1948), die „UN-Kinderrechtskonvention" (UN 1989), die „UN-Behindertenrechtskonvention" (UN 2006) oder die „Universal Declaration on Bioethics and Human Rights" (UNESCO 2006) sowie den UNESCO „Report of the International Bioethics Committee (IBC) on the Principle of Respect for Human Vulnerability and Personal Integrity" (UNESCO 2013) ein.

Deutlich ist: Gerade „dort, wo Vulnerabilität sich in tatsächlichen Verletzungen des Menschen manifestiert, kann [und muss] sie auch zum Ausgangspunkt ethischen Handelns werden" (Boldt 2015, S. 325). Und gerade weil der menschlichen Vulnerabilität im Handlungsfeld der Pflege eine so herausgehobene Bedeutung zukommt, ist professionelle Pflege auch als eine spezifische Antwort auf menschliche Vulnerabilität zu verstehen (Sarvimäki u. Stenbock-Hult 2016, S. 372).

Um dieser These nachzugehen, nimmt der folgende Beitrag zunächst eine begriffliche Konturierung des Vulnerabilitätskonzepts in Hinblick auf das professionelle Pflegehandeln vor. Es werden exemplarische Pflegesituationen beschrieben, in welchen eine erhöhte Vulnerabilität einen besonders reflektierten Umgang seitens der Pflege erforderlich macht. Diese grundsätzlichen Überlegungen werden in einem zweiten Schritt auf das Setting der Kinderkrankenpflege konkretisiert, um anknüpfend zentrale, durch die kindliche Vulnerabilitätssituation bedingte, ethische Implikationen und Dilemmasituationen im Bereich der Gesundheits- und Kinderkrankenpflege herauszuarbeiten. Daran anknüpfend werden Forderungen an die Kompetenz von Pflegekräften formuliert, die einem professionell-reflektierten Umgang mit der besonderen Vulnerabilitätssituation pflegebedürftiger Menschen bedingen. Abschließend werden die Erkenntnisse des Beitrags hinsichtlich ihrer Übertragbarkeit auf andere Adressatengruppen und Handlungsfelder der professionellen Pflege geprüft. Dies auch deshalb, um die ubiquitären Herausforderungen von Vulnerabilität im professionellen Handlungskontext der Pflege zu konturieren.

9.2 Vulnerabilität – eine begriffliche Konturierung

In der thematischen Hinführung wird klar: Menschen sind verwundbare Wesen, Vulnerabilität ist dem Menschsein inhärent. Gleichzeitig ist evident: Manche Menschen sind mehr als andere gefährdet, in ihrer Autonomie, Würde oder Unversehrtheit verletzt zu werden, weil ihre Fähigkeit, sich vor Interessenverletzungen zu schützen, reduziert oder nicht vorhanden ist. Vulnerabilität ist in diesem

Verständnis keine ausschließlich universelle menschliche Eigenschaft oder Situation (Birnbacher 2012, S. 561; Have 2016, S. 16). Vielmehr ist sie dann als eine besondere Verfassung oder Lebenslage zu verstehen, aus der heraus erst eine besondere Verwundbarkeit und somit ein besonderer Schutzanspruch resultiert. Exemplarisch für solche besonders vulnerablen Verfassungen und Lebenslagen können beispielsweise physische und psychische Krankheit, das Leben unter den Bedingungen körperlicher wie geistiger Beeinträchtigung, Lebensabschnitte wie Kindheit und Jugend sowie das (hohe) Alter oder aber ein Leben unter den Vorzeichen von sozialer Marginalisierung oder Flucht genannt werden (Mackenzie et al. 2014, S. 6; Rogers 2014, S. 66; Hurst 2008, S. 193; UNESCO 2013, S. 14–15).

Es besteht weitgehender Konsens darin, das Konzept der Vulnerabilität als ein Schlüsselkonzept von hoher normativer Kraft im Bereich der Bio-, Pflege-, Medizin- und Forschungsethik anzusehen und welches auch politische Entscheidungs- und Steuerungsprozesse beeinflusst. Gleichwohl steht eine umfassende Konzeptualisierung und definitorisch verbindliche Klärung bislang aus (Mackenzie et al. 2014, S. 1; Rogers 2014, S. 60; Wild 2014, S. 298; Have 2016, S. 11–12). Wiesemann konstatiert sogar: „Die bisher unternommenen Versuche, Vulnerabilität zu definieren, sind allesamt unbefriedigend" (Wiesemann 2016, S. 93). An dieser Stelle werden deshalb aktuell diskutierte Verstehensweisen von Vulnerabilität mit hoher Anschlussfähigkeit an den praktischen Handlungskontext professioneller Pflege in ihren zentralen Bezugspunkten eingeführt.

Mackenzie et al. stellen eine umfassende, theoriebasierte Systematik des Konzeptes Vulnerabilität zur Diskussion. Grundlegend ist zum einen die Perspektive der ubiquitären Vulnerabilität aller Menschen, bei gleichzeitiger Anerkennung der besonderen Verletzlichkeit in bestimmten Lebenslagen oder -situationen (Mackenzie et al. 2014, S. 7).

Unter dem Begriff der **inhärenten Vulnerabilität** ist diejenige Verletzlichkeit gefasst, die aus der natürlichen körperlichen Verfasstheit des Menschen und den daran gebundenen physischen, emotionalen wie sozialen Bedürfnissen und Abhängigkeiten resultiert (Mackenzie et al. 2014, S. 7). Alle Menschen sind gegenüber Nahrungs- oder Schlafentzug vulnerabel, ebenso besteht eine grundsätzliche Verletzlichkeit aufgrund emotionaler Ablehnung oder sozialer Ausgrenzung. Bestimmte, personengebundene Faktoren können dazu beitragen, inhärenter Vulnerabilität besonders ausgesetzt zu sein. Hierzu zählen beispielsweise das Alter, das Geschlecht, der aktuelle Gesundheitszustand sowie Behinderungen. So kann Alter oder Geschlechtszugehörigkeit soziale Ausgrenzung besonders bedingen, auch kann das Befriedigen existenzieller Grundbedürfnisse durch Krankheit oder körperliche Einschränkungen besonders beeinträchtig sein (Mackenzie et al. 2014, S. 7; auch Scully 2014, S. 207).

Die **situative Vulnerabilität** hingegen bezeichnet eine Verletzlichkeit, die insbesondere in Kontextfaktoren begründet ist, wie etwa personale, soziale, politische, ökonomische oder umweltbezogene Einflüsse (Mackenzie et al. 2014, S. 7). Von situativer Vulnerabilität können einzelne Individuen oder auch ganze Personengruppen betroffen sein. Je nach sozioökonomischem und gesundheitspolitischem Rahmen können etwa chronische Erkrankungen unterschiedlich ausgeprägt vulnerabel wirken: Inwiefern eine Diabetes-mellitus-Erkrankung beispielsweise das Vulnerabilitätsrisiko einer Person erhöht, ist in Abhängigkeit von personalen und sozialen Rahmenbedingungen zu betrachten (Mackenzie et al. 2014, S. 7; auch Rogers 2014, S. 72; Birnbacher 2012, S. 561).

Vulnerabilität, die aus moralisch dysfunktionalen zwischenmenschlichen oder sozialen Beziehungen, Missbrauch sowie politischer oder institutioneller Ungleichbehandlung resultiert, kann als pathogen bezeichnet werden. Auch paradoxe Interventionswirkungen können **pathogene Vulnerabilität** bedingen, etwa dann, wenn Hilfeleistungen zur Schadensabwendung oder -reduzierung zu einer sukzessiven und dauerhaften Schwächung der Autonomie und Eigenverantwortung führen (Mackenzie et al. 2014, S. 9; auch Dodds 2014, 197 f.).

Aus dem Vorliegen inhärenter, situativer wie pathogener Vulnerabilität leiten sich nach Mackenzie et al. spezifische moralische, pflegebezogene aber auch politische Verpflichtungen ab: Das Unterstützen und Bereitstellen von konkreter Hilfeleistung für gegenwärtig vulnerabel Personen sowie das aktive Reduzieren von Vulnerabilitätsrisiken. Hauptanliegen aller vulnerabilitätsbezogenen Interventionen muss somit die Förderung und Stärkung von Widerstands- und Bewältigungsressourcen sein, die das Ziel verfolgen, die Autonomie der betroffenen Menschen zu festigen, Schädigungspotenziale und Hilfsbedürftigkeit zu reduzieren und somit pathogene Vulnerabilität zu präventieren (Mackenzie et al. 2014, S. 10–11; auch Straehle 2016, S. 36; Have 2016, S. 194 ff.). Die Anschlussfähigkeit dieser Konzeptualisierung an bestehende pflegetheoretische Ansätze (zum Beispiel Orem, Roper-Logan-Tierney etc.) erscheint aus dieser Perspektive offenkundig.

Birnbacher prägt eine im Bereich der Medizin- und Pflegeethik oft aufgegriffene Definition des Vulnerabilitätsbegriffs. Demnach ist

> »   „Vulnerabilität […] nicht ausschließlich in Krankheit, Verletzung, Behinderung und anderen unmittelbar medizinisch relevanten Defizitzuständen begründet, sondern auch in psychosozialen Defizitzuständen wie Armut und ökonomischer Abhängigkeit, Unwissen und Unbildung sowie mangelndem Selbstvertrauen, etwa aufgrund von Faktoren wie Armut und Unwissen oder aber auch aufgrund von Angst, Depression oder Schuld- und Schamgefühl. Alle diese Zustände erhöhen das Risiko, verletzt zu werden." (Birnbacher 2012, S. 561)

Auch Birnbacher betont den individuellen Charakter von Vulnerabilität und die Tatsache, dass Gruppen nur insofern als vulnerabel zu bezeichnen sind, als dass sie eine höhere Verletzungswahrscheinlichkeit aufweisen können.

Wiesemann weißt in ihrem Verständnis von Vulnerabilität im Zusammenhang mit Medizin, Pflege und Bioethik auf die enge Verwobenheit von Vulnerabilität und Vertrauen hin. Demnach entsteht Vulnerabilität dann,

> »   „wenn eine Person das Recht auf Verfolgung eines persönlichen Gutes hat, z. B. auf Gesundheit, dies aber nur in substantieller Abhängigkeit von anderen Personen tun kann. Vulnerabilität kann dabei bestimmt werden als das Ausmaß des Vertrauens, das eine Person in eine andere Person oder in eine Institution setzen muss, weil sie nur so ein persönliches moralisches Gut [z. B. Gesundheit, Wohlergehen, Freiheit von Leid, körperlich

oder geistige Selbständigkeit] realisieren kann." (Wiesemann 2016, S. 94)

Gerade die Betonung der engen, schon als existenziell zu betrachtenden Bezüglichkeit zwischen Vulnerabilität und Vertrauen ist für das professionelle Pflegehandeln mit seiner Charakteristik als „Beziehungs- und Arbeitsbündnis" (Friesacher 2015, S. 53) in hohem Maße anschlussfähig.

9.3   Vulnerabilität und ihre Bedeutung für das pflegeprofessionelle Handeln

Folgende zentralen Implikationen scheinen den drei Konturierungsansätzen von Vulnerabilität gemeinsam und für das pflegeprofessionelle und damit ethisch fundierte Handeln von herausgehobener Bedeutsamkeit:

- **Menschliche Vulnerabilität ist Ausgangs- und Bezugspunkt einer professionellen Pflegepraxis**

Deutlich wird, dass alle aktuell diskutierten Konturierungen Vulnerabilität als tendenziell negativen Bezugspunkt auffassen, indem sie Zustände oder Situationen bezeichnen, die es zu vermeiden, zu beseitigen oder abzumildern gilt (Boldt 2015, S. 328). Insbesondere die aus Vulnerabilität und erhöhter Schutzbedürftigkeit resultierende Abhängigkeit, Verwiesenheit auf Schutz, Hilfe und Vertrauen sowie das darin geknüpfte Schädigungspotenzial werden betont und machen ihre ethischen Implikationen auf das professionelle Handlungsfeld der Pflege evident. Aber auch der positive Bezugspunkt menschlicher Vulnerabilität unterstreicht die Bedeutung des Konzeptes für professionelle Pflege. Begreift man Vulnerabilität als „den Kern von Identitätsbildung und ethisch orientiertem Zusammenleben mit anderen" (Boldt 2015, S. 336), wird ihr sozialer und moralischer Gehalt erkennbar und für professionelle Pflege konzeptuell nutzbar. Auch Illhardt betont diesen Bedeutungszugang: Vulnerabilität könne, anders als es das tendenziell vereinzelnd und isolierend wirkende Autonomiepostulat vermag, Teilhabe und Beziehung im menschlichen Miteinander schaffen (Illhardt 2008, S. 105).

❯❯ Vulnerabilität ist somit als zentraler Ausgangs- und Bezugspunkt einer pflegeprofessionellen Handlungspraxis zu betrachten, die sich als „Beziehungs- und Arbeitsbündnis zwischen Pflegenden und zu Pflegenden in ihrem lebensweltlichen Kontext, [...] geprägt durch eine asymmetrische, Nähe und Distanz ausbalancierende, interaktionsorientierte und kommunikative Zugangsweise, die am Leibkörper ansetzend als therapeutische und fürsorgende, pathische, anteilnehmende, fürsprechende, edukative Haltung eine eigenständige Antwort auf die Konfrontation mit Leiden, Krankheit, Verlust, Trauer, Sterben und Tod darstellt" (Friesacher 2015, S. 53).

Dies gilt insbesondere dann, wenn die ethische Verpflichtung zu einer autonomierespektierenden, verantwortbaren und qualitätsvollen pflegerischen Handlungspraxis als Kern des professionellen Handlungsauftrages wahrgenommen wird (Hülsken-Giesler 2015, S. 169–170; Riedel u. Lehmeyer 2016a, S. 42; Rogers 2014, S. 75; Gjengedal et al. 2013, S. 128–129; Remmers 2011, S. 27–28). Eine wesentliche ethisch normative Rahmung für das pflegeprofessionelle Handlungsfeld stellt der Ethikkodex des *International Council of Nurses* (ICN) dar. In seiner Präambel betont er die von Pflege untrennbare Achtung der Menschenrechte sowie „das Recht auf Leben und Entscheidungsfreiheit auf Würde und auf respektvolle Behandlung" (ICN 2014, S. 1).

- **Vulnerabilität ist interdependent und komplex**

Die Interdependenz und Komplexität des Vulnerabilitätskonzeptes wird sowohl in der theoretischen Betrachtung als auch im praktischen Umgang deutlich. Bestehende Vulnerabilitätssituationen müssen individuell und kontextspezifisch analysiert und reflektiert werden, um ethisch wie fachlich angemessene und zielführende Antworten und Hilfeleistungen generieren zu können.

❯❯ Vulnerabilität ist grundsätzlich eine individuelle Eigenschaft, von vulnerablen Personengruppen kann nur insofern gesprochen werden, als dass ihnen eine erhöhte Vulnerabilitätswahrscheinlichkeit und damit eine erhöhte Wahrscheinlichkeit einer Benachteiligung und Schädigung attestiert werden kann (Birnbacher 2012, S. 561; Hurst 2008, S. 195). Wird dies nicht sorgfältig reflektiert, können unter dem Label der Vulnerabilität Menschen und Personengruppen leicht von Diskriminierung und Stereotypisierung betroffen sein. Dies mündet schnell in einer ungerechtfertigten und unrechtmäßigen paternalistischen Bevormundung dieser Personengruppen, worin letztlich eine Gefahr der Viktimisierung zu sehen ist (Rogers 2014, S. 69; Luna 2009, S. 122; Wild 2014, S. 298; Mackenzie et al. 2014, S. 16; Have 2016, S. 76–77).

Vulnerabilität ist grundsätzlich als ein dynamisches, kontinuierliches und relationales Konzept zu verstehen (Birnbacher 2012, S. 561; Mackenzie et al. 2014, S. 9; Have 2016, S. 189 f.). Gerade für das pflegefachliche Handlungsfeld ist zu bedenken, dass Vulnerabilität sich nicht auf physische Dimensionen beschränkt, sondern emotionale, psychische, soziale, politische, ökonomische und zunehmend auch ökologische Einflussfaktoren von herausgehobener Relevanz sind (Boldt 2015, S. 326; Dodds 2014, S. 183; Have 2016, S. 24–25).

- **Die Identifikation von Vulnerabilität im pflegeprofessionellen Handlungsfeld ist anspruchsvoll**

In der Pflegepraxis stellt sich wiederkehrend die Herausforderung, Personen mit besonderen Vulnerabilitätsrisiken und einer daraus resultierenden erhöhten Schutzbedürftigkeit im Kontext von Krankheit und Pflegebedürftigkeit zu identifizieren (Hurst 2008, S. 196 ff.).

> **Im Kern der Reflexion und Identifikation von Vulnerabilität und einem daran gebundenen besonderen Schutzanspruch müssen in der Pflegepraxis folgende Fragen stehen:**
> - **In welchem Maße ist der jeweilige Mensch grundsätzlich und aktuell in der Lage, seine Interessen selbst durchzusetzen? (Illhardt 2008, S. 104)**

- **Wie groß ist das Ausmaß an Vertrauen, das der Mensch in andere Personen und Institutionen setzen muss, um ein persönliches moralisches Gut realisieren zu können? (Wiesemann 2016, S. 94)**

Der praktische Handlungskontext professioneller Pflege zeigt: Der überwiegende Teil aller kranken und pflegebedürftigen Menschen ist als vulnerabel einzuschätzen. Ihre spezifische Situation macht Vertrauen in die professionellen Akteure und Strukturen des Gesundheitssystems unabdingbar, was ein grundsätzliches Vulnerabilitätsrisiko impliziert (Gjengedal et al. 2013; Hurst 2008; Illhardt 2008; Rogers 2014; Sarvimäki u. Stenbock-Hult 2016; Scanlo u. Lee 2007; Wiesemann et al. 2013). Insbesondere bei nichtentscheidungs- und nichtauskunftsfähigen Menschen erscheint eine erhöhte Vulnerabilität nahezu obligat (Gastmans 2016, S. 74). Inwiefern sich andere Vulnerabilitätsrisiken und -konstellationen im Sinne einer erhöhten Schutzbedürftigkeit abbilden, ist immer in der konkreten Pflegesituation herauszuarbeiten. Indizien für diese erhöhte Schutzbedürftigkeit stellt nachfolgende Übersicht dar (Boldt 2015; Birnbacher 2012; Dodds 2014; Gjengedal et al. 2013; Hoffmaster 2006; Hurst 2008; Rogers 2014; Scanlo u. Lee 2007).

Hinweise auf erhöhte Schutzbedürftigkeit im Gesundheitswesen
- Extreme Abhängigkeit von fachlicher Expertise und stellvertretender Handlungsübernahme durch Pflege und Medizin (asymmetrische Beziehungssysteme) mit einem Verlust an Autonomie und Selbstkontrolle
- Angst und fehlendes Vertrauen in geteilte Verantwortung- und Entscheidungsprozesse
- Physisches und psychisches Schmerzerleben aufgrund von Behandlungsprozeduren, Verletzungen, Traumata, Verlusterfahrungen etc.
- Gefühl von Angst, Scham, Hilflosigkeit, Wut und Trauer angesichts von Krankheit, Pflegebedürftigkeit und der Endlichkeit des eigenen Lebens

- Ausgeprägtes Gefühl des Kontrollverlusts oder Entindividualisierungserfahrung
- Überzogene Hoffnung auf Heilung und Therapieerfolg
- Tendenz zur Schuld- und Verantwortungszuweisung (gegenüber sich selbst/anderen)
- Einsamkeit oder (selbstgewählte) soziale Isolation
- Erschütterung der persönlichen Lebens- und Zukunftsplanung; Verunsicherung hinsichtlich individueller Identitäts- und Selbstkonzepte
- Sorge und Angst um andere (Kinder, pflegebedürftige Angehörige etc.)
- Wissen um Unheilbarkeit und Progredienz des Krankheitsverlaufes

Fazit

Pflegende stehen in ihrem alltäglichen beruflichen Handeln mit Menschen in Bezug, welche von unterschiedlichsten Vulnerabilitätserfahrungen ureigenst betroffen sind und sich mit diesen reflexiv in Verhältnis setzen (müssen), indem sie situativ und perspektivisch bestehende Handlungsoptionen bedenken und abwägen (Boldt 2015, S. 332–333). Für den professionellen Handlungsauftrag der Pflege ergibt sich daraus zum einen die Forderung, primär ersichtliche, oftmals physisch bedingte Vulnerabilität pflegetherapeutisch zu begleiten und zu reduzieren. Gleichzeitig rückt aber immer auch die emotionale, oftmals sekundär auftretende Vulnerabilität in das Zentrum einer ethisch-reflektierten pflegerischen Beziehungsgestaltung (Gastmans 2016, S. 77).

9.4 Vulnerabilität von Kindern – Grundlegungen und Herausforderungen für das professionelle Handlungsfeld der Gesundheits- und Kinderkrankenpflege

Kinder sind in ihrem Ausmaß, eigene Interessen selbst durchzusetzen, besonders limitiert. Das Ausmaß, das sie an Vertrauen in andere Personen oder Institutionen setzen müssen, um persönliche

moralische Güter realisieren zu können, ist deutlich erhöht, womit ihre herausgehobene Vulnerabilitätssituation herausgestellt ist (Wiesemann 2014, S. 164–165; Lotz 2014, S. 244; Mullin 2014, S. 266; Dodds 2014, S. 184; Thompson 2014, S. 162).

> Kinder (Artikel 1 der UN-Kinderrechtskonvention versteht hierunter alle Menschen, die das 18. Lebensjahr noch nicht vollendet haben bzw. nach individuell anzuwendenden Landesrecht noch nicht als volljährig zu bezeichnen sind) sind gemäß der Systematik von Mackenzie et al. aufgrund ihres Alters und ihres zuerkannten moralischen wie rechtlichen Status von einer inhärenten Vulnerabilität betroffen, welche insbesondere bei Vorliegen situativer oder pathogener Vulnerabilitätsfaktoren eine besondere Schutz- und Hilfebedürftigkeit anzeigt (Mackenzie et al. 2014, S. 7–8).

Sind Kinder zudem von Krankheit, körperlichen und/oder geistigen Einschränkungen oder Pflegebedürftigkeit betroffen, ist der bestehende Schutzanspruch aufgrund der real bestehenden Beeinträchtigungen, die über das normale kindliche Maß hinausgehen, nochmals erhöht (Birnbacher 2012; Wiesemann 2015). Diesem Sachverhalt entspricht die UN-Kinderrechtskonvention, welche den Status einer Menschenrechtserklärung einnimmt (BMFSFJ 2014).

- Ethische Implikationen der Vulnerabilität für das Setting Gesundheits- und Kinderkrankenpflege

Neben den, auch in der Pflege grundsätzlich relevanten mittleren Prinzipen der Autonomie, des Nichtschadens, des Wohltuns und der Gerechtigkeit von Beauchamp und Childress (2013) sind gerade im spezifischen Bereich der Pflege von Kindern mit ihren besonderen Vulnerabilitätssituationen und -konstellationen weiterführende bzw. konkretisierende Prinzipien relevant (Wiesemann 2015, S. 314 ff.). In der Praxis können diese Prinzipien Wertekonflikte und ethische Spannungsverhältnisse hervorrufen, welche sich in der triadischen Beziehung zwischen Kind, sorgeberechtigten Personen (zumeist Eltern) und Mitgliedern des professionellen

Behandlungsteams entspannen und zu ausgeprägtem moralischen Unbehagen bei allen Beteiligten führen können. Folgend werden zunächst fünf handlungsleitende ethische Prinzipien der Gesundheits- und Kinderkrankenpflege dargestellt, um daran anknüpfend, ethische Konfliktsituationen für diesen Bereich abzuleiten.

■ **Das Prinzip des Kindeswillens**

Zur Durchsetzung des Rechts auf Gesundheit und eine adäquate Gesundheitsversorgung sind Kinder insbesondere in ihren frühen Lebensjahren auf sorgeberechtigte Personen verwiesen, die ihre gesundheitsbezogenen Bedarfe wahrnehmen, angemessen einschätzen und entsprechende Hilfeleistungen oder Interventionen einleiten (Lotz 2014, S. 244). Sie müssen darauf vertrauen, dass medizinische und pflegerische Maßnahmen zu ihrem Wohlergehen zwischen Sorgeberechtigten und professionellen Personengruppen des Gesundheitswesen abgestimmt werden, da sie hierzulande zwar in der Regel zumeist ab dem 16. Lebensjahr als prinzipiell einwilligungsfähig betrachtet werden (ausführlich hierzu: Wiesemann 2014 und Dörries 2013), die letztendlichen formalen Entscheidungen über therapeutische Maßnahmen jedoch bis zur Volljährigkeit rechtsverbindlich nur von den erziehungsberechtigten Personen gemeinsam mit dem professionellen Gegenüber getroffen werden können (BMFSFJ 2014; Wiesemann 2014, S. 158; Wiesemann 2015, S. 315; Dörries 2013, S. 185).

Das Recht des Kindes auf Berücksichtigung seines Willens wird deshalb niedergelegt, weil die Gefahr des Nicht-Gefragt-Werdens, des Nicht-Gehört-Werdens, des Nicht-Ernstgenommen-Werdens und letztlich „die Gefahr der Bevormundung im vermeintlichen Interesse des Minderjährigen" (Wiesemann 2015, S. 314) aufgrund des rechtlichen Status des Kindes, insbesondere im Falle von Krankheit, körperlicher und geistiger Beeinträchtigung sowie Pflegebedürftigkeit, stark erhöht ist.

Die UN-Kinderrechtskonvention ist deshalb auch für den gesundheitsbezogenen Bereich in unterschiedliche Charten und Standards konkretisiert worden, die einen handlungsleitenden Orientierungsrahmen bieten, zum Beispiel Declaration of Ottawa on Child Health (World Medical Association [WMA] 2009), Charta für Kinder im Krankenhaus (European Association for Children in Hospital [EACH] 1988), Standards pädiatrischer Palliativversorgung in Europa: IMpaCCT (Craig et al. 2008), „decision making in extreme situations involving children" (Kurz 2001). Der Umgang mit dem Kindeswillen wird insbesondere dann zu einer echten moralischen Herausforderung, wenn Kinder nachdrücklich eine aus professioneller wie elterlicher Perspektive notwendig erachtete therapeutische Maßnahme ablehnen. Erst dann zeigt sich, ob „dem Willen des Kindes unabhängig von der Meinung der Erwachsenen eine moralische Bedeutung zugestanden wird" (Wiesemann 2014, S. 157).

■ **Das Prinzip des Kindeswohls**

In der alltäglichen Lebens- wie Behandlungspraxis im Bereich der Gesundheits- und Kinderkrankenpflege stellen sich wiederkehrend Situationen ein, in welchen allen Einzelaspekten des Kindeswohls nicht entsprochen werden kann und deshalb zwischen einzelnen Aspekten des Kindeswohls zu Lasten anderer abgewogen werden muss. Wiesemann betont, dass insbesondere beim Entscheid über therapeutische Maßnahmen nicht allein das objektive Risiko einer Behandlung oder Unterlassung in die Abwägung einbezogen werden muss, sondern auch die Frage nach der subjektiven Belastung für das einzelne Kind und seines familiären Kontextes zu berücksichtigen ist. Als besonders sensibel gelten dabei subjektive Belastungen, die aus Angst, Schmerz, Verunsicherung oder Beschämung des Kindes erwachsen können (Wiesemann 2015, S. 318). Je nach Perspektive und moralischem Standpunkt können unterschiedliche Einschätzung zur Art und Ausmaß der Beeinträchtigung einzelner Aspekte des Kindeswohls innerhalb der Gruppe der Pflegenden selbst, aber auch zwischen Pflegenden und Kindern, Pflegenden und Sorgeberechtigten, Kindern und Sorgeberechtigten oder aber zwischen Ärztinnen und Ärzten, Kindern, Sorgeberechtigten oder Pflegenden bestehen.

■ **Das Prinzip der Partizipation**

Auch wenn Kinder je nach kognitiver und moralischer Reife unterschiedlich umfassend an den sie betreffenden pflegerischen Handlungsentscheidungen beteiligt werden können, gilt doch, dass sie frühzeitig und entwicklungsangemessen zu beteiligen sind. Denn nur so können sie ihre

Selbstbestimmungsfähigkeit überhaupt erst entwickeln und erproben (Wiesemann 2013, S. 20; Dodds 2014, S. 185; Hennighausen u. Schulz 2008, S. 77). Allein die Forderung der partizipativen Integration von Kindern kann hinsichtlich Umfang, Tragweite und Konsequenzen zu ethischen Konfliktsituationen zwischen den involvierten Personengruppen führen. Die von Alderson formulierten vier Partizipationsstufen sind auch für die pflegerische Begleitung und Entscheidungsfindung von und mit Kindern relevant (Alderson 2003, S. 36):

1. Die Information des Kindes über anstehende Entscheidungen
2. Die Anhörung der Meinung des Kindes zu den anstehenden Entscheidungen
3. Die Einflussnahme der kindlichen Meinung auf die tatsächliche Entscheidungsfindung
4. Die Akzeptanz der selbstbestimmten Entscheidung durch das Kind

Aus ethischer Perspektive ist seitens der Gesundheits- und Kinderkrankenpflege achtsam zu prüfen, ob Einwilligung und Zustimmung seitens des Kindes als Ausdruck einer autonomen kindlichen Willensäußerung zu verstehen sind oder ob sie aus emotionaler Abhängigkeit, aus Angst vor Zurückweisung, Enttäuschung und Zuwendungsverlust oder aus Sorge vor Zorn seitens der Sorgeberechtigten resultieren (Boldt 2015; Dörries 2013; Hennighausen u. Schulz 2008). Ebenso konfliktreich gelten jene Situationen, in welchen Kinder, Sorgeberechtigte und/oder Mitglieder des professionellen Behandlungsteams nicht zu einem gemeinsamen Handlungsentschluss gelangen (Wiesemann 2014, S. 157). Moralisches Unbehagen der Pflegenden ist in diesem Kontext als wichtiger Anhaltspunkt für eine ethisch reflexionswürdige Situation kindspezifischer Vulnerabilität zu betrachten. Gerade in Fragen der Partizipation von Kindern an pflegetherapeutischen Entscheidungsprozessen zeigt sich das hohe ethische Konfliktpotenzial, das sowohl in einem reflektierten (ernsthafter Partizipationswille liegt vor) wie in einem unreflektierten Umgang (ernsthafter Partizipationswille fehlt) mit kindlicher Vulnerabilität liegt.

- **Das Prinzip der Vertrauenswürdigkeit**

Vertrauenswürdigkeit stellt eine Leitkategorie in der von Vulnerabilität und Autonomiebeschränkung gezeichneten Beziehung zwischen Kindern und Pflegenden dar. Gerade wenn vulnerable Personen wie Kinder weitreichendes Vertrauen in die sie begleitenden Personen setzen, besteht eine hohe moralische Verpflichtung, das eingesetzte Vertrauen auch verbindlich zu legitimieren (Wiesemann 2016, S. 78–79). Für Gesundheits- und Kinderkrankenpflegende resultiert daraus somit nicht nur die moralische Forderung nach einer professionellen pflegerischen Begleitung des Kindes und seiner Sorgeberechtigten. Um der Würde und Integrität des Kindes moralisch zu entsprechen, muss auch das erhaltene Vertrauen des Kindes und seines sozialen Umfeldes ernstgenommen und respektvoll mit bestehenden Bedürfnissen umgegangen werden (Wiesemann 2015, S. 320; Diehl 2003, S. 168). Vertrauensvolle Beziehungen und Kooperation können in der Gesundheits- und Kinderkrankenpflege demnach dann entstehen, wenn für Kinder spür- und erfahrbar wird, dass ihr Wille gehört und respektiert wird, Aspekte ihres Wohlergehens differenziert thematisiert und zum Ausgangspunkt pflegerischen Handelns gemacht werden. Vertrauensbruch und Vertrauensmissbrauch gefährden hingegen die Entwicklung von personaler Autonomie, erhöhen pathogene Vulnerabilitätssituationen von Kindern und sind somit besonders ernsthaft und kritisch zu reflektieren (Wiesemann 2016, S. 76).

- **Das Prinzip der Förderung von stabiler sozialer Beziehungen**

Dieses Prinzip fokussiert die besondere Bedeutung des Einbezugs naher Bezugspersonen und des familiären/sozialen Umfelds kranker und/oder pflegebedürftiger Kinder in die pflegeprofessionelle Begleitung und Behandlung (Dodds 2014, S. 184). Bestehende Vertrauensverhältnisse sind im Falle von Krankheit und/oder Pflegebedürftigkeit des Kindes und daraus resultierenden Klinikaufnahmen, medizinischen wie pflegerischen Prozeduren oder Behandlungen umfänglich zu schützen, um eine Verstärkung der kindlichen Vulnerabilität und seines sozialen Bezugssystems möglichst zu verhindern. Gleichwohl ergeben sich in der Gesundheits- und Kinderkrankenpflege aus diesen beziehungsethischen Aspekten wiederkehrend ethisch reflexionsbedürftige Konfliktbereiche. Zum Beispiel dann, wenn Interessen von Kindern und ihren begleitenden Sorgeberechtigten konfligieren und die Frage nach einem konsensfähigem Interessensausgleich besteht. Anspruchsvoll sind auch Pflegesituationen, in welchen das Vertrauensverhältnis zwischen Kind und Sorgeberechtigten selbst den Ausgangspunkt gesundheitlicher Beschwerden des Kindes darstellt.

Die genannten handlungsleitenden Prinzipien spiegeln eine werteorientierte, achtsame und ethisch reflektierte pflegeprofessionelle Handlungspraxis im Bereich der Gesundheits- und Kinderkrankenpflege wider, welche die besondere Vulnerabilitätssituation von kranken Kindern thematisiert. Sie basieren zentral auf der Anerkennung der Würde des Kindes und den daran gebundenen moralischen Forderungen. Sie bilden grundlegend handlungsleitende Werte einer professionellen pflegerischen Praxis ab, zu welchen insbesondere der Respekt vor der Autonomie des pflegebedürftigen Menschen, eine auf dialogischer Verständigung und Aufrichtigkeit beruhende Beziehungsgestaltung, ein verantwortungsvoller Umgang mit der durch Asymmetrien gekennzeichneten Beziehungsstruktur in der Pflege sowie eine auf Schadensvermeidung ausgerichtete wie Fürsorge praktizierende, gerechte Handlungspraxis zählen (Friesacher 2014, S. 234; Riedel u. Lehmeyer 2016b, S. 98–103).

Gleichzeitig beziehen sie die in der Gesundheits- und Kinderkrankenpflege immanente triadische Struktur des Beziehungs- und Arbeitsbündnisses zwischen Kind, Sorgeberechtigten und therapeutischem Behandlungsteam ein. Deutlich wird aber auch: Alle genannten Prinzipien und anknüpfende Werteorientierungen können ethisch spannungsreiche Pflege- und Beziehungssituationen in der Gesundheits- und Kinderkrankenpflege evozieren. Bereits bei der Umsetzung des Prinzips des Kindeswohls wird deutlich, wie unterschiedliche Perspektiven, Situationseinschätzungen, aber auch fachliche wie persönliche Betroffenheiten zu konfligierenden Einschätzungen und damit zu konfligierenden Handlungsentscheidungen führen können. Je komplexer sich die jeweilige Vulnerabilitätssituation darstellt, umso perspektivenreicher und präziser müssen auch die jeweiligen Reflexions- und Entscheidungsprozesse gestaltet werden. Der Grat zwischen fürsorglicher Verantwortungsübernahme und autonomiestärkender Verantwortungszumutung ist fein und kann sich situativ rasch ändern. In Hinblick auf die aktuelle Vulnerabilität kranker und/oder

pflegebedürftiger Kinder sowie die Vorwegnahme ihrer künftigen Vulnerabilität im Erwachsenalter ist er aber, das sollte aus diesem Beitrag ersichtlich geworden sein, sorgfältig auszubalancieren.

9.5   Forderungen an die ethische Kompetenz von Gesundheits- und Kinderkrankenpflegenden unter besonderer Berücksichtigung der kindlichen Vulnerabilität

Für eine fachlich wie ethisch verantwortbare professionelle Praxis der Gesundheits- und Kinderkrankenpflege ergeben sich aus den aufgezeigten ethischen Konflikt- und Spannungsfeldern unterschiedliche Forderungen. Neben fundiertem pflegefachlichen Wissen, wie spezifischem Wissen aus dem Bereich der Gesundheits- und Kinderkrankenpflege, wird eine ausgeprägte ethische Kompetenz benötigt. Diese kennzeichnet insbesondere das grundsätzliche Anerkennen einer werteorientierten Pflegepraxis, die sowohl durch professionelle wie individuelle Wertehorizonte geprägt ist. Auch eine hohe Sensibilität hinsichtlich des Erkennens und Erfassens ethisch konfliktreicher Situationen im beruflichen Handlungsalltag und deren systematische Analyse und Reflexion erscheinen zentral (Riedel u. Lehmeyer 2016a, S. 44; Riedel et al. 2014, S. 224–225). Weiterhin ist für eine hohe pflegeethische Kompetenz eine hohe Diskursfähigkeit und Urteilskraft, die Fähigkeit zur Konfliktbearbeitung und zur Kompromissfindung sowie „die Wachheit und den Mut, auch tatsächlich moralisch zu handeln und für die Rahmenbedingungen des eigenen Handelns Mitverantwortung zu übernehmen" (Rabe 2009, S. 209), unabdingbar.

9.6   Bedeutung für die Pflegepraxis

Zwar wurden in diesem Beitrag die Besonderheiten der menschlichen Vulnerabilität im Kontext der Gesundheits- und Kinderkrankenpflege fokussiert, gleichwohl ist die hohe Übertragbarkeit der Erkenntnisse auf andere pflegebedürftige Personengruppen als auch andere pflegeprofessionelle Handlungsfelder immanent. Es wurde bereits einleitend deutlich, dass alle Menschen durch Krankheit und/oder Pflegebedürftigkeit eine erhöhte Wahrscheinlichkeit bezüglich ihrer situativen Vulnerabilität aufweisen und sie deshalb auch, moralisch wie pflegeprofessionell betrachtet, einen besonders zu reflektierenden Schutzanspruch aufweisen.

Die teilweise entwicklungsbedingte wie rechtlich begrenzte Einwilligungs- und Entscheidungsfähigkeit von Kindern liegt auch bei anderen, auf pflegerische Begleitung verwiesenen Personengruppen (zum Beispiel kognitiv oder bewusstseinseingeschränkten Menschen, Menschen mit psychiatrischen Erkrankungen etc.) vor, auch hier sind pflegebezogene wie medizinische Therapieentscheidungen in der Triade zwischen pflegebedürftigem Mensch, sorgeberechtigten Stellvertretern und professionellem Behandlungsteam im Sinne des Betroffenen zu argumentieren. Somit sind diese Pflegesituationen auch mit den angeführten ethischen Konfliktfeldern behaftet (Riedel 2015, S. 91; Jox 2015b, S. 125). Besonders macht die Vulnerabilität von kranken und/oder pflegebedürftigen Kindern sicherlich, dass sie alters- und entwicklungsbedingt einer grundsätzlichen Dependenzpflege bedürfen und die Gefahr einer erhöhten Vulnerabilität dann besonders ausgeprägt ist, wenn diese Dependenzpflege nicht den bestehenden Bedürfnissen, moralischen Anforderungen oder pflegespezifischen Bedarfen entspricht (Riedel et al. 2014, S. 225; Wiesemann 2014, S. 157–158).

Kinder sind, wie alte Menschen auch, erhöht vulnerabel, ihren moralischen Status als autonome Persönlichkeit mit eigener Identität aberkannt zu bekommen (Wiesemann 2014, S. 158; Sarvimäki u. Stenbock-Hult 2016, S. 381). Hieraus erwächst für Pflegende wie Institutionen des Gesundheitswesens die Anerkennung eines erhöhten Schutzanspruchs, der sich im alltäglichen pflegepraktischen, aber auch in übergeordneten gesellschaftlichen wie politischen Handeln abbilden muss (ICN 2014, S. 2). Die Frage nach aktuell-situativer Lebensqualität sowie künftiger Lebensqualität und Lebensspanne ist auch bei erwachsenen und hochbetagten pflegebedürftigen Menschen höchst relevant und kontrovers zu diskutieren. Auch hier können unterschiedliche Perspektiven, ethische Orientierungen und persönliche Beziehungskonstellationen in der konkreten Pflegesituation komplexe ethische Fragestellungen nach der bestvertretbaren Handlungsentscheidung aufwerfen (Jox 2015a, S. 137).

Und so bleibt abschließend zu konstatieren, dass „die Orientierung des [pflegerischen] Handelns am Begriff der Vulnerabilität sowohl zu einem umfassend fürsorglichen Handeln beitragen [kann] und sie das Augenmerk auf Faktoren lenken [kann], die die Willensbildung von Hilfsbedürftigen beeinträchtigt, womit sie auch zur Ermöglichung von Selbstbestimmung beiträgt" (Boldt 2015, S. 327).

Literatur

Alderson P (2003) Die Autonomie des Kindes – über die Selbstbestimmungsfähigkeit von Kindern in der Medizin. In: Wiesemann C, Dörries A, Wolfslast G, Simon A (Hrsg) Das Kind als Patient. Ethische Konflikte zwischen Kindeswohl und Kindeswille. Campus, Frankfurt, S 28–47

Beauchamp TL, Childress JF (2013) Principles of Biomedical Ethics, 7. Aufl. Oxford University Press, New York

Birnbacher D (2012) Vulnerabilität und Patientenautonomie – Anmerkungen aus medizinethischer Sicht. MedR 30(9):560–565. https://doi.org/10.1007/s00350-012-3223-1

Bobbert M (2012) Entscheidung Pflegender zwischen Expertise, Patientenbestimmung und Fürsorge. In: Monteverde S (Hrsg) Handbuch Pflegeethik. Ethisch denken und handeln in den Praxisfeldern der Pflege. Kohlhammer, Stuttgart, S 58–73

Boldt J (2015) Vulnerabilität, Existenz und Ethik. In: Maio G, Müller O (Hrsg) Orientierung am Menschen. Anthropologische Konzeptionen und normative Perspektiven. Wallstein, Göttingen, S 324–337

Bundesministerium für Familie, Senioren, Frauen und Jugend (BMFSFJ) (Hrsg) (2014) Übereinkommen über die Rechte des Kindes. UN-Kinderrechtskonvention im Wortlaut mit Materialien, 5. Aufl. Berlin

Bundesministerium für Familie, Senioren, Frauen und Jugend (BMFSFJ), Bundesministerium für Gesundheit (BMG) (Hrsg) (2014) Charta der Rechte hilfe- und pflegebedürftiger Menschen, 11. Aufl. Eigenverlag, Berlin

Craig F, Abu-Saad HH, Benini F, Kuttner L, Wood C, Feraris PC, Zernikow B (2008) IMPaCCT: Standards pädiatrischer Palliativversorgung in Europa. Schmerz 22(4):401–408. https://doi.org/10.1007/s00482-008-0690-4

Damm R (2013) Vulnerabilität als Rechtskonzept? MedR 31(4):201–214. https://doi.org/10.1007/s00350-013-3389-1

Deutsche Gesellschaft für Palliativmedizin e.V. (DGP e.V.), Deutscher Hospiz- und PalliativVerband e.V. (DHPV e.V.), Bundesärztekammer (BÄK) (Hrsg.) (2015) Charta zur Betreuung schwerstkranker und sterbender Menschen in Deutschland, 8. Aufl. Eigenverlag, Berlin. http://www.charta-zur-betreuung-sterbender.de/files/dokumente/

RZ_151124_charta_Einzelseiten_online.pdf. Zugegriffen: Stand: 18.06.2017

Deutscher Pflegerat (DPR) e. V. (2004). Rahmen-Berufsordnung für professionell Pflegende vom 18. Mai 2004. Berlin: Eigenverlag. http://www.deutscher-pflegerat.de/Downloads/DPR%20Dokumente/Rahmenberufsordnung.pdf. Zugegriffen: 18.06.2017

Diehl U (2003) Über die Würde der Kinder als Patienten – das Prinzip der Menschenwürde in der Medizinethik am Beispiel der Pädiatrie. In: Wiesemann C, Dörries A, Wolfslast G, Simon A (Hrsg) Das Kind als Patient. Ethische Konflikte zwischen Kindeswohl und Kindeswille. Campus, Frankfurt, S 151–173

Dodds S (2014) Dependence, Care, and Vulnerability. In: Mackenzie C, Rogers W (Hrsg) Vulnerability. New essays in ethics and feminist philosophy. Oxford University Press, Oxford, S 182–203

Dörries A (2013) Zustimmung und Veto. Aspekte der Selbstbestimmung im Kindesalter. In: Wiesemann C, Simon A, Hüllbrock L (Hrsg) Patientenautonomie. Theoretische Grundlagen, praktische Anwendungen. Mentis, Münster, S 180–189

European Association for Children in Hospital (EACH) (Hrsg) (1988) Charta für Kinder im Krankenhaus. Leiden (NL)

Friesacher H (2014) Basiswissen Ethik. JuKiP 3(5):234–235

Friesacher H (2015) Kritische Pflegewissenschaft. In: Brandenburg H, Güther H, Amann A (Hrsg) Gerontologische Pflege. Hogrefe, Bern, S 41–60

Gastmans C (2016) Dignity-enhancing care for persons with dementia and its application to advance euthanasia directives. In: Johann Platzer und Franziska Großschädl (Hrsg) Entscheidungen am Lebensende. Medizinethische und empirische Forschung im Dialog. Nomos, Baden-Baden, S 69–88

Gjengedal E, Ekra EM, Hol H, Kjelsvik M, Lykkeslet E, Michaelsen R et al. (2013) Vulnerability in health care – reflections on encounters in every day practice. Nursing philosophy: an international journal for healthcare professionals 14(2):127–138. https://doi.org/10.1111/j.1466-769X.2012.00558.x

Have H ten (2016) Vulnerability. Challenging bioethics. Routledge, London

Hennighausen K, Schulz E (2008) Die Entscheidungsfähigkeit von Kindern und Jugendlichen. In: Illhardt FJ (Hrsg) Die ausgeblendete Seite der Autonomie. Kritik eines bioethischen Prinzips. LIT, Berlin, S 65–79

Hoffmaster B (2006) What Does Vulnerability Mean? Hastings Center Report 36(2):38–45

Hülsken-Giesler M (2015) Professionskultur und Berufspolitik in der Langzeitpflege. In: Brandenburg H, Güther H, Amann A (Hrsg) Gerontologische Pflege. Hogrefe, Bern, S 163–175

Hurst SA (2008) Vulnerability in research and health care; describing the elephant in the room? Bioethics 22(4):191–202. https://doi.org/10.1111/j.1467-8519.2008.00631.x

Illhardt FJ (2008) „Vulnerable Subjects" – Über die Unmöglichkeit, medizinische Forschung nur mit Autonomie zu begründen. In: Illhardt FJ (Hrsg) Die ausgeblendete Seite der Autonomie. Kritik eines bioethischen Prinzips. LIT, Berlin, S 97–110

International Council of Nurses (ICN) (Hrsg) (2014) ICN-Ethikkodex für Pflegende, Berlin

Jox RJ (2015a) Entscheidung über lebensverlängernde Maßnahmen. In: Marckmann G, Bausewein C (Hrsg) Praxisbuch Ethik in der Medizin. Medizinisch Wissenschaftliche Verlagsgesellschaft, Berlin, S 133–140

Jox RJ (2015b) Entscheidungen bei einwilligungsunfähigen Patienten. In: Marckmann G, Bausewein C (Hrsg) Praxisbuch Ethik in der Medizin. Medizinisch Wissenschaftliche Verlagsgesellschaft, Berlin, S 125–132

Kurz R (2001) Decision making in extreme situations involving children. Withholding or withdrawal of life supporting treatment in paediatric care. Statement of the ethics working group of the Confederation of the European Specialists of Paediatrics (CESP). Eur J Pediatr 160(4):214–216. https://doi.org/10.1007/PL00008430

Lotz M (2014) Parental Values and Children's Vulnerability. In: Mackenzie C, Rogers W (Hrsg) Vulnerability. New essays in ethics and feminist philosophy. Oxford University Press, Oxford, S 242–265

Luna F (2009) Elucidating the Concept of Vulnerability: Layers Not Labels. International Journal of Feminist Approaches to Bioethics 2(1):121–139

Mackenzie C, Rogers W, Dodds S (2014) Introduction: What is Vulnerability, and Why Does It Matter for Moral Theory? In: Mackenzie C, Rogers W (Hrsg) Vulnerability. New essays in ethics and feminist philosophy. Oxford University Press, Oxford, S 1–29

Mullin A (2014) Children, Vulnerability, and Emotional Harm. In: Mackenzie C, Rogers W (Hrsg) Vulnerability. New essays in ethics and feminist philosophy. Oxford University Press, Oxford, S 266–287

Rabe M (2009) Ethik in der Pflegeausbildung. Beiträge zur Theorie und Didaktik. Huber, Bern

Remmers H (2011) Pflegewissenschaft als transdisziplinäres Konstrukt. Wissenschaftssystematische Überlegungen – Eine Einleitung. In Remmers H (Hrsg) Pflegewissenschaft im interdisziplinären Dialog. Eine Forschungsbilanz. V&R unipress, Göttingen, S 7–47

Riedel A (2015) Ethische Herausforderungen in der Pflege. In: Marckmann G, Bausewein C (Hrsg) Praxisbuch Ethik in der Medizin. Medizinisch Wissenschaftliche Verlagsgesellschaft, S 89–102

Riedel A, Kimmerle B, Lehmeyer S (2014) Ethik in der Kinderkrankenpflege. JuKiP 3(5):222–229

Riedel A, Lehmeyer S (2016a) Eckpunkte und Gegenstände: Pflegeethische Reflexion im professionellen Pflegehandeln. In: Riedel A, Lehmeyer S (Hrsg) Einführung von ethischen Fallbesprechungen: ein Konzept für die Pflegepraxis. Ethisch begründetes Handeln praktizieren, stärken und absichern. Unter Mitarbeit von Elsbernd A, Mäule T, 4. Aufl. Jacobs Verlag, Lage, S 37–52

Riedel A, Lehmeyer S (2016b) Konzeptentwicklung: Theoretische Fundierung und Prämissen zur Konzeptualisierung ethischer Fallbesprechungen. In: Riedel A, Lehmeyer S (Hrsg) Einführung von ethischen Fallbesprechungen: ein Konzept für die Pflegepraxis. Ethisch begründetes Handeln praktizieren, stärken und absichern. Unter Mitarbeit von Elsbernd A, Mäule T, 4. Aufl. Jacobs Verlag, Lage, S 53–160

Rogers W (2014) Vulnerability and Bioethics. In: Mackenzie C, Rogers W (Hrsg) Vulnerability. New essays in ethics and feminist philosophy. Oxford University Press, Oxford, S 60–87

Sarvimäki A, Stenbock-Hult B (2016) The meaning of vulnerability to older persons. Nursing Ethics 23(4):372–383

Scanlo A, Lee G (2007) The use of the term vulnerability in acute care: why does it differ and what does it mean? Australian Journal of Advanced Nursing 24(3):54–59

Scully JL (2014) Disability and Vulnerability: On Bodies, Dependence, and Power. In: Mackenzie C, Rogers W (Hrsg) Vulnerability. New essays in ethics and feminist philosophy. Oxford University Press, Oxford, S 204–221

Straehle C (2016) Vulnerability, Health Agency and Capability to Health. Bioethics 30(1):34–40. https://doi.org/10.1111/bioe.12221

Streich W (2006) Vulnerable Gruppen: „Verwundbarkeit" als politiksensibilisierende Metapher in der Beschreibung sozialer Ungleichheit. In: Richter M, Hurrelmann K (Hrsg) Gesundheitliche Ungleichheit. Grundlagen Probleme Konzepte. Springer VS, Wiesbaden, S 289–295

Thompson J (2014) Being in Time: Ethics and Temporal Vulnerability. In: Mackenzie C, Rogers W (Hrsg) Vulnerability. New essays in ethics and feminist philosophy. Oxford University Press, Oxford, S 162–178

UN (1948) Allgemeine Erklärung der Menschenrechte. UN Doc GA/RES 217 A (III) (10.12.1948)

UN (1989) Übereinkommen über die Rechte des Kindes. Resolution 44/25 der Generalversammlung der UNO (20.11.1989)

UN (2006) Übereinkommen über die Rechte von Menschen mit Behinderungen (2006) Resolution 61/106 der Generalversammlung der UNO (13.12.2006)

United Nations Educational, Scientific and Cultural Organization (UNESCO) (2006) Universal Declaration on Bioethics and Human Rights (19.10.2006). http://unesdoc.unesco.org/images/0014/001461/146180E.pdf. Zugegriffen: 18.06.2017

United Nations Educational, Scientific and Cultural Organization (UNESCO) (2013) Report of the International Bioethics Committee (IBC) of UNESCO on the Principle of Respect for Human Vulnerability and Personal Integrity. http://unesdoc.unesco.org/images/0021/002194/219494E.pdf. Zugegriffen: 18.06.2017

Wiesemann C (2013) Die Autonomie des Patienten in der modernen Medizin. In: Wiesemann C, Simon A, Hüllbrock L (Hrsg) Patientenautonomie. Theoretische Grundlagen, praktische Anwendungen. Mentis, Münster, S 13–26

Wiesemann C (2014) Der moralische Status des Kindes in der Medizin. In: Ach JS, Lüttenberg B, Quante M (Hrsg) Wissen, Leben, Ethik. Themen und Positionen der Bioethik. Mentis, Münster, S 155–168

Wiesemann C (2015) Ethik in der Kinderheilkunde und Jugendmedizin. In: Marckmann G, Bausewein C (Hrsg) Praxisbuch Ethik in der Medizin. Medizinisch Wissenschaftliche Verlagsgesellschaft, Berlin, S 313–325

Wiesemann C (2016) Vertrauen als moralische Praxis – Bedeutung für Medizin und Ethik. In: Steinfath H, Wiesemann C, Anselm R, Duttge G, Lipp V, Nauck F, Schicktanz S (Hrsg) Autonomie und Vertrauen. Schlüsselbegriffe der modernen Medizin. Springer VS, Wiesbaden, S 69–99

Wiesemann C, Simon A, Hüllbrock L (Hrsg) (2013) Patientenautonomie. Theoretische Grundlagen, praktische Anwendungen. Mentis, Münster

Wild V (2014) Vulnerabilität. In: Handbuch Ethik und Recht der Forschung am Menschen. Springer, Berlin, S 297–298

World Medical Association (WMA) (Hrsg) (2009) Declaration of Ottawa on Child Health

Leiden

Annette Riedel

© Springer-Verlag GmbH Deutschland 2018
A. Riedel, A.-C. Linde (Hrsg.), *Ethische Reflexion in der Pflege*,
https://doi.org/10.1007/978-3-662-55403-6_10

10.1 Einleitung

Die nachfolgenden Ausführungen richten sich auf das Leiden, einem Phänomen das in der Pflegepraxis mit dem konkreten Auftrag der Linderung assoziiert wird. Die Darlegungen konturieren das Phänomen und sensibilisieren für die ethisch reflexionswürdigen Elemente und Momente im pflegeberuflichen Handeln und Entscheiden. Da – insbesondere länger anhaltendes – Leiden vielfach in der letzten Lebensphase eines Menschen sich zu einer pflegefachlichen wie auch pflegeethischen Herausforderung entwickeln kann, liegt der Schwerpunkt im Folgenden auf der Pflege und Begleitung in dieser Lebensphase, das heißt auf der Palliativversorgung. Unter dem Begriff der letzten Lebensphase sollen hier nicht die letzten Wochen und Stunden verstanden werden, sondern eine Summe des jeweils spezifischen Augenblicks, der für sich Lebensqualität, Würde, Respekt und eine relationale Autonomie – das heißt eine Autonomie, die Menschen durch getroffene Entscheidungen nicht isoliert, sondern miteinander verbindet – einfordert. Als mögliches pflegeberufliches Handlungsfeld kann hier eine Palliativstation, ein Hospiz (ambulant oder stationär) oder eine stationäre Behinderten- oder Altenhilfeeinrichtung assoziiert werden.

Ziel der Ausführungen zu diesem Phänomen ist es, die Vielschichtigkeit der jeweils individuellen Leidenserfahrung herauszustellen, für die normativen Komponenten des Phänomens zu sensibilisieren und Bezug nehmend auf den Wert des Vertrauens ein exemplarisches ethisches Konfliktfeld zu beschreiben. Somit hat der Beitrag einen ethisch-sensibilisierenden Charakter, ethisch-sensibilisierend für zukünftige Begegnungen mit leidenden Patienten bzw. Bewohnern und ethisch-sensibilisierend für zukünftige Entscheidungen der Leidenslinderung.
Im Folgenden wird das komplexe Phänomen Leiden zunächst näher betrachtet und der damit verbundene pflegeberufliche Auftrag aufgezeigt, um darauf Bezug nehmend in einem zweiten Schritt die ethischen Herausforderungen klarzulegen.

» „Wo Leid ist, ist die Welt nicht in Ordnung."
 (Wandruszka 2015, S. 76)

10.2 Leiden als individuelles Phänomen

Adorno (1973) konstatiert: *„suffering is one of the most fundamental human experiences"* (S. 17–18). Wandruszka (2009) bezeichnet Leiden „als ein eigenständiges Phänomen im All des Lebens" (S. 176).

Individuelles Leiden eines Menschen ist komplex und vielschichtig (Cassell 2014, S. 15–16; Cassell 2004, 2016; Reed 2013; Milton 2013), es präsentiert sich durch unterschiedliche Elemente, Symptome, Überzeugungen und „bedrohte Werte" (Reed 2013, S. 199). Bezugnehmend auf das Modell von Reed charakterisieren folgende Symptome das individuelle Leiden: „Quälende Schmerzen, Sorgen, Belastungen" (zum Beispiel auch: „Angst empfinden"), „mangelnde Kohärenz" (zum Beispiel auch: „zerstörte Hoffnungen und Lebensziele, Sinn- und Bedeutungslosigkeit"), „veränderte Beziehung zu anderen Menschen" (zum Beispiel auch: „ohne Unterstützung" sein), veränderte Erwartungen („kraftlos und mutlos, verzweifelt" sein) (Reed 2013, S. 199–200). Reed (2013) definiert Leiden als ein „über längere Zeit anhaltendes, für einen Menschen charakteristisches Syndrom. Es geht einher mit einer qualvollen Bedrohung wichtiger Werte und löst unheilvolle Überzeugungen und entsprechende Gefühle aus. Leiden ist ein System, in dem sich Befürchtungen, veränderte Überzeugungen und damit verbundene Gefühle entwickeln" (Reed 2013, S. 69). Diese umfassende Definition präzisiert und pointiert die Komplexität des individuell erlebten Phänomens.

Als mit dem Leiden einhergehende Gefühle und Themen charakterisiert Reed (2013) die Isolation, die Hoffnungslosigkeit, die Verletzlichkeit und den Verlust (S. 71–74). Siegwart (1998) beschreibt Leiden als „eine seelische Spannung, meist von größerer Dauer und Tiefe […] ein psychischer Zustand von Schmerz und Trauer" (S. 15). Wandruszka (2009) formuliert in Bezug auf die tangierten Gefühle: „Grundsätzlich gilt, dass das leidende Subjekt den Aktionsradius seines Wollens als gehemmt oder gar partiell zerstört, seine Vernunft als getrübt und sein Gefühl als verwirrt erlebt. Die leidvolle Grundbefindlichkeiten der Ohnmacht, Desorientierung und des inneren Aufruhrs gründen in dieser Leidensdynamik" (S. 166). Bedeutsam an diesen ergänzenden

Komponenten erscheint der Begriff der „Leidensdynamik", die darauf verweist, dass Leiden kein statisches Phänomen ist, sich vielmehr in der Wechselwirkung des jeweils situativen Erleidens zeigt.

Die Tragweite und das Empfinden des Leidens werden durch religiöse, kulturelle und weltanschauliche Ansichten und die jeweils individuelle Lebenssituation beeinflusst (Körtner 2013, S. 672; Ferrell u. Coyle 2008, S. 14).

Leiden ist ein personenbezogenes Phänomen das individuell empfunden und erlebt wird, das einhergeht mit spezifischen Erfahrungen (Isolation, Verletzlichkeit, Verlusten) und auch mit Verzweiflung. Dabei kann das Phänomen Cassell (2004) folgend von außen nie vollständig erfasst werden. Er spricht in diesem Kontext von der *„privacy of suffering"* (S. 278), was zugleich der Grund dafür ist, dass leidende Personen – in unterschiedlichem Ausmaß – isoliert sind oder sich bewusst zurückziehen (Cassell 2004, S. 287; Ferrell u. Coyle 2008, S. 108–110) – was das jeweils empfundene Leiden wiederum erhöhen kann. So beschreibt Siegwart (1998): „Der Leidende ist immer allein" (S. 27). Möglicherweise ist er alleine aufgrund des selbstgewählten Rückzuges, oder er fühlt sich alleine in seiner Leidenserfahrung. Diese Darlegungen unterstreichen nochmals den jeweils situativ und individuell variierenden Charakter von Leiden, die damit verbundenen Erfahrungen und Auswirkungen bzw. die damit verbundenen jeweils individuellen Reaktionen der leidenden Person.

Ein weiteres Merkmal, das in der Literatur beschrieben wird, ist die verletzte Integrität der leidenden Person (Müller-Busch 2015a, S. 297; Ferrell u. Coyle 2008, S. 108–109; Cassell 2016, S. 217). Die Ausrichtung auf die bedrohte, verletzte oder zerbrochene Integrität, auf das verletzte „Ganze" der Person verweist darauf, dass (unerträgliches) Leiden nur unter Betrachtung der Person, in ihrer Gesamtheit als „Erlebensgestalt" (Staudacher 2013, S. 41) zu lindern ist, unabhängig davon, was das Leiden situativ auslöst, was die jeweils individuelle Ursache ist und/oder mit welcher Bedeutung das Leiden einhergeht.

Deutlich wird in diesen definitorischen Rückbezügen Folgendes: Das Phänomen Leiden ist komplex, es geht mit vielfältigen Erfahrungen und Emotionen einher, zeigt sich in Form unterschiedlicher Symptome, in unterschiedlichen Situationen und hat seine jeweils ganz individuelle und einzigartige Erlebensform (physisch, psychisch, sozial, spirituell). Das heißt auch, Leiden ist stets eine individuelle und belastende Erfahrung. Sie bezieht sich auf eine jeweils spezifische Lebenssituation in einem jeweils individuellen Kontext und im jeweils individuellen Moment des Erlebens. Leiden bezieht sich auf das, was ein Mensch innerlich empfindet vor dem Hintergrund seiner Wertvorstellungen und persönlichen Lebensgeschichte (Reed 2013, S. 51, S. 61, S. 65; Cassell 2016, S. 221 f.) – und in den Worten von Käppeli (1998) in seiner Komplexität auf den Punkt gebracht: „Die Leidenserfahrung […] ist ein existenzielles Geschehen, das den ganzen Menschen betrifft" (S. 225), das heißt physisch, psychisch, sozial wie auch spirituell, mental und emotional bis hin zu einer existenziellen Erschütterung.

Fazit

Deutlich wird in diesen Konturierungen die Vielschichtigkeit des Phänomens, das aufgrund dessen vielfach mit einer einzelnen Intervention nicht zu lindern, geschweige denn zu beherrschen ist. Die dargelegte Komplexität muss sich in der Folge in der Anamnese des jeweils individuellen Empfindens, Erlebens bzw. Erleidens wie auch in den Angeboten der Leidenslinderung repräsentieren.

10.3 Linderung von Leiden als (pflege-)professioneller Auftrag

Nach der Charakterisierung des Phänomens erfolgt die Analyse dahingehend, welche Bedeutung das Phänomen Leiden für das pflegeberufliche Handeln und Entscheiden aufweist, das heißt welcher professionelle Auftrag damit verbunden ist.

Schaut man in die aktuelle Definition der WHO zu *Palliative Care* (WHO 2002), so wird dort unter anderem das Ziel *„the prevention and relief of suffering"* und der folgende Auftrag formuliert: *Palliative Care „provides relief from pain and other distressing symptoms"*. In der Definition wird das Leiden (*suffering*) einmal explizit benannt, im Auftrag kann es unter dem Schmerz wie auch unter den belastenden Symptomen subsumiert werden. Diesen Auftrag an die Palliativversorgung greift die „Charta zur Betreuung schwerstkranker und sterbender Menschen" zwar nicht explizit auf, allerdings postuliert der Leitsatz 1: „Der schwerstkranke und sterbende Mensch hat ein Recht auf adäquate Symptom- und Schmerzbehandlung" (Deutsche Gesellschaft für Palliativmedizin et al. 2015, S.19). Auch hier kann das Leiden assoziiert werden: Die betroffene Person leidet unter Schmerzen oder entsprechenden Symptomen und bedarf der lindernden Maßnahmen bzw. fordert diese explizit ein.

Bezug nehmend auf den pflegeprofessionellen Auftrag formulieren van der Arend und Gastmans (1996): „Das Leiden des Patienten nimmt die Pflegenden in die ethische Pflicht einer adäquaten Pflege und menschlichen Begleitung" (S. 77). Diese (pflegeberuflichen) Prämissen und Forderungen an eine qualitätsvolle Palliativversorgung und an eine am Gegenüber ausgerichtete Begleitung in der letzten Lebensphase sind somit essenziell. Eine umfassende und gute Versorgung am Lebensende ist wünschenswert – im Sinne einer „Letztverlässlichkeit" (Deutsche Gesellschaft für Palliativmedizin et al. 2016, S. 15; Müller-Busch 2015c). Treffend formulieren es Rehmann-Sutter und Lehnert (2016), wenn sie – vergleichbar zu den Ausführungen von van der Arend und Gastmans (1996), schreiben: „Gute Versorgung ist eine ethische Pflicht" (Rehmann-Sutter u. Lehnert 2016, S. 948). Diese Pflicht konkretisieren die Autoren wie folgt: „Wenn das Leiden eines Menschen behandelbar ist, entsteht für diejenigen, die über die Mittel zur Leidenslinderung verfügen, eine Pflicht, diese Mittel nicht vorzuenthalten" (Rehmann-Sutter u. Lehnert 2016, S. 948). Hervorhebenswert ist an dieser Stelle, dass sowohl van der Arend und Gastmans (1996) wie auch Rehmann-Sutter und Lehnert (2016) im Kontext des Leidens von einer **ethische Pflicht** schreiben und nicht von einer fachlichen Verpflichtung. Bereits an dieser Stelle wird die normative Facette des Phänomens angedeutet.

Das heißt, der eingangs formulierte Auftrag an die Palliativversorgung verdichtet sich in der „ethischen Pflicht" der Pflegenden und zeigt sich im genuinen Auftrag an die professionell Pflegenden. Dieser Auftrag wird nachfolgend unter anderem aus dem ICN-Ethikodex (DBfK 2014) und dem *Code of Ethics for Nurses der ANA* (American Nurses Association 2015) abgeleitet. So beschreibt der ICN-Ethik-Kodex

„Leiden zu lindern" als eine grundlegende Aufgabe von Pflegenden (DBfK et al. 2014, S. 1). Die ANA (American Nurses Association) formuliert als professionellen Auftrag von Pflegenden „*alleviation of pain and suffering*" insbesondere in Bezug auf die Pflege in der letzten Lebensphase (American Nurses Association 2015, S. 2). Bezüglich der professionellen Pflege konstatieren Ferrell und Coyle (2008): „*Nurses play a fundamental role in caring for those who suffer*" (S. 102). Hieraus ergibt sich für die Autorinnen ein pflegeprofessioneller Auftrag: Leiden (*suffering*) „*is an essential aspect of nurse's responsibility*" (S. 49), und noch pointierter: „*The core of nurses' work*" (S. 102).

Was ist die mögliche Konsequenz der dargelegten Forderungen? Diese betrachtend lassen sich zum einen aus den Leitvorstellungen an die Palliativversorgung seitens der Betroffenen Ansprüche, Anspruchs- und Erwartungshaltungen auf Leidenslinderung ableiten – Renz (2015) spricht in diesem Kontext von einer „Ansprüchlichkeit" (S. 100). Die Forderung aus der Perspektive der Betroffenen könnte dann wie folgt lauten: „Ich fordere eine (individuelle, möglichst vollumfängliche) Symptom- und Schmerzbehandlung, eine (möglichst vollständige) Leidenslinderung mit dem Ziel der Wiederherstellung meines körperlichen Wohlbefindens bzw. zur Sicherung meiner individuellen Lebensqualität, in meiner letzten Lebensphase."

Diese Forderung bzw. Ansprüchlichkeit trifft auf die Forderung im Leitsatz 1 der „Charta zur Betreuung schwerstkranker und sterbender Menschen in Deutschland", der besagt: „Jeder Mensch hat ein Recht auf Sterben unter würdigen Bedingungen. Er muss darauf vertrauen können, dass er in seiner letzten Lebensphase mit seinen Vorstellungen, Werten und Wünschen respektiert wird, und dass Entscheidungen unter Achtung seines Willens getroffen werden" (Deutsche Gesellschaft für Palliativmedizin et al. 2016, S. 9; Deutsche Gesellschaft für Palliativmedizin et al. 2015, S. 10). Randall und Downie (2014) prägen in diesem Kontext den Begriff der „Patientenzentriertheit" (S. 69), was die berechtigte ethische Pflicht möglicherweise zu einer überfordernden ethischen Verpflichtung werden lässt.

Renz (2015) folgend bewirkt diese „Ansprüchlichkeit" einen „atmosphärischen Druck" (S. 98, S. 100), der in Kombination mit der beschriebenen ethischen Pflicht ein ethisch reflektiertes und ethisch begründetes Handeln fordert. Dies ist bedeutsam, um nicht vorschnell dem externen Druck nachzugeben und der empfundenen Verpflichtung nachzukommen, anstatt zunächst achtsam und sensibel das Leiden in seiner Komplexität zu erfassen. Sowohl das individuelle Empfinden der Betroffenen und die daraus resultierenden Wünsche, Bedürfnisse oder gar Forderungen nach (einer schnellen) Leidenslinderung als auch die professionellen Ansprüche an eine umfassende, fachlich fundierte und ethisch reflektierte Palliativversorgung können ethische Konfliktpotenziale darstellen.

Aus den exemplarischen Darlegungen der Direktiven bezüglich der Leidenslinderung im Kontext der Palliativversorgung wie auch hinsichtlich des Auftrags an die professionell Pflegenden und das pflegeprofessionelle Handeln, lassen sich – im Sinne einer ersten Zusammenfassung – die folgenden zwei Hypothesen deduzieren:

1. Die genannten Prämissen der Palliativversorgung führen bei den Betroffenen zu Erwartungen bzw. Ansprüchlichkeiten und möglicherweise in der Folge zu (massiven) Forderungen an die (vollständige) Linderung des subjektiv empfundenen Leidens.
2. Der genannte Auftrag an das professionelle Pflegehandeln führt bei den professionell Pflegenden möglicherweise zu dem Anspruch bzw. der empfundenen Verpflichtung, das Leiden vollumfänglich lindern zu können.

Es ist bereits an dieser Stelle erkennbar, dass die Komplexität des Phänomens Leiden auf der einen Seite und die vorausgehend dargelegten Prämissen an die Palliativversorgung auf der anderen Seite moralische Konfliktfelder bergen. Der nächste Abschnitt dient der weiteren Annäherung an die mit dem Phänomen Leiden und dem Anspruch an Leidenslinderung verbundenen ethischen Implikationen.

10.4 Leiden lindern fordert ethische Reflexion

Die subjektive Erfahrung, die Ausdruckformen des Leidens, die Äußerungen der von Leidzuständen belasteten Person fordern das Gegenüber, die Pflegenden zum Handeln, zu einer Intervention

heraus, das Leiden zu lindern. Dies auch aufgrund dessen, dass es für die Personen im Umfeld nur schwer erträglich ist, das Leiden des Gegenübers auszuhalten – Leiden ist somit eine gewisse „Provokation" (Bozzaro 2015a, S. 14). Die situativ provozierenden Elemente durch das vom Gegenüber entgegengebrachte Leiden fordert ein hohes Maß an Sensibilität und Reflexivität ein. Denn: Diese „Provokation" darf keinesfalls zu einer voreiligen Intervention führen, einer Intervention, die möglicherweise der Komplexität und den jeweils individuellen Charakter, der jeweils individuellen Genese des Leidens nicht gerecht wird beziehungsweise sich nicht explizit auf die situativ-individuellen Spezifika bezieht. Sie fordert indes ein Innehalten!

Bozzaro (2015b) folgend weist der Begriff des Leidens zudem „starke normative und appellative Komponenten" (S. 94) auf. Appellativ dahingehend: Das Leiden muss nach Möglichkeit eliminiert werden, da Leiden per se als negativ charakterisiert wird (Speamann 2015, S. 183; Green 2014 S. 451; Wandruszka 2015, S. 67; Carnevale 2009, S. 174). So schreiben van der Arend und Gastmans (1996) von einem „ethischen Appell, hervorgerufen vom persönlichen Leiden des Patienten" (S. 77). Der normative Charakter des Leidens repräsentiert sich ferner in den vielfach vorangestellten Adjektiven (zum Beispiel das unerträgliche Leiden, das existenzielle Leiden) (Bozzaro 2015b, S. 94). Somit wird das Phänomen weithin nicht neutral beschrieben, „*it is value laden*" (Carnevale 2009, S. 174).

Leiden kann den „Lebenssinn zerstören" (Reed 2013, S. 125), erschütterte Wertvorstellungen, fehlende Sinnerfüllung, Hoffnungslosigkeit, Verletzlichkeit und Verlusterfahrungen, die verletzte Integrität und ein hohes Maß an subjektiven Belastungserleben können dazu führen, dass das Leiden, das leidvolle Erleben für den betroffenen Menschen unerträglich – bis hin zu einer existenziellen Erfahrung – wird. Somit steht Leiden vielfach in einer engen persönlich-reflexiven Verbindung zu den Fragen nach dem Sinn und der Sinnhaftigkeit der aktuell erlebten Lebenssituation sowie hinsichtlich der im Leid verspürten Lebensqualität (Reed 2013, S. 111–128; Marquard 2011, S. 19–20; Wandruszka 2015; Cassell 2016). Ein vollständiger Verlust an subjektiver Lebensqualität, eine tief empfundene Sinnlosigkeit kann dazu führen, dass der verzweifelte Wunsch zu sterben formuliert wird. Leiden als subjektives Erleben und Empfinden kann dazu führen, dass Menschen Todeswünsche äußern (Müller-Busch 2016, S. 27; Rehmann-Sutter 2015, S. 161; Borasio et al. 2014, S. 46–48). Diesbezüglich formuliert Wandruszka (2009): „Wer leidet will nicht bleiben wie er ist. Aber auch: Wer leidet will eine andere Welt. Und wer leidet, hegt ein Selbstwertgefühl, er pocht auf ein Würdebewusstsein, das er gewahrt wissen will" (S. 167).

Diese Wünsche und Bedürfnisse werden von Menschen unterschiedlich ausgedrückt, sie sind in der Begleitung Begegnung leidender Menschen (unterschiedlich stark) präsent und fordern situativ heraus. Die individuelle Not und Verzweiflung des Menschen gilt es, empathisch wahrzunehmen ohne vorschnelle, unreflektierte Reaktionen bzw. Interventionen. „Menschen, die den Wunsch zu sterben äußern, wünschen nicht zwingend den sofortigen eigenen Tod, sondern oftmals das Ende einer unerträglichen Situation" (Deutsche Gesellschaft für Palliativmedizin 2014, S. 9; Müller-Busch 2015b, S. 185–188; Rehmann-Sutter 2015, 2016; Radbruch et al. 2016, S. 110).

In Bezug auf die Leidenslinderung, einer derart komplexe Entscheidungen – bei einer zumeist höchst vulnerablen Zielgruppe – ist eine ethisch reflektierte und begründete Entscheidung obligat (Riedel 2017). Dies gemäß der Prämisse: Eine „leidenslindernde Behandlung – kann sich erkenntnisgemäß immer nur an einem Ziel orientieren, das die Qualität, den Sinn und den Wert des bestimmbaren Lebens im Auge hat und nicht die Qualität, den Sinn und den Wert des unbestimmbaren Todes" (Müller-Busch 2016, S. 28).

Das komplexe Phänomen Leiden und die Leidenslinderung betreffend kommt für die jeweilige professionelle Handlungsentscheidung ein weiterer erschwerender Aspekt hinzu: Hier reicht die rein medizinische Perspektive in Bezug auf die Indikationsstellung bzw. die rein objektivierende pflegerische Perspektiv in Bezug auf den Bedarf nicht aus, dies insbesondere vor dem Hintergrund, dass keine validen Messinstrumente bzw. klinische Einschätzungsverfahren vorliegen, die das rein subjektive Leidempfinden, den subjektiven Charakter des vielfach psycho-existenziellen Leidens konkretisieren beziehungsweise objektivieren (Bozzaro 2015a, S. 31; Bozzaro 2015b, S. 99, S. 100; Cassell 2014, S. 15;

Cassell 2016, S. 218) oder gar klassifizieren können (Reed 2013, S. 69).

> **Wichtig ist es, die genannten Komponenten (appellative und normative) wie auch die Grenzen (der Objektivierbarkeit) wahrnehmend, unter dem Handlungsdruck der Leidenslinderung nicht in die Tendenz zu verfallen, die Komplexität des Phänomens, die vielschichtigen und vielfältigen Dimensionen von Leiden zu dezimieren oder einzelne Elemente zu extrahieren.**

Die Komplexität und Verschiedenartigkeit von Leiderfahrungen ist indes nicht zu reduzieren und fordert (aufgrund dessen) heraus. Es geht vielmehr darum, das jeweils subjektive Erleben und Erleiden situativ zu ergründen, die jeweils individuelle Dimension zu ermessen, um die damit verbundenen Bedürfnisse und Bedarfe zu präzisieren, zumindest sich diesen anzunähern.

Entscheidungen und Interventionen zur Leidlinderung fordern eine angemessene Proportionalität (zum Wohle der Betroffenen, mehr Nutzen als Schaden) und verlangen aufgrund dessen der konsequenten ethischen Reflexion!

10.5   Leiden lindern fordert ethisch begründete Entscheidungen

Hinführend und übergreifend zu den nachfolgenden Ausführungen sei Folgendes voran gestellt: In Bezug auf die Entscheidungen am Lebensende – hier das Leiden zu lindern – sind stets die eigenen und (professionell) leitenden Kriterien, Vorstellungen und Erwartungen an ein „gutes Lebensende", an ein „gutes Sterben" (Streeck 2017), an implizit oder explizit leitende „Sterbeideale" (Streeck 2016, 2017) sowie die jeweils eigenen Vorstellungen von einem „guten Tod" (Streeck 2016) verantwortungsvoll zu reflektieren und zu hinterfragen! Ergänzend hierzu sind die Vorstellungen der Betroffenen von einem „guten Tod", einem „guten Sterben" zu thematisieren, da diese möglicherweise spezifischen Erwartungen an die Palliativversorgung begründen (Kastbom et al. 2016; Rehmann-Sutter u. Lehnert 2016; Rehmann-Sutter 2016).

Zurück zum Phänomen Leiden und der Intention der Leidenslinderung. Die eingangs beschriebenen professionellen Anforderungen, die damit verbundene professionelle Verantwortung, das Leiden zu lindern – als genuin pflegeberuflicher Auftrag (Stichwort „ethische Pflicht") – können den Impuls fördern, vorschnell nach Wegen zu suchen, die eine – für Außenstehende – Linderung des Leidens assoziieren lassen. Dieses Bestreben kann durch explizit oder implizit geäußerte Erwartungen bzw. „Ansprüchlichkeiten" (Renz 2015, S. 100; Arend u. Gastmans 1996, S. 77) der Betroffenen an die Palliativversorgung verstärkt werden. Das entgegengebrachte institutionelle Vertrauen (Steinfath 2016, S. 45; Dinc u. Gastmans 2012, S. 231) („ich begebe mich in meiner schwierigen Situation vertrauensvoll in professionelle Hände") kann die Handelnden unter einen moralischen Druck setzen. Dieser Druck wird möglicherweise durch das vielfach persönlich geäußerte Vertrauen der Betroffenen in das Gegenüber (alles zu tun, um das subjektiv empfundene Leiden zu lindern) noch weiter verstärkt.

Für die Betroffenen ist es in der Situation des Leidens vielfach nicht möglich, selbst aktiv etwas zu unternehmen, um ihr situativ empfundenes Leiden zu lindern. In der unfreiwilligen Passivität, in der Situation der Abhängigkeit und Asymmetrie (Dinc u. Gastmans 2012, S. 223, S. 234), sind sie darauf zurückgeworfen, dem (hoffentlich vertrauenswürdigen) Gegenüber sowie den vom Gegenüber unterbreiteten Angeboten wie auch auf die erhoffte Hilfe und Unterstützung zu vertrauen. Vertrauen zeigt sich so verstanden in einer (möglicherweise nicht freiwillig gewählten) „Abhängigkeitsbeziehung" (Fischer 2016, S. 33, S. 58). In dieser Vertrauenssituation formuliert der Leidende – aufgrund seiner eigenen situativen Hilflosigkeit, aufgrund seiner situativen Bedürftigkeit – eine „Vertrauenserwartung" (Fischer 2016, S. 27–30, S. 57–59; Reiske 2016). In der Beziehung zwischen Vertrauensgeber und Vertrauensnehmer besteht in diesen Situationen eine „(Ressourcen-)Asymmetrie" (Fischer 2016, S. 32). Der Vertrauensnehmer (Pflegende, Ärzte) verfügt nach Ansicht des Vertrauensgebers (die leidende Person) über die Ressourcen, die für die Lösung seines Problems hilfreich sind (Fischer 2016, S. 32). Der Leidende ist hier aufgrund seiner situativen Abhängigkeit gezwungen, einen Vertrauensvorschuss zu

leisten – vielfach blind und ohne jegliche Garantie (Schwegler u. Alon 2015, S. 154; Petermann 2013, S. 18). Es gilt, ein „Wagnis" einzugehen (Rother 2015, S. 23), was wiederum die Verletzbarkeit und Abhängigkeit (Dinc u. Gastmans 2012, S. 223, S. 234, S. 235; Petermann 2013, S. 23) – der bereits aufgrund ihrer Situation vulnerablen Betroffenen – erhöht.

Deutlich ist: Vertrauen und der damit einhergehende Vertrauensprozess in der Interaktion zwischen Vertrauensgeber und Vertrauensnehmer hat stets normative Facetten und kann in der Folge zu ethischen Konflikten führen. So fühlt sich die Pflegeperson als Vertrauensperson in der Pflicht, das in sie gesetzte Vertrauen, die damit verbundenen (Vertrauens-)Erwartungen sowie die vermittelte „Vertrauenswürdigkeit" (Reiske 2016, S. 200) nicht zu enttäuschen und den nachvollziehbaren Wunsch der Leidenslinderung nach Möglichkeit zu erfüllen bzw. diesem nachzukommen. Vertrauen zu verletzten wird moralisch als „nicht gut" bewertet. Allerdings können der Vertrauensdruck und die pflegeberufliche moralische Dimension der Vertrauenswürdigkeit – als ein normatives Konzept (Dinc u. Gastmans 2012, S. 223, S. 230; Gastmans 2013, S. 147) – bei Pflegenden bzw. im interdisziplinären Team nicht dazu führen, ethisch verwerfliche, ethisch nicht legitimierte Entscheidungen zu treffen (Dinc u. Gastmans 2012, S. 230, S. 235) (zum Beispiel das Leben vorsätzlich zu verkürzen). In der Konsequenz ist die Leidenslinderung nicht immer als das höchste moralische Gebot zu befolgen, ist nicht per se als *prima facie obligation"* zu verstehen (Green 2014 S. 453), denn nicht immer ist die Leidenslinderung per se moralisch zu verantworten (Green 2014 S. 453). Das heißt, situativ ist es moralisch gerechtfertigt oder gar moralisch gefordert, das entgegengebrachte Vertrauen zu enttäuschen. Das heißt auch, die professionellen moralischen Werte in der Entscheidung höher zu stellen als den Erhalt eines Vertrauensverhältnisses, einer Vertrauensbeziehung. An dieser Stelle zeigt der Wert des Vertrauens „seine Implikationen der Verletzlichkeit des Menschen" (Wiesemann 2016, S. 71, S. 74; Fischer 2016; Dinc u. Gastmans 2012, S. 234).

Deutlich ist die mit einer Vertrauenssituation verbundene Abhängigkeit (Dinc u. Gastmans 2012, S. 231, S. 232, S. 234), die ihrerseits wiederum verletzlich macht bzw. die Verletzlichkeit erhöht. Vertrauen als „moralisches Konzept" (Wiesemann 2016, S. 95; Dinc u. Gastmans 2012), das in Bezug auf die Erwartungen der Leidenslinderung als zentral bewertet werden kann, fordert heraus und fordert situativ eine ethisch reflektierte und ethisch begründete Entscheidung!

Fazit

Vulnerabilität, Abhängigkeit und Vertrauen bzw. durch Vertrauen auf der Seite der Betroffenen wie auch Verantwortung, Empathie und Achtsamkeit auf der Seite der Professionellen figurieren ein zentrales ethisches Spannungsfeld im Kontext des komplexen Phänomens des Leidens. Als leitender Wert, als Korrektiv wie auch als leitender Reflexionsrahmen kann den Pflegenden hier das Regulativ der „Letztverlässlichkeit" (das heißt, dass bestimmte Konstante existieren, die Verlässlichkeit garantieren) dienen. Letztverlässlichkeit, die ihrerseits auf Vertrauen basiert, aber auch Vertrauen eröffnet (Fleßa 2014, S. 81; Müller-Busch 2015c; Deutsche Gesellschaft für Palliativmedizin et al. 2016, S. 11, S. 15). Leiden impliziert eine Letztverlässlichkeit in all seinen Dimensionen, aber auch in Bezug auf verantwortungsvolle Entscheidungen und eine würdevolle Begleitung in der letzten Lebensphase.

10.6 Zusammenfassende Bedeutung für die pflegeberufliche Praxis

Leiden ist stets eine komplexe und subjektive Erfahrung, im Sinne eines als Leib und Identität konstituierendes Erleben, das die ganze Person betrifft (physisch, psycho-existenziell, sozial und spirituell). Die existenziellen Leiddimensionen dürfen im Pflegealltag – trotz ihres normativen Charakters und ihrer appellativen Wirkung – keine schnellen therapeutischen Antworten provozieren. Jegliche Intervention der Leidenslinderung fordert eine jeweils situative, verantwortungsvolle, ethisch reflektierte und ethisch begründete Entscheidung (Riedel 2017)!

Das heißt auch: Leiden mit seinen jeweils individuellen Konturierungen fordert die Beteiligten stets heraus, sich situativ einen Begriff vom jeweils individuellen Leiden des Anderen zu machen (Schuchter 2016, S. 324). Professionell Pflegende sind aufgefordert, die jeweils augenblicklichen Ausdrucksformen des Leidens wahrzunehmen, sich – unabhängig von der jeweils möglichen Intervention und Behandlungsoption der Leidenslinderung – zunächst auf die existenzielle Situation des Leidens des vulnerablen (körperlich wie auch emotional vulnerabel; Boldt 2015) Gegenübers vollumfänglich, empathisch einzulassen, eine Annäherung an die individuell-situative Leiddimension anstrebend (vornehmlich durch Spüren und Verstehen; Wandruszka 2015, S. 69–70).

Und: Professionell Pflegende sind aufgefordert, im Bewusstsein einer nicht symmetrischen Hilfebeziehung (Remmers 2016, S. 105, S. 113; Remmers 2000, S. 381), im Bewusstsein vorhandener Diversitäten am Lebensende (Schnell u. Schulz 2014, S. 28) sowie angesichts der Grenzen, die einer Leidenslinderung inhärent sind, dem jeweils individuellen „Leiden Aufmerksamkeit zu widmen" (Reed 2013, S. 147).

Literatur

Adorno TW (1973) Negative Dialectics. Routledge & Kegan Paul, London

American Nurses Association (ANA) (2015) Code of Ethics for Nurses with Interpretive Statements. Eigenverlag, Silver Spring

Arend van der A, Gastmans C (1996) Ethik für Pflegende. Huber, Bern

Boldt J (2015) Vulnerabilität, Existenz und Ethik. In: Müller O, Maio G (Hrsg) Orientierung am Menschen. Anthropologische Konzeptionen und normative Perspektiven. Wallstein, Göttingen, S 324–337

Borasio GD, Jox RJ, Taupitz J, Wiesing U (2014) Selbstbestimmung im Sterben – Fürsorge zum Leben. Kohlhammer, Stuttgart

Bozzaro C (2015a) Schmerz und Leiden als anthropologische Grundkonstanten und als normative Konzepte in der Medizin. In: Maio G, Bozzaro C, Eichinger T (Hrsg) Leid und Schmerz. Konzeptionelle Annäherungen und medizinethische Implikationen Karl Alber, Freiburg, S 13–36

Bozzaro C (2015b) Der Leidensbegriff im medizinischen Kontext: Ein Problemaufriss am Beispiel der tiefen palliativen Sedierung am Lebensende. Ethik in der Medizin 27:93–106

Carnevale FA (2009) A Conceptual and Moral Analysis of Suffering. Nursing Ethics 16:173–183

Cassell EJ (2004) The nature of suffering and the goals of medicine. Oxford University Press, New York

Cassell EJ (2014) Suffering and Human Dignity. In: Green M, Palpant NJ (Hrsg) Suffering and Bioethics. Oxford University Press, Oxford, S 15–30

Cassell EJ (2015) The Nature of Clinical Medicine. Oxford University Press, Oxford

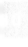

Cassell EJ (2016) The Nature of Suffering. In: Youngner SJ, Arnold RM (Hrsg) The Oxford Handbook of Ethics at the End of Life. Oxford University Press, Oxford, S 216–226

DBfK, SBK, ASI (Hrsg) (2014) ICN-Ethikkodex für Pflegende. Deutscher Berufsverband für Pflegeberufe, Österreichischer Gesundheits- und Krankenpflegeverband, Schweizer Berufsverband der Pflegefachfrauen und Pflegefachmänner, Berlin

Dinc L, Gastmans C (2012) Trust and trustworthiness in nursing: an argument-based literature review. Nursing Inquiry 19:223–237

Deutsche Gesellschaft für Palliativmedizin (2014) Ärztlich assistierter Suizid. Reflexionen der Deutschen Gesellschaft für Palliativmedizin. www.palliativmedizin.de. Zugegriffen am: 01.03.2017

Deutsche Gesellschaft für Palliativmedizin, Deutscher Hospiz- und Palliativverband, Bundesärztekammer (2015) Charta zur Betreuung schwerstkranker und sterbender Menschen. www.charta-zur-betreuung-sterbender.de. Zugegriffen am: 01.03.2017

Deutsche Gesellschaft für Palliativmedizin, Deutscher Hospiz- und Palliativverband, Bundesärztekammer (2016) Handlungsempfehlungen im Rahmen einer Nationalen Strategie. www.charta-zur-betreuung-sterbender.de. Zugegriffen am: 01.03.2017

Ferrell BR, Coyle N (2008) The Nature of Suffering and the Goals of Nursing. Oxford University Press, Oxford

Fischer S (2016) Vertrauen in Gesundheitsangebote im Internet. Nomos, Baden-Baden

Fleßa S (2014) Letztverlässlichkeit als Ressource – Der Wert der Palliativmedizin für die Volkswirtschaft. Palliativmedizin 15:78–83

Gastmans C (2013) Dignity-enhancing nursing care: A foundational ethical framework. Nursing Ethics 20:142–149

Green RM (2014) The Evil of Suffering. In: Green M, Palpant NJ (Hrsg) Suffering and Bioethics. Oxford University Press, Oxford, S 451–465

Käppeli S (1998) Zwischen Leiden und Erlösung. Religiöse Motive in der Leidenserfahrung von krebskranken Juden und Christen. Huber, Bern

Kastbom L, Milberg A, Karlsson M (2016) A good death from the perspective of palliative cancer patients. Support Care Cancer, published online 12 November 2016. doi 10.1007/s00520-016-3483-9

Körtner UHJ (2013) Menschenwürde am Lebensende. In: Joerden JC, Hilgendorf E, Thiele F (Hrsg) Menschenwürde und Medizin. Ein interdisziplinäres Handbuch. Duncker & Humblot, Berlin, S 669–685

Marquardt R (2011) „Wir, sind wir von einem gewissen Grade unsinniger Schmerzen an noch wir?" Schmerz, Leiden und Sinndeutung als theologische Aufgabe der Palliativmedizin. Zeitschrift für Medizinische Ethik 57:17–25

Milton CL (2013) Suffering. Nursing Science Quarterl 26:226–228

Müller-Busch HC (2015a) Schmerz und Leid in der Palliativmedizin. In: Maio G, Bozzaro C, Eichinger T (Hrsg) Leid und Schmerz. Konzeptionelle Annäherungen und medizinethische Implikationen. Karl Alber, Freiburg, S 288–311

Müller-Busch HC (2015b) Issues of palliative medicine in end-of-life care. In: Rehmann-Sutter C, Gudat H, Ohnsorge K (Hrsg) The Patient's Wish to Die. Research, Ethics, and Palliative Care. Oxford University Press, Oxford, S 177–190

Müller-Busch HC (2015c) Letztverlässlichkeit als Prinzip in der Palliativversorgung. Die Hospiz Zeitschrift 17(3):9–11

Müller-Busch HC (2016) Entscheidungen am Lebensende und Respekt vor der Autonomie – Möglichkeiten und Grenzen der Palliativmedizin. In: Platzer J, Großschädel F (Hrsg) Entscheidungen am Lebensende. Medizinethische und empirische Forschung im Dialog. Nomos, Baden-Baden, S 17–29

Petermann F (2013) Psychologie des Vertrauens, 4. Aufl. Hogrefe, Göttingen

Radbruch L, Leget C, Bahr P, Müller-Busch C, Ellershaw J, de Conno F, Vanden Berghe P, on behalf of the board members of the EAPC (2016) Euthanasia and physician-assisted suicide: A white paper from the European Association for Palliative Care. Palliative Medicine 30:104–116

Randall F, Downie RS (2014) Philosophie der Palliative Care. Philosophie-Kritik-Rekonstruktion. Huber, Bern

Reed FC (2013) Pflegekonzept leiden. Leiden erkennen, lindern und verhindern. Huber, Bern

Rehmann-Sutter C (2015) End-of-life ethics from the perspectives of patients' wishes. In: Rehmann-Sutter C, Gudat H, Ohnsorge K (Hrsg) The Patient's Wish to Die. Research, Ethics, and Palliative Care. Oxford University Press, Oxford, S 160–170

Rehmann-Sutter C (2016) „Ich möchte jetzt sterben." Über Sterbewünsche am Lebensende. In: Moos T, Rehmann-Sutter C, Schües C (Hrsg) Randzonen des Wollens. Anthropologische und ethische Probleme von Entscheidungen in Grenzsituationen. Peter Lang, Frankfurt, S 91–112

Rehmann-Sutter C, Lehnert H (2016) Ethische Aspekte der Palliativmedizin. Internist 57:946–952

Remmers H (2000) Pflegerisches Handeln. Wissenschafts- und Ethikdiskurse zur Konturierung der Pflegewissenschaft. Huber, Bern

Remmers H (2016) Methoden ethischer Abwägung im Praxistest. In: Rauprich O, Jox RJ, Marckmann G (Hrsg) Vom Konflikt zur Lösung. Ethische Entscheidungswege in der Biomedizin. Mentis, Münster, S 101–116

Renz M (2015) Wider den Verlust fundamentaler humaner Werte. In: Wehrli H, Sutter B, Kaufmann P (Hrsg) Der organisierte Tod. Sterbehilfe und Selbstbestimmung am Lebensende. Pro und Contra. orell füssli, Zürich, S 98–104

Reiske R (2016) Das Phänomen des Vertrauens. Springer VS, Wiesbaden

Riedel A (2017) Gemeinsam Sorge(n) tragen und die Seele entlasten. Ethisch begründete Entscheidungen als nachhaltige Entlastung erleben. Die Hospiz Zeitschrift/Palliative Care 19 (1):6–14

Rother W (2015) Vertrauen als Existenzial. Einige vorläufige Notizen. In: Baer J, Rother W (Hrsg) Vertrauen. Schwabe, Basel, S 11–24

Schnell MW, Schulz C (2014) Der Mensch als sterbliches Wesen und die Diversität am Lebensende. In: Schnell MW, Schulz C (Hrsg) Basiswissen Palliativmedizin. Springer, Berlin, S 23–31

Schuchter P (2016) Sich einen Begriff vom Leiden Anderer machen. Eine praktische Philosophie der Sorge. transcript, Bielefeld

Schwegler K, Alon E (2015) Vertrauen in die Arzt-Patienten-Beziehung. In: Baer J, Rother W (Hrsg) Vertrauen. Schwabe, Basel, S 153–160

Siegwart H (1998) Leiden. In: Käppeli S (Hrsg) Pflegekonzepte. Phänomene im Erleben von Krankheit und Umfeld. Huber, Bern, S 15–44

Spaemann C (2015) Patientenautonomie und unerträgliches Leid. In: Hoffmann TS, Knaupp M (Hrsg) Was heißt: In Würde sterben? Wider die Normalisierung des Tötens. Springer VS, Wiesbaden, S 171–186

Staudacher D (2013) Leiden- verletzte Menschlichkeit und seelisches Trauma. In: Reed FC (Hrsg) Pflegekonzept leiden. Leiden erkennen, lindern und verhindern. Huber, Bern, S 13–49

Steinfath H (2016) Das Wechselspiel von Autonomie und Vertrauen – eine philosophische Einführung. In: Steinfath H, Wiesemann C (Hrsg) Autonomie und Vertrauen. Schlüsselbegriffe der modernen Medizin. Springer VS, Wiesbaden, S 11–68

Streeck N (2016) „Leben machen, sterben lassen": Palliative Care und Biomacht. Ethik in der Medizin 28:135–148

Streeck N (2017) Sterben wie man gelebt hat. Die Optimierung des Lebensendes. In: Jacoby N, Thönnes M (Hrsg) Zur Soziologie des Sterbens. Springer VS, Wiesbaden, S 29–48

Wandruszka B (2009) Philosophie des Leidens. Zur Seinsstruktur des pathischen Lebens. Karl Alber, Freiburg

Wandruszka B (2015) Die Sinnfrage des Leidens im Lichte seiner Seinsstruktur. In: Maio G, Bozzaro C, Eichinger T (Hrsg) Leid und Schmerz. Konzeptionelle Annäherungen und medizinethische Implikationen Karl Alber, Freiburg, S 67–88

Wiesemann C (2016) Vertrauen als moralische Praxis – Bedeutung für Medizin und Ethik. In: Steinfath H, Wiesemann C (Hrsg) Autonomie und Vertrauen. Schlüsselbegriffe der modernen Medizin. Springer VS, Wiesbaden, S 69–99

WHO (2002) Definition of Palliative Care. www.who.int/cancer/palliative/definition/en/. Zugegriffen am: 01.03.2017

Hoffnung

Susanne Kränzle

© Springer-Verlag GmbH Deutschland 2018
A. Riedel, A.-C. Linde (Hrsg.), *Ethische Reflexion in der Pflege*,
https://doi.org/10.1007/978-3-662-55403-6_11

11.1   Das Pflegephänomen Hoffnung

Hoffnung ist ein Pflegephänomen, das als ganz alltäglich gelten kann. „Als Hoffnung wird eine positive innere Erwartungshaltung eines Menschen bezeichnet, der davon ausgeht, dass in der Zukunft ein gewünschtes Ereignis eintritt, ohne dass dafür eine Garantie besteht" (Fangerau 2009, S. 267). Im Verlauf einer Krankheit erleben Menschen unterschiedlich hoffnungsvolle oder hoffnungslose Phasen und Zeiten. „Dies bedeutet, zunächst zu hoffen, dass die Diagnose korrigiert werden kann, dass das persönliche Schicksal positiv verläuft, dass die Therapie prima anschlägt, dass viel Zeit verbleibt, dass keine Schmerzen auftreten, dass Unterstützung von Freunden/Familie kommt […]. Weiter geht es um die Vermeidung von Absolutismen: es geht nicht rigide um Alles oder Nichts, sondern um Offenheit für Entwicklungen. Sie (die betroffenen Menschen) suchen aktiv nach Anhaltspunkten für die Aufrechterhaltung von Hoffnung, etwa im Vergleich zu anderen oder auf der Suche nach neuen Therapiemethoden" (Abt-Zegelin 2009, S. 291). Mit diesen Phasen des Hoffens werden Pflegende – in unterschiedlicher Offenheit und variierender Klarheit seitens der Betroffenen – in ihrem pflegeberuflichen Alltag konfrontiert. Aufgrund der Relevanz wird das Phänomen nachfolgend konkretisiert und in Bezug auf eine spezifische Phase – die Palliativphase – hin praxis- und pflegebezogen konturiert. Die Ausführungen münden in die Darlegung möglicher ethischer Konfliktfelder im Kontext des Phänomens, die anhand eines Praxisbeispiels aus dem Setting Hospiz exemplarisch ausgeführt und verdeutlicht werden. Ziel des Beitrages ist es, auf das in der Pflege relevante Phänomen aufmerksam zu machen und für seine Bedeutsamkeit im pflegeethischen Kontext zu sensibilisieren.

» „Es ist die Hoffnung, die den Schiffbrüchigen veranlasst, mitten im Meer mit den Armen zu rudern, obwohl nirgendwo Land in Sicht ist." (Ovid)

Im Bereich der Hospiz- und Palliativversorgung, also am Lebensende von Menschen und in der Situation des Abschiednehmens (die neben dem erkrankten Menschen stets auch seine Nahestehenden und die Behandelnden und Betreuenden betrifft) kommt sowohl der Hoffnung als auch der Hoffnungslosigkeit besondere Bedeutung zu. Hoffnung scheint etwas zu sein, das dem Menschen zutiefst innewohnt und auf das er sehr lange zurückgreifen kann, selbst in Situationen, in denen von außen betrachtet jede Hoffnung unangebracht oder unrealistisch erscheint, weil die Realität die Hoffnung längst eingeholt hat. „Hoffnung ist die Kraft, die uns auch in großen Herausforderungen trägt" (Abt-Zegelin 2009, S. 291). Das heißt, Hoffnung ist eine wichtige menschliche Ressource. Hoffnung lässt Menschen zuversichtlicher und gelassener sein. „In welcher Form positive oder sinngebende Emotionen wie Hoffnung und andere psychische Phänomene den Verlauf zum Tode führender Erkrankungen und das Wohlbefinden der Betroffenen beeinflussen, ist [bislang] wenig erforscht" (Müller-Busch 2013, S. 215).

Hoffnung wird in unterschiedlichen Kontexten und Situationen, unterschiedlich wirksam und wahrnehmbar. So hat Hoffnung eine „in gleicher Weise beruhigende wie aktivierende Wirkung. Hoffnung wird mit Werten wie Ruhe, Wärme, Frieden, Entspannung, mit Aktivität, Vitalität, Lebendigkeit, Energie, Offenheit und Zukunft assoziiert, allerdings auch mit Konzentration der Sinne, Interesse, Aufgeregtheit und Wachheit, so dass die auf zukünftige Möglichkeiten gerichtete Bedeutung der Hoffnung sehr viel stärker zu sein scheint als die lebenshemmende und -bestimmende Kraft der Angst" (Müller-Busch 2010 nach Davitz 1969, S. 29). Hoffnung kann demnach Kraft verleihen, vorhandene mögliche Optionen auszuloten, Entscheidungen zu treffen und sich mindestens nicht handlungsunfähig zu fühlen. Und: Hoffnung hat Einfluss auf unser Handeln und Entscheiden. „So kann Handeln initiiert werden auf der Basis einer Hoffnung, ‚als ob' die eigene Identität eine gelungene zu Ende geführte sein wird." Dabei zielt Hoffnung in dieser „Diktion nicht zuerst auf ein unversehrtes Leben als Option […], denn es gibt Hoffnung in aller Versehrung, sonst wäre gelingendes Leben in und trotz Versehrung letztlich nicht mehr denkbar. So kann der Mensch Hoffnung haben in der Verzweiflung, Not und Entbehrung wahrnehmen und trotzdem daran nicht verzweifeln" (Lutz 2012, S. 418).

Deutlich ist, Hoffnung zeigt sich in unterschiedlichen Facetten und hat variierende Intentionen. Nachfolgend werden weitere Verknüpfungen zur Hoffnung dargelegt, um die Komplexität und die vielfältigen Assoziationen zu dem Phänomen anhand einzelner Beispiele zu verdeutlichen. So beschreiben Short und Weinspach (2010) die Resignation als die Antagonistin der Hoffnung. In Bezug auf das Sterben definiert Kübler-Ross die fünf „Sterbephasen" und dabei die Phase der Depression, in der der Patient jede Hoffnung aufgibt und in tiefe Traurigkeit versinkt (Kränzle et al. 2014). „In der Hospiz- und Palliativversorgung haben wir es mit dem Phänomen des existentiellen Leidens am Lebensende zu tun. Existentielles Leiden ist eng verbunden mit spiritueller Not, mit absoluter Hoffnungslosigkeit, mit tiefer Resignation, Traurigkeit, mit Verzweiflung und meist auch mit abgrundtiefer Angst" (Feichtner 2016, S. 58). Auch hier wird die Hoffnung als zentrales Element ausgeführt. Hoffnung und Hoffnungslosigkeit liegen somit vielfach nah beieinander. Insbesondere der Hoffnungslosigkeit gilt in der Begleitung ein besonderes Augenmerk. Pflegekräfte [Ärzte, Seelsorger und Hospizbegleiter] sind geschult und achtsam im Umgang mit deprimiert wirkenden Menschen, die sich meist in einer Situation befinden, die ihnen allen Anlass zur Hoffnungslosigkeit zu geben scheint. Über diese Phänomene wissen wir gut Bescheid und haben therapeutische und unterstützende Möglichkeiten zur Entlastung und Linderung, die von Psychotherapie über kreative Angebote bis hin zu medikamentösen Maßnahmen reichen (Müller-Busch 2013, S. 211). Im Mittelpunkt steht hierbei jedoch vielfach die diagnostizierte Depression oder eine assoziierte deprimierende Situation. „Während der abnorme, krankmachende Widerpart von Hoffnung, die Hoffnungslosigkeit, vielfach verbunden mit Verzweiflung, „in der Medizin gut untersuchte Phänomene sind, über die mit der definitorischen Eingrenzung des medizinischen Fachjargons ‚Depression' oder auch ‚affektive Störungen' viele Bücher geschrieben wurden, ist die gesundheitliche Bedeutung des Phänomens Hoffnung ein weitgehend unerforschter Bereich, obwohl immer wieder darauf hingewiesen wird, wie wichtig Hoffnung für den Heilungsprozess ist" (Müller-Busch 2013, S. 211). Hoffnung hat eine wichtige Bedeutung, als Ressource und

Bezugspunkt kann sie das Wohlbefinden beeinflussen und tangieren. Die genuine Fähigkeit des Menschen zur Hoffnung, machen sich unter anderem therapeutische Verfahren zunutze (Müller-Busch 2010, S. 29-31).

Nachfolgend wird die Hoffnung als Phänomen mit einer spezifischen Situation bzw. Lebensphase und einer spezifischen Zielgruppe assoziiert. Denn: Die Bedeutung des Phänomens Hoffnung zeigt sich besonders in der Begleitung von Sterbenskranken (Müller-Busch 2013, S. 211).

> ⟩ **Die Praxis zeigt, dass die Hoffnung zunächst umso größer ist, je schwerwiegender eine Diagnose und je schlechter eine Prognose ist. Hoffnung macht den schweren Augenblick erträglicher und eröffnet in der Vorstellung des jeweiligen Menschen Zukunft, über die jedoch gleichzeitig nicht verfügt werden kann.**

„Menschen, die hoffen, sind realistisch und passen sich flexibel an, ohne sich aufzugeben. Ehrliche Hoffnung ist auch offen für schmerzliche Erfahrungen" (Abt-Zegelin 2009, S. 291). Diese für Außenstehende vielfach paradox wirkende und schwer erträgliche Situation macht es so wichtig, auch im pflegeberuflichen Alltag einen sensiblen, reflektierten Umgang zu finden. Grundlegend hierfür ist, sich dem komplexen Phänomen anzunähern, es zu verstehen und seine Bedeutung erfassen zu wollen.

Bezogen auf die letzte Lebensphase eines Menschen ist Hoffnung häufig auch gerade dadurch gekennzeichnet, dass das Befinden schwankt und sich manchmal in kurzen Abständen stark zu verändern scheint, um dann zumindest beinahe wieder in den alten Zustand zurückzupendeln. Eine Tendenz zur Verschlechterung des Zustandes ist trotzdem erkennbar und unabwendbar. „Hoffnung impliziert wie alle Affekte einen Horizont, ist aber wesentlich auf eine objektiv noch nicht dagewesene Zukunft gerichtet" (Müller-Busch 2013. S. 212). Es wird deutlich, Hoffnung hat jeweils einen spezifischen und situativ definierten Bezugspunkt, der indes vielfach weder für den Betroffenen noch die Begleitenden erfassbar und konkretisierbar ist. So konstatiert Lutz (2012), dass Hoffnung vielfach „einen Referenzpunkt außerhalb desjenigen Systems (reklamiert), auf das es sich gerade bezieht" (Lutz 2012, S. 418). Und ein weiteres wichtiges Merkmal – gerade in der Begleitung von Menschen in der letzten Lebensphase, die von vielfachen Schwankungen und Veränderungen geprägt ist – ist bedeutsam: Hoffnung verändert sich mit dem Erleben der Realität. Sie steigt, wenn es einem todkranken Menschen besser zu gehen scheint. Sie sinkt, wenn eine Verschlechterung des Zustands eintritt. Dabei gibt es weder beim einen noch beim anderen eine stabile Kontinuität. Angesichts des Anspruchs, Dinge klar regeln und beeinflussen zu können, erscheint die Hoffnung vielfach vage und unverlässlich. Maio (2016b) stellt diese Gegebenheit anschaulich in den Kontext der Naturwissenschaften: „Wir leben in einer Zeit, in der wir lieber rechnen statt zu hoffen. Und niemand von uns wird das Rechnen aufgeben wollen, um nur noch zu hoffen. Aber nur zu rechnen ohne zu hoffen, das ist einfach zu wenig, um leben zu können" (Maio 2016a, S. 203).

Auf der Basis dieser einleitenden und rahmenden Ausführungen zur Hoffnung und deren Bezugspunkte können die folgenden zentralen Kernelemente des Pflegephänomens Hoffnung beschrieben werden:

- Hoffnung als positive Erwartungshaltung.
- Hoffnung trägt – auch dann wenn (fast) nichts mehr zu tragen scheint.
- Hoffnung ist eine sinngebende Emotion.
- Hoffnung hat eine beruhigende wie auch eine aktivierende Wirkung.
- Hoffnung verändert sich im Krankheitsverlauf.
- Hoffnung spielt am Ende des Lebens eine zentrale Rolle.

Vielleicht zunächst unvermutet kommt der Hoffnung auch in der Palliativphase eine nicht zu unterschätzende Bedeutung zu.

11.2   Hoffnung in der Palliativphase

Für die (palliativ-)pflegerische Praxis bedeutet die eingangs dargelegte Relevanz der Hoffnung, dem Phänomen einen angemessenen Platz einzuräumen und entsprechend differenziert und situativ adäquat damit umzugehen. Hoffnung – auch in einer aussichtslos erscheinenden Palliativsituation –

ist nicht ungewöhnlich, gleichwohl sie gelegentlich völlig unangebracht erscheint. Hoffnung hält Menschen psychisch am Leben – Erkrankte wie die ihnen Nahestehenden. Sie hilft, nicht aufzugeben und immer neue Kraft zu finden, den nächsten Tag, die nächste Stunde anzugehen und auszuhalten. „Die Hoffnung stirbt zuletzt," sagt der Volksmund. Die Hoffnung auf Genesung, die Hoffnung auf Besserung des Zustandes, die Hoffnung auf ein paar Wochen oder Monate länger andauerndes Leben – all das sind Hoffnungen, die den Pflegenden im Umgang mit sterbenden Menschen manchmal völlig realitätsfremd erscheinen und es wahrscheinlich zumeist sogar sind. Die Versuchung kann dennoch situativ erheblich sein, sich in diese Hoffnungen mit „einzuklinken", sie sogar zu nähren: „Sie müssen nur essen, dann geht es Ihnen bestimmt bald wieder besser!" Denn: das scheint so viel einfacher, als in einem Gespräch die eigene Hilflosigkeit, Betroffenheit und Trauer zu spüren angesichts der Angst und Trauer des Gegenübers. Gleichzeitig steht es Pflegenden und Betreuenden nicht zu, Hoffnungen zu zerstören – „Sie wissen doch, dass Sie nicht mehr gesund werden, das hat der Arzt Ihnen doch erklärt!" Hier zeigt sich ein erstes Dilemma, in dem sich Pflegende in der Begleitung Sterbender wiederholt finden und das hinsichtlich der jeweils situativen Reaktion so nachhaltig in seiner zerstörenden Wirkmacht sein kann (Hoffnung zerstören, Vertrauen zerstören, Perspektiven zerstören etc.), dass es der verantwortungsvollen ethischen Reflexion bedarf, um eine angemessene Reaktion, Interaktion und Begegnung zu eröffnen.

Ergänzend zu der professionellen Perspektive sind hier stets an die An- und Zugehörigen mitzudenken. Denn: Nahestehende tun sich aufgrund der persönlichen Betroffenheit ungleich schwerer als Pflegende, mit offensichtlich überzogenen Hoffnungen von schwerstkranken Menschen umzugehen. Sie stecken genau wie Pflegende in einem ethischen Dilemma, das sie für sich kaum auflösen können. Oftmals vermeiden sie daher ganz unbewusst jedes Gespräch über die Zukunft, sie reden lieber über Alltägliches und erwecken den Anschein, ganz unbesorgt zu sein und Veränderungen nicht wahrzunehmen. Dem Tod Einzug in die Gedanken gewähren heißt, ihn Teil der eigenen

Realität werden lassen, vom Tod reden heißt ihn herbeireden – mit dieser dem Tod scheinbar anhaftenden „magischen Kraft" könnte ein solches Verhalten erklärlich sein.

Die Frage, wie viel Zeit noch bleibt, kann letztlich niemand beantworten. Sterbende haben jedoch ein gutes und in der Regel untrügliches Gespür für die ihnen verbleibende Zeit (Kränzle et al. 2014, S. 26). Hoffnung am Lebensende verändert sich, „verkleinert" sich. War es nach der Diagnosestellung und während der Therapiephase zunächst die große Hoffnung, vielleicht statistisch gesehen doch die Ausnahme von der Regel zu sein, die Erkrankung wider aller Hoffnung besiegen und überleben zu können, verändert sie sich allmählich in die Hoffnung, noch möglichst lange leben zu können. Das Erleben der Realität, dass es nämlich keinen „Aufschub" geben wird, lässt die Hoffnung wiederum den „Radius verkleinern", den Fokus verschieben, darauf, dass die letzte Zeit eine möglichst gute sein möge. Dazu gehören in der Regel Wünsche wie

- „nicht alleine sterben zu müssen, d. h. von nahe stehenden, vertrauten Menschen umgeben sein und zuverlässig versorgt werden,
- ohne Schmerzen und andere quälende Beschwerden sterben zu können, in Würde und Frieden gehen dürfen,
- die Möglichkeit haben, letzte Dinge noch erledigen zu können, Beziehungen zu klären,
- über den Sinn des Lebens und des Sterbens mit Menschen sich austauschen zu können, die bereit sind dies auszuhalten" (Kränzle et al. 2014, S. 25).

Diese im Verhalten ausgedrückten, in Begegnungen gespiegelten und im Gespräch formulierten Hoffnungen und Wünsche bedürfen der Würdigung durch den betroffenen Menschen selber und seine Umgebung. Sie fordern überdies eine professionelle, empathische und ethisch reflektierte Reaktion ein. Innerhalb der Angebote und Einrichtungen der Palliativversorgung verdichtet sich das Sterben in besonderer Weise in stationären Hospizen, die tatsächlich gedacht sind als letzte Orte, an denen Menschen leben und sterben können. Mit dem sterbenden Menschen zieht immer auch die Hoffnung ins stationäre Hospiz ein.

11.3 Die sich verändernde Hoffnung im stationären Hospiz

In stationäre Hospize werden Menschen aufgenommen, die an einer schweren, tödlich verlaufenden Erkrankung leiden, die aus medizinischer Sicht nicht mehr kausal therapiert und nicht zum Stillstand gebracht werden kann und die bereits weit fortgeschritten ist. Typischerweise handelt es sich um Menschen mit Tumorerkrankungen oder auch mit Krankheiten wie amyotrophe Lateralsklerose (ALS). Gemeinsam ist ihnen allen, dass sie einen hohen Bedarf an palliativer Therapie und Pflege haben, da ihre Erkrankungen zum Zeitpunkt der Aufnahme bereits eine hohe Symptomlast mit sich bringen. Ihre Lebenserwartung beträgt Tage, Wochen bis wenige Monate. Hospize sind Orte, an denen eine exzellente Palliativbehandlung stattfindet. Das Pflegepersonal ist qualifiziert und erfahren im Umgang mit schwerstkranken, sterbenden Menschen. Die ärztliche Betreuung geschieht durch niedergelassene Ärzte und kann durch ärztliche Leistungen der spezialisierte ambulanten Palliativversorgung (SAPV) ergänzt werden. Ehrenamtliche Hospizbegleiter, hauswirtschaftliches Personal, Seelsorger, Frauen und Männer im Freiwilligen Sozialen Jahr und Auszubildende in Pflegeberufen gehören ebenfalls zum Team eines stationären Hospizes. In den meisten Hospizen ist neben komplementären Anwendungen auch Kunst- oder Musiktherapie verfügbar sowie nach ärztlicher Verordnung Physiotherapie.

Stationäre Hospize bringen viel eigene Kompetenz ein, sind aber stets Teil eines regionalen Netzwerks, das die umfassende Fürsorge für die sterbenden Menschen und die ihnen Nahestehenden ergänzt und komplettiert. Ziel ist es, eine möglichst hohe Lebensqualität herzustellen oder zu erhalten, sodass der sterbende Mensch seine letzte Lebenszeit als „lebenswert" erlebt und sich gleichzeitig auf das konzentrieren kann, was ihm noch wichtig ist, was es für ihn noch zu tun und zu erledigen gilt, damit er, so die Idealvorstellung, Frieden schließen kann mit seinem Leben und mit der Tatsache, dass er sterben wird. Schmerzen, Atemnot, Übelkeit, Erbrechen, Schlaflosigkeit, Angst, die Unfähigkeit zur Nahrungsaufnahme, therapieresistente Wunden und andere Symptome sind einerseits Alltag in stationären Hospizen und andererseits niemals Routine, weil sie jeden Menschen anders betreffen und oftmals ganz individuell angepasste Strategien und Maßnahmen erfordern. Im Durchschnitt sind Menschen weniger als drei Wochen im Hospiz, bevor sie versterben. Somit ist das Schaffen einer verlässlichen, vertrauensvollen Beziehung ebenso anspruchsvoll wie unverzichtbar. Das betreuende Team möchte den sterbenden Menschen und die ihm Nahestehenden wirklich und wirksam unterstützen und dabei selber heil und gesund bleiben. „Letztlich geht es um die Möglichkeit, die vielleicht wichtigste Zeit im Leben der Menschen miteinander so zu gestalten, dass sie in ihrer Bedeutung für die Sterbenden, aber auch für die Angehörigen erfahrbar und lebbar wird" (Müller-Busch 2013, S. 11). Gerade in dieser wichtigen und einmaligen Lebensphase spielt Hoffnung, wie sie vorausgehend dargelegt wurde, eine zentrale Rolle.

Ein großer Teil der Patienten kommt unzureichend palliativversorgt ins stationäre Hospiz. Zumeist sind rasche Erfolge zu verzeichnen, wenn nach Erhebung der Anamnese, der Symptomlast und Pflegediagnosen eine adäquate Therapie und Pflege eingeleitet werden. Eine umfassende palliative Therapie und Begleitung vermag die Lebensqualität des betroffenen Menschen schließlich derart zu verbessern, dass eine aus fachlicher Sicht völlig unangemessen positive Einschätzung der Situation durch den Patienten und die ihm Nahestehenden keine Seltenheit ist. Da hat ein Mensch nach quälenden Wochen oder Monaten plötzlich keine Schmerzen mehr, wird die Atemnot nicht mehr im bisherigen Ausmaß verspürt, ist der Wundgeruch kaum mehr wahrnehmbar – und hat demzufolge und durchaus nachvollziehbar den Eindruck, es ginge ihm wieder besser. Neue Hoffnung entsteht – vielleicht war die Prognose doch falsch, der Zustand verbessert sich möglicherweise dauerhaft, die Chemotherapie zeigt eine späte Wirkung, es lohnt sich, um das Leben zu kämpfen. So kommen einerseits Wünsche und Forderungen auf, die zu einem früheren Zeitpunkt der Erkrankung selbstverständlich vom Behandlungsteam aufgenommen worden wären oder wurden, nun aber aus Sicht der professionell Handelnden nicht mehr zu verantworten sind. Der kranke Mensch selber oder die ihm Nahestehenden möchten Interventionen wie Nahrungsaufbau,

Mobilisation, Aufbaupräparate. Nicht selten wird eine neuerliche Untersuchung in der Klinik gefordert, um letzte Gewissheit darüber zu bekommen, ob oder am besten **dass** die Ärzte sich getäuscht haben und die Orientierung fortan oder zumindest zunächst wieder hin um Leben gehen darf. Längerfristig anhaltende Verbesserungen des Zustandes können unter Umständen sogar Anlass dafür sein, über eine Entlassung aus dem stationären Hospiz nach Hause oder in eine stationäre Pflegeeinrichtung nachdenken zu müssen. Es ist keine einfache Aufgabe, sich über die gewünschten Interventionen zu verständigen und dabei die Möglichkeit einzubeziehen, dass die Realität alle Hoffnungen zerstören könnte. Ebenso ist bei einer Stabilisierung des Zustandes die Option der Entlassung aus dem Hospiz keine durchweg freudige Vorstellung, da sie viele Überlegungen mit sich bringt:

- Wer kann angemessen für den kranken Menschen sorgen?
- Was alles ist nötig für eine gute Versorgung?
- Wo ist ein guter Ort dafür?
- Was ist, wenn sich der Zustand wieder verschlechtert?

Diese und weitere Fragen treten im Zusammenhang mit einer möglichen Verbesserung des Zustands auf, ermöglicht durch die umfassende palliative Begleitung und Versorgung im hospizlichen Setting. Die Unsicherheit, die eine fortschreitende Erkrankung ohnehin mit sich bringt, tritt zwar kurzfristig in den Hintergrund, ist aber dennoch vorhanden. Hier werden emotionale und ethische Dilemmata bereits ganz deutlich, die Verunsicherung mit sich bringen und mit denen umgegangen werden muss. Diese werden nachfolgend konkretisiert.

Tatsächlich ändert die Hospiz- und Palliativversorgung im Grundsatz nichts daran, dass der betroffene Mensch aufgrund der tödlichen Erkrankung dennoch mehr oder weniger nahe an der Schwelle zum Tod steht. „Geteilte Unsicherheit ist kommunikativ geteilte Unsicherheit. Sie bedarf der Fähigkeit, miteinander zu reden und das ist alles andere als leicht und selbstverständlich. Ethik hat also etwas mit dieser Bereitschaft und Fähigkeit zu tun, miteinander zu reden und sich um Verständnis und Verständigung zu bemühen, inmitten dieser ganzen Paradoxien" (Heller u. Krobath 2011, S. 44).

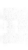

Palliativversorgung erleichtert das Leben, und obwohl das Ziel nicht die Lebensverlängerung ist, kann Palliativversorgung den Tod in bestimmten Fällen zwar verzögern, letztlich jedoch nicht verhindern. So wies eine Studie an Patienten mit einer bestimmten Art von Bronchialkarzinom (NSCLC) nach: „Obwohl sie gegen Ende des Lebens weniger aggressive medizinische Maßnahmen, wie zum Beispiel Chemotherapien, erhielten, überlebten die von Beginn an palliativ behandelten Patienten im Median signifikant länger (11,6 vs. 8,9 Monate). Die frühe und systematische Integration palliativmedizinischer Maßnahmen in die Versorgung unheilbarer Patienten mit NSCLC fördert offenbar deren Lebensqualität und scheint die Überlebenszeit zu verlängern, obwohl gegen Ende des Lebens weniger aggressiv behandelt wird" (Gulden 2010).

Es stehen somit durch die hospizlich-palliative Umsorgung möglicherweise neue Energien und vielleicht sogar etwas mehr Zeit zur Verfügung, wenn die Kräfte endlich nicht mehr in das Aushalten von Schmerzen oder anderen Symptomen investiert werden müssen. Sie können dann vielmehr auf das verwendet werden, was dem sterbenden Menschen noch wichtig ist. Ob es Wünsche sind, dies und jenes noch erleben zu wollen oder etwas zu erledigen, zu regeln, zu klären, auszusprechen, kann je unterschiedlich sein. Durch die Benennung dieser „letzten Dinge" wird dann allen Beteiligten doch wieder deutlich, dass die Hoffnung begrenzt ist und die tödliche Erkrankung real ist, auch wenn sie im Moment nicht ganz drängend und mit aller Härte im Vordergrund zu stehen scheint.

So sind Hoffnung und Abschiedlichkeit zeitgleich präsent, was den betroffenen Menschen zumeist sehr viel weniger Probleme bereitet als den ihnen Nahestehenden und den betreuenden Personen. Die sterbenden Menschen schöpfen Tatkraft und Mut aus ihrem „verbesserten" Zustand, es ist, als hätten sie eine Atempause auf dem Weg des Sterbens bekommen. Die Umstehenden tun sich eher schwer damit, von der Trauer um den bevorstehenden Verlust in die Hoffnung und Begleitung der Aktivitäten umzuschalten.

Das Betreuungsteam hat beides – Hoffnung und Begleitung in der letzten Lebensphase – und auch die eigenen Ambivalenzen darin wahrzunehmen und zu würdigen. Die großen theologisch-philosophischen Fragen des Sterbens werden damit heruntergebrochen in den pflegerisch-umsorgenden Alltag, der Antworten verlangt. „Die Beachtung von Hoffnung als inspirierende moralische Kraft kann auch und gerade in Begleitung sterbenskranker Menschen dazu beitragen, durch Mitgefühl, Verstehen und Kreativität in einer auf Partnerschaft und gemeinsamer Verantwortung beruhenden therapeutischen Beziehung Schmerz und Leiden im Abschied zu lindern" (Müller-Busch 2013, S. 210).

11.4 Ethische Fragestellungen und Reflexionen im Zusammenhang mit dem Phänomen Hoffnung

„Die ethischen, medizinischen und pflegerischen Fragestellungen am Lebensende sind komplex. Antworten können heute nicht mehr unter Rückgriff auf ehedem Gewusstes, auf bleibende Wahrheitsbestände, aus scheinbar immerwährenden Normen deduziert und entlehnt werden" (Heller u. Krobath 2011, S. 44). Dies sollte allerdings nicht davon ablenken, genau hinzusehen, denn es geht nicht primär und ausschließlich nur um „die großen ethischen Fragen und um ganz und gar ungerechtfertigte Hoffnungen. Schwerstkranke Menschen denken nicht automatisch in von vornherein unrealistischen Dimensionen. Sie sind jedoch möglicherweise nicht (ständig) in der Lage, das Denken in die Zukunft hinein ‚einfach zu lassen'. Der Gedanke, in Kürze nicht mehr am Leben zu sein, übersteigt vielleicht schlicht das menschliche Vorstellungsvermögen, und er ‚entfällt' den Betroffenen immer wieder, auch wenn und obwohl sie dem Tode ganz nahe sind. Sterben ist nicht nur ein physisches oder rationales, sondern auch und vor allem ein psychisches, emotionales und spirituelles Geschehen, dessen Bedeutung in der Gänze kaum erfassbar und verstehbar ist. In allem haben Menschen immer das Recht zu hoffen. Unter extremen Umständen zu hoffen ist eine Herausforderung, die es der Person erlaubt, ihr Leben in der ihr gemäßen Weise zu leben. Es ist Teil des menschlichen Geistes, fortzufahren und den Wundern im eigenen Leben eine Chance zu geben" (Short u. Weinspach 2010, S. 46).

Deutlich ist: Hoffnung als Phänomen ist beachtlich und wesentlich, sowohl in der Begleitung wie auch in der ethischen Reflexion. Hierauf liegt der Schwerpunkt der nachfolgenden Ausführungen.

Schwerstkranke und sterbende Menschen bewegen sich psychisch oft auf mehreren unterschiedlichen Ebenen und in verschiedenen Themen und Empfindungen zur gleichen Zeit. So wissen sie einerseits um ihren Zustand, über den sie ja auch aufgeklärt wurden. Gleichzeitig denken und fühlen sie aber auch in anderen Zusammenhängen, leben in eigenen Realitäten, die von außen betrachtet mit der aktuellen, scheinbar objektivierbaren Realität nicht unbedingt etwas zu tun haben. (◼ Abb. 11.1) Der Zustand des sterbenden Menschen kann aber letztlich immer nur aus der Innenperspektive beurteilt werden.

Das nachfolgende Praxisbeispiel dient dazu, die pflegeethische Bedeutsamkeit exemplarisch weiter zu verdichten und zu konturieren.

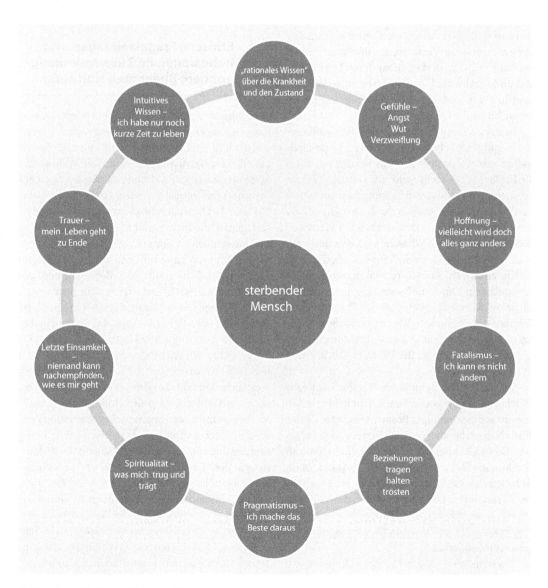

◼ **Abb. 11.1**   Die Gleichzeitigkeit der Dinge

Fallbeispiel

Die 78-jährige Frau B. wird im Oktober 2016 mit der Diagnose „Multipel metastasiertes Mammakarzinom, ED 02/2012" ins stationäre Hospiz aufgenommen. Ihre Tochter begleitet Frau B. ins Hospiz und besucht sie täglich. Frau B. ist kaum mehr mobilisierbar und verbringt ihre Tage meist im Bett. Sie steht gelegentlich noch zu einer der Mahlzeiten auf und kommt an den großen Esstisch im Gemeinschaftsraum. Die Metastasen sind überall, in der Leber, in den Knochen, im Gehirn und auch auf der Haut. Dank einer gut gelungenen Schmerz- und Palliativtherapie und einer Pflege, die sie in ihrer Autonomie bestärkt, fühlt sie sich wohl, trotz all ihrer Einschränkungen. Sie genießt die Umsorgung im Hospiz und ihr Einzelzimmer. Eines Tages sagt sie in Anwesenheit ihrer Tochter und einer Pflegekraft: „Könntet ihr bitte der Leitung sagen, dass ich in ein anderes Zimmer umziehen möchte? Ich brauche ein Zimmer in den Innenhof, wo es ruhig ist. Denn wenn ich im Sommer das Fenster auch nachts offenlassen möchte, kann ich nicht hier an der Straße liegen, das ist mir zu laut." Beide wissen nicht, was sie antworten sollen.
Die Tochter berichtet kurz danach weinend der Leitung vom Wunsch der Mutter und fragt: „Was soll ich denn meiner Mutter nur sagen? Sie wird doch den Sommer auf keinen Fall erleben!" Auch die beteiligte Pflegekraft hatte keine Antwort auf die Bitte von Frau B.
Frau B. verstirbt wenige Tage später.

Das ethische Dilemma in diesem Fall liegt auf der Hand und birgt mehrere gewichtige Perspektiven in sich. Die Tochter und die Pflegekraft formulierten diese im Gespräch mit der Hospizleitung so:

- Ich kann nicht so tun, als ob Frau B./meine Mutter noch so lange zu leben hätte, damit belüge ich sie und unterstütze ihre Lüge sich selbst gegenüber.
- Meine Mutter/Frau B. soll ihre letzte Lebenszeit nicht mit einer falschen Hoffnung belegen und dadurch ihre Situation verkennen.
- Meine Mutter/Frau B. soll ihre Zeit noch nutzen können, doch das kann sie nur, wenn sie weiß, wie es um sie steht.
- Der Mutter/Frau B. muss gesagt werden, dass sie den Sommer nicht erleben wird, damit

wir bewusst Abschied voneinander nehmen können.
- Wer soll ihr das sagen?
- Erhöht oder erniedrigt die Wahrheit ihre Lebensqualität?
- Was sind mögliche Reaktionen? Was, wenn meine Mutter/Frau B. wütend wird oder in eine Depression rutscht? Ist das dann ein guter Abschied aus dem Leben?
- Meine Mutter/Frau B. hat das Recht auf ihre eigene Hoffnung.
- Meine Mutter/Frau B. hat das Recht auf Verdrängung.

Hier stehen unterschiedliche Werte und Werteorientierungen einander gegenüber, die scheinbar nicht zusammenpassen und einen Wertekonflikt repräsentieren:

- Es geht um das Bedürfnis der Tochter und der Pflegepersonen, Frau B. in **Ehrlichkeit und Wahrhaftigkeit** begegnen zu wollen. Explizite Informationen zu ihrem Zustand würden aber sehr wahrscheinlich die Hoffnung von Frau B. zerstören oder zumindest reduzieren. Damit würde Frau B. möglicherweise auch ein Stück ihrer gerade neu gewonnenen Lebensqualität einbüßen.
- Es geht um die Frage, was für Frau B. eine **gute letzte Lebenszeit** ist: eine, in der sie mit ihrer Hoffnung und unter Verdrängung der Realität solange Zukunftspläne schmiedet, bis sie selber spürt, wie schlecht es ihr geht – oder eine letzte Lebenszeit, in der sie rasch gesagt bekommt, dass sie nur noch kurz zu leben hat und die sie nutzen kann für einen bewussten und „guten" Abschied.
- Es geht um das Bedürfnis der Tochter, die **letzte Lebensphase der Mutter mit ihr bewusst teilen zu können**, letzte Dinge zu besprechen und klären zu können.
- Es geht um den **inneren Konflikt der Pflegekraft**, dem Wunsch von Frau B. nach einem anderen Zimmer nicht nachkommen zu wollen, weil der Aufwand mit dem Nutzen nicht im Verhältnis stünde und gleichzeitig das Gefühl aushalten zu müssen, den Wunsch bewusst nicht erfüllt zu haben, wo doch

im Hospiz möglichst alle Bedürfnisse und Wünsche Beantwortung finden.

- Es geht um die **Autonomie** von Frau B., mit der sie hoffen und verdrängen und auch Wünsche äußern darf.
- Es geht um die Frage, ob die **Wahrheit immer die richtige Option** ist oder es „gnädiger" und besser für die Lebensqualität sein kann, sie nicht auszusprechen.

Welches Bedürfnis wiegt im Fallbeispiel schwerer, das von Frau B., in ihren Gedanken und Vorstellungen mit einer durchaus noch längeren Lebenserwartung umzugehen, oder das der Tochter, in der verbleibenden Zeit mit ihrer Mutter ehrliche und an der Realität orientierte Gespräche führen zu können? Wie wägt die Pflegekraft ihre Werte gegeneinander ab – soll sie den Wunsch der Frau B. vertreten und erfüllen, obwohl der Aufwand groß ist und sie gleichzeitig damit die falschen Hoffnungen unterstützen würde? Wie kann eine Handlungsoption aussehen, mit der sich alle möglichst wohl fühlen?

Ein ethisches Dilemma entsteht dann, wenn unterschiedliche, aber gleichermaßen bedeutsame Werte in Konflikt geraten, gegeneinander abgewogen und eine Entscheidung darüber getroffen werden muss, welcher Wert im Handeln priorisiert wird. Ethik ist die „Frage nach dem Guten". Sobald mehrere Menschen von einem Wertekonflikt betroffen sind, stellt sich die Frage, was für wen das Gute ist, welcher Wert der bedeutendste oder gewichtigste ist und wie also gehandelt werden soll.

Es geht demnach zunächst um die Wahrnehmung des ethischen Konfliktes, dann um das Abwägen der betroffenen Werte und schließlich um den Aushandlungsprozess, wie dieser Konflikt gelöst werden kann. Die Entscheidung im Rahmen eines ethischen Konfliktes macht meist nicht einfach alles „gut". Zu schwerwiegend sind die einzelnen Positionen. Das bedeutet, dass diejenigen, die die Entscheidung treffen müssen, danach häufig noch lange damit umgehen und sich fragen (lassen müssen), ob der Schritt gut und richtig war, manchmal gar erleben, dass er es nicht war. Daher bieten vereinbarte, geeignete und geübte Maßnahmen der Entscheidungsfindung für ein Pflege- und Behandlungsteam und für jede einzelne Person darin Sicherheit und auch Schutz – Schutz vor

möglichen Angriffen durch Betroffene und Angehörige ebenso wie Schutz vor Selbstzweifeln und Selbstkritik. „Entscheidungen können oft leichter auch in ihren Folgen getragen werden, wenn sie keine einsamen Entscheidungen sind, sondern aus dem gemeinsamen Gespräch erwachsen, dem Ringen um das Gute entstammen" (Heller u. Krobath 2011, S. 43).

Für den ethischen Konflikt, der durch den Wunsch von Frau B. entstand, in ein ruhigeres Zimmer umziehen zu wollen im Hinblick auf den (weit entfernten) Sommer, kann das heißen, sich im Pflege- und Behandlungsteam grundsätzlich über das Pflegephänomen Hoffnung Gedanken zu machen, dem im Zusammenhang mit sterbenden Menschen regelmäßig begegnet wird und das die immer gleiche Rat- und Hilflosigkeit oder auch Frustration (zum Beispiel über die Verdrängung trotz der für die Pflegenden offensichtlichen Tatsachen) auszulösen vermag.

> ❯ Wenn ein Austausch über das professionelle und auch das persönliche Erleben der einzelnen Teammitglieder entstehen kann und diese in die Lage versetzt werden, ihre eigenen Gedanken, Assoziationen und Gefühle zu Begriffen wie Hoffnung und Hoffnungslosigkeit zu reflektieren, können sich unterschiedliche Werte und Möglichkeiten des Umgangs damit definieren lassen.

„In solchen Austauschprozessen wird nicht an Lösungen (Welche existenzielle Lösung haben wir für Leiden, für Sterbende, den Umgang mit dem Verfall des Körpers, der Zerbrechlichkeit der personalen Identität?) und Empfehlungen gearbeitet, sondern es findet ein gemeinschaftsbildender Prozess der Verständigung statt, der Selbstreflexion, der Erhellung der eigenen Situation im Licht der Lebenslage Anderer, eine Enteinsamung in der schicksalhaft erlebten und erlittenen Einzigartigkeit des eigenen Lebens" (Schuchter u. Heller 2016, S. 157, S. 158).

Inhalte und Strategien für Gespräche mit sterbenden Menschen und den ihnen Nahestehenden können sich im gemeinsamen Überlegen auftun. Pflege, Sorge für andere, Care braucht den Blick auf den anderen und gleichzeitig auch auf sich selber. „Care stellt eine Form der Verwobenheit von Handeln, Fühlen und Denken dar" (Conradi 2001, S. 59).

Durch diese eingenommene Haltung wird der situative Blick weiter, werden die einzelnen befähigt, unterschiedliche Perspektiven einzunehmen, Gefühle einzubeziehen und Werte gegeneinander abzuwägen. Denn: „Handeln ist nicht erst ‚ethisch' relevant, wenn irgendeines der klassischen medizin- oder pflegeethischen Dilemmata auftaucht inmitten von ansonsten vermeintlich ethisch neutralen Berufs- und Lebensroutinen. Vielmehr ist das tägliche Handeln selbst ‚ethisch': denn Kranksein und Altwerden können mit tiefen Infragestellungen der Ermöglichung von (Selbst-)Achtung einhergehen" (Heller u. Schuchter 2013, S. 31). Es ist aber nicht damit getan, die einzelnen Mitarbeitenden zur ethischen Reflexion zu befähigen. Ethik geschieht in Organisationen nicht allein durch Einzelne oder von selbst. Ethik bedarf der Organisation – Organisationen bedürfen der organisierten Ethik.

Die nachfolgenden Ausführungen verknüpfen die ethischen Implikationen des Phänomens und legen die Bedeutung einer professionellen Reflexion für die pflegeberufliche Praxis dar.

11.5 Bedeutung für die pflegeberufliche Praxis

Pflegende in allen Bereichen der Pflege begegnen ständig Menschen, die hoffen – manchmal wider aller Hoffnung. Hoffen zu können ist das Privileg des Menschen. So ist auch Hoffnung am Lebensende da und (wahrscheinlich nur) für Außenstehende schwer nachvollziehbar, für den sterbenden Menschen selber ist sie wie bisher auch ein Teil seines Lebens. „Ethische Themen sind also grundsätzlich sowohl weiter als auch alltäglicher als medizinethische Notfälle. Im Kontext des Lebensendes, im Zusammenhang mit der unvermeidlichen Erfahrung des menschlichen Leids, der Einsicht in die Zerbrechlichkeit und Endlichkeit des Lebens können wir sagen, dass die Ethik nach einer Haltung und einer Gestaltung, nach einem Lebenswissen und -können angesichts der Verwundbarkeit, des Schmerzes, des Leidens, der Todesangst und der Verzweiflung ringt" (Schuchter u. Heller 2016, S. 142).

❯ Es gilt also in dieser besonderen Situation des Sterbens, der Hoffnung und den Zielen der Hoffnungen genügend Raum und einen guten Platz zu geben. Dazu bedürfen Pflegende sowohl der fachlichen als auch der personalen Kompetenz.

Die fachliche Kompetenz setzt beispielsweise das Wissen um die psychische Befindlichkeit sterbender Menschen voraus, es braucht Kenntnisse über wichtige Coping-Strategien und bindungstheoretische Konzepte sowie Kontakte zu relevanten Fachleuten und Fachstellen. Als personale Kompetenz kann das Wissen um die eigenen Werte, um eigene Fähigkeiten und Grenzen gelten. Zielführend kann hier die Orientierung an den Kernkompetenzen des Deutschen Qualifizierungsrahmens (DQR) zur Betreuung schwerstkranker und sterbender Menschen gelten, wie sie in den Handlungsempfehlungen der Charta zur Betreuung schwerstkranker und sterbender Menschen zu finden sind (DHPV, DGP, BÄK 2016, S. 135 ff).

Der Umgang mit Hoffnungen, die schwerstkranke und sterbende Menschen in sich tragen und mit anderen Menschen teilen, ist nur ein Ausdruck dessen, was im Sterben geschieht. Das Sterben und was dabei tatsächlich erlebt wird und gelebt werden muss, ist unmessbar, unfassbar, kann nicht geübt werden und ist zudem nicht wiederholbar. Sterben kann wie das Geborenwerden nur einmal im Leben eines Menschen geschehen. Es gibt keine Probe, Generalprobe und Premiere, der weitere Aufführungen folgen würden – es gibt jeweils nur eine Uraufführung. Deshalb hat das Sterben eine so hohe Relevanz im Leben jedes einzelnen Menschen und auch für das Tun derjenigen, die sterbende Menschen auf dem Hintergrund ihrer fachlichen Expertise begleiten und betreuen, sei es als Pflegekraft, Mediziner, Seelsorger, ehrenamtlicher Hospizbegleiter oder als Angehöriger einer anderen Berufsgruppe. Diese Tatsache ist Verpflichtung und Aufruf zur Qualifizierung, zur fachlichen Qualifizierung in *Palliative Care* und zur persönlichen Weiterentwicklung. Strukturell sollte es für eine Organisation oder Einrichtung, die sterbende Menschen betreut, bedeuten, dass für die *End-of-Life Care* Ressourcen zur Verfügung stehen müssen. Es braucht Zeit, um sterbende Menschen fachlich und menschlich adäquat zu betreuen, und es braucht Menschen, die überdies Zeit haben, zum Beispiel jenseits der Pflege die ehrenamtlichen Begleiter eines Hospizdienstes. Es gibt in der gesamten Bundesrepublik ambulante Hospizdienste, die sterbende Menschen unentgeltlich zuhause, im Krankenhaus, im Pflegeheim und im stationären Hospiz begleiten. Eine Organisation sollte sich entsprechend gut vernetzen und in den eigenen Abläufen prüfen, wie sterbende Menschen in besonderer Weise berücksichtigt werden können, wenn ihnen die tägliche Routine nicht mehr genügt mit ihren veränderten Bedürfnissen und Nöten.

Dass auch die „Profis" sterblich sind, halten sie oft allzu gern von sich weg. Genau genommen ist aber die Begegnung mit sterbenden Menschen gerade das, was sie jedes Mal unbehaglich daran erinnert, dass sie eines Tages auch sterben werden. Das Sterben ist die letzte große Unbekannte im Leben des Menschen – wir kennen weder den Tag noch die Stunde, so steht es im Matthäus-Evangelium geschrieben (Die Bibel, Mt. 25, 13). Das macht Angst und verunsichert. Aber nicht nur das Sterben verunsichert.

„Unser Leben ist unsicher, unsere Zukunft ist unsicher. Wir haben keine Sicherheiten. Sie können entstehen, wenn wir uns mit andern zusammensetzen, wenn wir unsere Unsicherheiten teilen. So wächst ein Boden der Sicherheit durch mit-geteilte Unsicherheit, in einer neuen Weise hoffend und vertrauend, dass das Eingeständnis von Angst, Schwäche und Hilflosigkeit anders als Geschenk an sich erfahren können" (Heller u. Schuchter 2013, S. 31).

Literatur

Abt-Zegelin A (2009) Hoffnung – Energiequelle in schwierigen Zeiten. Die Schwester Der Pfleger 48(3):221–225

Andel M, Brandes D, Pesek J (Hrsg) (2009) Hoffnung in Wissenschaft, Gesellschaft und Politik in Tschechien und Deutschland. Klartext, Essen

Conradi E (2001) Take Care. Grundlagen einer Ethik der Achtsamkeit. Campus, Frankfurt

Davitz JR (1969) The Language of Emotion. Academic Press, New York

Deutsche Gesellschaft für Palliativmedizin e.V. (DGP), Deutscher Hospiz- und Palliativverband (DHPV), Bundesärztekammer (BÄK) (2016) Charta zur Betreuung schwerstkranker und sterbender Menschen in Deutschland. Handlungsempfehlungen im Rahmen einer Nationalen Strategie. http://www.charta-zur-betreuung-sterbender. de/files/bilder/neu2%20RZ_161004_Handlungsempfehlungen_ONLINE.pdf. Zugegriffen am: 26.03.2017

Gulden J (2010) Metastasiertes Bronchialkarzinom: Frühe Integration von Palliativtherapie sinnvoll. Deutsches Ärzteblatt 107(39):A1860–A1861. https://www.aerzteblatt.de/pdf.asp?id=78591. Zugegriffen am: 26.03.2017

Fangerau H (2009) Hoffnung in der Medizin: Der Januskopf einer Erwartungshaltung in Forschung und Therapie. In: Andel M, Brandes D, Pesek J (Hrsg) Hoffnung in Wissenschaft, Gesellschaft und Politik in Tschechien und Deutschland. Klartext, Essen, S 199–212

Feichtner A (2016) Palliativpflege in der Praxis. Wissen und Anwendungen. Facultas, Wiens

Frewer A, Bruns F, Rascher W (Hrsg) Hoffnung und Verantwortung. Herausforderungen für die Medizin. Jahrbuch Ethik in der Klinik, Bd 3. Königshausen & Neumann, Würzburg

Heller A, Schmidt T (Hrsg) (2011) Sorgende Kommunikation. Verstehen heißt, sich verständigen. Praxis Palliative Care, Jahresheft Nr 3

Heller A, Krobath T (2011) Das ethische Gespräch. In: Heller A, Schmidt T (Hrsg) Sorgende Kommunikation. Verstehen heisst, sich verständigen. Praxis Palliative Care, Jahresheft Nr 3, S 42–26

Heller A, Schuchter P (2013) Sorgen im Alltag. Sicherheit durch geteilte Unsicherheit am Lebensende. Praxis Palliative Care 21:28–31

Kränzle S, Schmid U, Seeger C (Hrsg) (2014) Palliative Care. Handbuch für Pflege und Begleitung, 5. Aufl. Springer, Berlin

Lutz R (2012) Der hoffende Mensch. Anthropologie und Ethik menschlicher Sinnsuche. Francke, Tübingen

Maio G (2016a) Hoffnung als Bereitschaft, die Zukunft anzunehmen. In: Maio G (Hrsg) Die Kunst des Hoffens. Kranksein zwischen Erschütterung und Neuorientierung. Herder, Freiburg, S 203–226

Maio G (Hrsg) (2016b) Die Kunst des Hoffens. Kranksein zwischen Erschütterung und Neuorientierung. Herder, Freiburg

Müller-Busch C (2010) Zur Bedeutung der Hoffnung in der Medizin. Existenzielle Erfahrung an Grenzen des Lebens. In: Frewer A, Bruns F, Rascher W (Hrsg) Hoffnung und Verantwortung. Herausforderungen für die Medizin. Jahrbuch Ethik in der Klinik, Bd 3. Königshausen & Neumann, Würzburg

Müller-Busch C (2013) Abschied braucht Zeit. Palliativmedizin und Ethik des Sterbens. Suhrkamp, Berlin

Platzer J, Großschädl F (Hrsg) Entscheidungen am Lebensende. Medizinethische und empirische Forschung im Dialog. Reihe: Bioethik in Wissenschaft und Gesellschaft, Bd 2. Nomos, Baden-Baden

Schuchter P, Heller A (2016) on der klinischen zur politischen Ethik. Sorge- und Organisationsethik empirisch. In: Platzer I, Großschädl F (Hrsg) Entscheidungen am Lebensende. Medizinethische und empirische Forschung im Dialog. Reihe: Bioethik in Wissenschaft und Gesellschaft, Bd 2. Nomos, Baden-Baden, S 141–162

Short D, Weinspach C (2010) Hoffnung und Resilienz. Therapeutische Strategien von Milton H. Erickson, 2. Aufl. Carl-Auer, Heidelberg

Selbstvernachlässigung

Rita Kiemel und Johanna Göpfert

© Springer-Verlag GmbH Deutschland 2018
A. Riedel, A.-C. Linde (Hrsg.), *Ethische Reflexion in der Pflege*,
https://doi.org/10.1007/978-3-662-55403-6_12

12.1   Bedeutsamkeit des Phänomens Selbstvernachlässigung

Eine genaue Anzahl, wie viele ältere Menschen von einer Selbstvernachlässigung betroffen sind, liegt für den deutschsprachigen Raum nicht vor (Gogl 2014b, S. 148). Insbesondere sind ältere Menschen mit verschiedenen körperlichen und/oder psychischen Erkrankungen, ungünstigen sozialen Lebensumständen sowie mit einem eingeschränkten Leistungsvermögen von einer Selbstvernachlässigung betroffen (Gogl 2014b, S. 144; Wustmann u. Brieger 2005, S. 361; Pavlou u. Lachs 2006, S. 841; NANDA International 2013, S. 270). Bei älteren Menschen sind es zumeist Frauen (Gogl 2014a, S. 12).

Unter Betrachtung der aktuellen Daten ist eine Zunahme von älteren, alleinlebenden Frauen in Deutschland zu erkennen. So leben 44 % der Frauen ab 65 Jahren und 74 % ab 85 Jahren alleine in ihrer häuslichen Umgebung (Statistisches Bundesamt 2016, S. 65 f.). Diese älteren Frauen sind häufiger von Armut betroffen (Statistisches Bundesamt 2016, S. 33; Schräpler et al. 2015, S. 3). Armut führt zu geringerer Lebensqualität, da häufiger Erkrankungen auftreten, gesellschaftlicher Rückzug und eine geringere Lebenserwartung entsteht (Schräpler et al. 2015, S. 1). Dies birgt ein erhöhtes Risiko für eine Selbstvernachlässigung. Durch die Instabilität der Lebensumstände können diese Menschen als besonders vulnerabel betrachtet werden (Riedel 2015, S. 59 f.).

Pflegende sind in allen Versorgungsstrukturen mit Selbstvernachlässigung konfrontiert. Im häuslichen Bereich als größten pflegerischen Versorgungssektor im Rahmen der Pflegeversicherung (Statistisches Bundesamt 2015, S. 5, S. 7) zeigt sich allerdings die Selbstvernachlässigung von älteren Menschen am umfassendsten. Neben der Selbstvernachlässigung der eigenen Person kommt auch die Vernachlässigung des Lebensumfelds (Wohnung, medizinische Versorgung, Inanspruchnahme von Dienstleistungen) mehr zum Tragen als im stationären Setting. Fehlt ein tragendes soziales Netzwerk, tritt die Versorgung im häuslichen Bereich meist sehr spät ein. Zum Beispiel wenn diese Menschen nach einem Krankenhausaufenthalt nach Hause entlassen werden oder Angehörige, Nachbarn beziehungsweise gesetzlichen Betreuer aufgrund der gefährdeten Lebenssituation Unterstützung einfordern (Sroka u. Bächler-Mäder 2014, S. 12). Ferner wenn durch eine ärztliche Verordnung ein Versorgungsauftrag an den Pflegedienst erfolgt (Sroka u. Bächler-Mäder 2014, S. 13). Ursachen dieser späten Interventionen sind, dass die Betroffenen meist abweisend auf Unterstützungsangebote reagieren und misstrauisch gegenüber fremder Hilfe sind (Sroka u. Bächler-Mäder 2014, S. 12; Bachmann 2015, S. 1393). Durch diese grundsätzlich ablehnende Haltung wird ein Beziehungsaufbau für die pflegerische Versorgung besonders bedeutsam.

> ❯ Aus pflegeprofessioneller Sicht ist es zentral, dass Pflegende die Perspektive der Betroffenen Menschen einnehmen können und Handlungsstrategien anwenden, die eine Annahme des Unterstützungsangebots erst ermöglichen. (Sroka u. Bächler-Mäder 2014, S. 13; Gogl 2014c).

Tritt Selbstvernachlässigung in einer schweren bis lebensbedrohlichen Ausprägung auf, so zeigt es sich beispielsweise durch gestapelten Müll, unangenehme Gerüche und ältere Menschen, die mit verschmutzen Kleidern einen sehr ungepflegten Eindruck hinterlassen (Bachmann 2015, S. 1392; Sroka u. Bächler-Mäder 2014, S. 12; Gogl 2010, S. 6). Den Schweregrad entlang der Ausprägung einzuschätzen kann in pflegerischen Teams zu Uneinigkeiten führen. Aufgrund der subjektiven Lebensvorstellungen und ihre individuelle Prägung differiert auch die Bewertung der Situation durch die einzelnen Pflegenden. Ebenso sind verschiedene Meinungen über das Vorgehen in der Versorgung vorhanden, was eine strukturierte Reflexion der darin beinhaltenden Werte notwendig macht (Riedel 2015, S. 58–59).

12.2   Das Phänomen Selbstvernachlässigung

12.2.1 Abgrenzung zu anderen Phänomenen

Im Zusammenhang mit Selbstvernachlässigung existieren unterschiedliche Begrifflichkeiten die meist synonym verwendet werden. So werden häufig im allgemeinen Sprachgebrauch die Begriffe

Vermüllungssyndrom, Messiephänomen, Diogenessyndrom oder Verwahrlosung neben oder anstelle des Begriffs Selbstvernachlässigung verwendet.

Das Vermüllungssyndrom als psychiatrische Diagnose, das sich durch eine Akkumulation von Abfall kennzeichnet, und das Messiephänomen als Desorganisationsproblematik von zwanghaft gesammelten Gegenständen bieten eine hilfreiche theoretische Unterstützung bei der Erklärung des Phänomens Selbstvernachlässigun' (Sroka u. Bächler-Mäder 2014, S. 14; Wustmann 2006, S. 3; S. 19). Diese Theorien können nur einen Teil des Erlebens und der Bedeutung der Selbstvernachlässigung von älteren Menschen abbilden (Sroka u. Bächler-Mäder 2014, S. 14). Der Begriff Diogenessyndrom gilt in der aktuellen Literatur als veraltet und wird zur Beschreibung des Phänomens Selbstvernachlässigung nicht als ausreichend angesehen (Gogl 2014b, S. 145; Sroka u. Bächler-Mäder 2014, S. 14). Umgangssprachlich und auch in älterer Literatur findet sich häufig noch der Begriff Verwahrlosung, der eher mit Negativem in Verbindung gebracht wird (Sroka u. Bächler-Mäder 2014, S. 14). Zum Begriff Verwahrlosung verweist Gogl (2014c) auf die despektierliche Besetzung des Begriffs sowie den möglichen negativen Einfluss auf das pflegerische Handeln (Gogl 2014b, S. 144). Gegenwärtig findet eine Ablösung des Begriffs Verwahrlosung durch den Begriff Selbstvernachlässigung statt. Dieser Begriff wird aus dem angloamerikanischen Begriff *self-neglect* abgeleitet (Gogl 2014b, S. 144; Sroka u. Bächler-Mäder 2014, S. 14). Der Begriff Selbstvernachlässigung kann ebenfalls als nicht wertfrei angesehen werden. Hier bedarf es einer Präzisierung des Phänomens Selbstvernachlässigung unter Beachtung der Würde von Betroffenen (Sroka u. Bächler-Mäder 2014, S. 14).

12.2.2 Definitorische Darlegung des Phänomens Selbstvernachlässigung

Zum Begriff Selbstvernachlässigung finden sich in der aktuellen deutschsprachigen Literatur folgende Beschreibungen:

» „Selbstvernachlässigung bei erwachsenen Personen ist definiert als Mangel an

Selbstpflege in den Bereichen Ernährung, Kleidung, Wohnung, Sicherheit und medizinische Versorgung sowie bei der Inanspruchnahme von Gütern und Dienstleistungen." (Gogl 2014b, S. 144)

In den NANDA-Pflegediagnosen (2015–2017) wird „Selbstvernachlässigung" definiert als

» „[e]in Zusammentreffen kulturell überformter Verhaltensweisen, bei dem es nicht gelingt, im Bereich einer oder mehrerer Selbstversorgungsaktivitäten einen sozial akzeptierten Standard von Gesundheit und Wohlbefinden aufrechtzuerhalten." (Gibbons et al. 2006 in NANDA International 2016, S. 276)

Self-neglect wird im angloamerikanischen beschrieben

» „als Resultat der Unfähigkeit einer erwachsenen Person, infolge mentaler Beeinträchtigungen und/oder verminderter capicity essentiell wichtigen Anforderungen der Selbstpflege gerecht zu werden. Diese beinhaltet: angemessene Ernährung, Kleidung, Wohnung, medizinische Pflege, die Inanspruchnahme von Gütern und notwendigen Dienstleistern, um physische und psychische Gesundheit zu erhalten, sowie emotionales Wohlergehen und allgemeine Sicherheit (u. a. finanzielle Angelegenheiten) zu gewährleisten." (Bozinovski 2000 in Sroka u. Bächler-Mäder 2014, S. 14)

Alle Definitionen zeigen auf, dass bei einer Selbstvernachlässigung die Person und das Wohnumfeld betroffen sind. Es besteht ein Selbstpflegedefizit in zentralen Grundbedürfnissen wie Ernährung, Kleidung, Wohnung und Sicherheit. Medizinische Versorgung und Dienstleistungen werden nur wenig oder gar nicht in Anspruch genommen. Erkennbar sind alle Bereiche des pflegerischen Handlungsfeldes, das Phänomen der Selbstvernachlässigung ist demnach eng mit dem Auftreten eines Selbstpflegedefizits verbunden. In den NANDA-Pflegediagnosen wird noch auf den gesellschaftlichen Aspekt verwiesen.

❯ Durch das Nichterreichen des sozial akzeptierten Standards ist mit einer Ausgrenzung von Menschen mit Selbstvernachlässigung aus der Gesellschaft zu rechnen.

Selbstvernachlässigung zeigt sich somit als ein komplexes Phänomen, das in unterschiedlicher Form auftreten kann und verschiedene Merkmale aufzeigt (Sroka u. Bächler-Mäder 2014, S. 14–15).

■ **Formen und Merkmale**

Als Formen der Selbstvernachlässigung können die krisenbedingte temporäre sowie die chronisch progrediente Selbstvernachlässigung beschrieben werden (Sroka u. Bächler-Mäder 2014, S. 15). Eine krisenbedingte temporäre Selbstvernachlässigung tritt häufig bei der Bewältigung von Übergängen oder kritischen Lebensereignissen ein. Diese Form kann als vorübergehend und nicht krankhaft angesehen werden (Gogl 2014b, S. 145). Bei der chronisch progredienten Selbstvernachlässigung führen verschiedene Faktoren zu einer mangelnden Alltagsbewältigung des älteren Menschen (Sroka u. Bächler-Mäder 2014, S. 15). Hier können neben dem Alter insbesondere drei multifaktoriell bedingte Merkmale eine Selbstvernachlässigung kennzeichnen: Mehrfacherkrankungen, Wahrnehmungsverschiebung bezüglich des Ausmaßes der Selbstvernachlässigung sowie sozialer Rückzug und Abkapselung als Folge der Selbstvernachlässigung (Gogl 2014b, S. 147; Sroka u. Bächler-Mäder 2014, S. 16). Zusätzlich

werden verschiedene Dienstleistungen aufgrund der Angst vor einer zunehmenden Abhängigkeit nicht in Anspruch genommen. Die Scham über die Zunahme der mangelnden Alltagsbewältigung entwickelt sich immer weiter in einer Negativspirale (Sroka u. Bächler-Mäder 2014, S. 15). Das Ausmaß der Selbstvernachlässigung kann dabei unterteilt werden in leichte, mittlere, schwere und lebensbedrohliche Formen der Selbstvernachlässigung auf einem Kontinuum von kaum wahrnehmbarer, diskreter Vernachlässigung bis hin zu einer totalen Vernachlässigung der gesamten Person und Umgebung (Gogl 2014b, S. 148).

Die Merkmale einer Selbstvernachlässigung zeigt die ❏ Tab. 12.1 auf.

12.2.3 Selbstvernachlässigung bei älteren Menschen

Der Stellenwert von älteren Menschen mit Selbstvernachlässigung in der Gesellschaft kennzeichnet sich in einer Abwertung durch die alltagssprachliche Verwendung des negativen Begriffs Verwahrlosung. Verwahrlosung wird hier gemessen an individuellen Lebensvorstellungen und subjektiven Normen und Werten (Huser 2009, S. 15, in Baumann-Hölzle et al. 2014, S. 211). Die individuellen Perspektiven sind in einem kulturhistorischen Wertediskurs eingebettet und orientieren sich an den gesellschaftlichen Standards (Baumann-Hölzle et al. 2014, S. 211). Dabei gilt es auch, die vorherrschenden Altersbilder

❏ Tab. 12.1 Merkmale einer Selbstvernachlässigung. (Nach: Gibbons et al. 2006 in Georg 2010, S. 15)

Persönliche und äußere Erscheinung	Wohnumgebung	Gesundheitsverhalten
Schmutzige Kleidung Körpergeruch Ungekämmte, nicht gepflegte Haare Unsaubere Fuß- und Fingernägel Unsaubere Körperteile	Unhygienischer Haushalt Möglicher Nagetierbefall der Wohnung Horten und Sammeln von Gegenständen Große Anzahl von Haustieren Strukturelle Beeinträchtigungen	Unbeständige oder fehlende Befolgung von Behandlungsempfehlungen Weigerung, Medikamente einzunehmen Horten von Medikamenten Fehlende Pflege von Hilfsmitteln wie Katheter oder Stoma Gesundheitsgefährdende Verhaltensweisen Ignorieren von Krankheitssymptomen und Warnzeichen

zu betrachten, die die gesellschaftlichen Normen und Werte in Bezug einer Selbstvernachlässigung ebenfalls beeinflussen können. „Unter Altersbildern verstehen wir auf Alter, Altern und ältere Menschen bezogene Meinungen und Überzeugungen, die kontextspezifisch, in Abhängigkeit von Personen und Umweltmerkmalen, aktualisiert werden und spezifische Deutungen, Wertungen, Emotionen und Verhaltenstendenzen nahelegen können" (Schmitt 2012, S. 3). So können implizite Altersbilder „Einfluss auf die Bewertung der Bedarfe und Bedürfnisse" der älteren Menschen mit einer Selbstvernachlässigung nehmen und das Handeln von professionell Pflegenden beeinflussen (Riedel 2015, S. 51 f.).

Bei älteren Menschen mit Selbstvernachlässigung handelt es sich um eine vulnerable Personengruppe, die sich aus Angst vor einem Autonomieverlust und negativen Folgen eher im Hintergrund der Gesellschaft befindet (Sroka u. Bächler-Mäder 2014, S. 15). Menschen in einem höheren Lebensalter können häufig den Aufgaben und den sozial vorgegebenen Rollen nicht mehr gerecht werden und Verpflichtungen weniger nachkommen (Sroka u. Bächler-Mäder 2014, S. 23). Diese Verluste verstärken die defizitären Vorstellungen vom Alter. Mit den damit verbundenen destruktiven Gefühlen versucht sich der ältere Mensch aus der Gesellschaft zurückzuziehen, um möglichen Sanktionen zuvorzukommen (Sroka u. Bächler-Mäder 2014, S. 23). Verstärkend kommt hinzu, dass eine mangelnde Körperkontrolle und Umweltkontrolle als beschämend empfunden werden. Eine Diskrepanz besteht darin, dass die Umwelt die Lebenssituation der sich selbst vernachlässigenden Person anders beurteilt als der Betroffene selbst (Sroka u. Bächler-Mäder 2014, S. 23 f.). Durch diese divergierende Beurteilung fühlt sich der ältere Mensch abgewertet und leugnet die Notwendigkeit einer Hilfe von außen. Er nimmt seine eigenen Bedürfnisse kaum oder nur noch in einem eingeschränkten Umfang wahr, um nicht mit seinem Kompetenzverlust konfrontiert zu werden (Sroka u. Bächler-Mäder 2014, S. 24). „Mit der Zeit entwickelt sich beim betroffenen Menschen eine fortschreitende Vernachlässigung der existentiell notwendigen Selbstfürsorgeaktivitäten" (Sroka u. Bächler-Mäder 2014, S. 24). Nach der Maslow'schen Bedürfnispyramide ist die

Befriedigung der eigenen körperlichen Bedürfnisse grundlegend – und damit die Vernachlässigung des eigenen Körpers – als ernsthaft anzusehen (Sroka u. Bächler-Mäder 2014, S. 24).

12.3 Ethische Implikationen im Kontext Selbstvernachlässigung

12.3.1 Relevanz der ethischen Auseinandersetzung

Pflegenden im häuslichen Bereich obliegt es anhand der Ausprägung der Selbstvernachlässigung (leicht, mittel, schwer, lebensbedrohlich) eine Entscheidung zu treffen, ob und welche Interventionen sie ergreifen. Insbesondere wenn ältere Menschen mit einer Selbstvernachlässigung Pflege und Hilfsangebote ablehnen. Professionelle Pflegende müssen dabei abwägen, ob eine Selbst- oder Fremdgefährdung vorliegt und inwieweit sie ihrer Fürsorge und Verantwortung nachkommen müssen. Auch ist eine Beurteilung der Urteils- und Entscheidungsfähigkeit notwendig, um die Autonomiekompetenz der älteren Menschen einschätzen zu können (Bobbert 2015, S. 69 ff.). Dabei kann eine Entscheidung mit schwerwiegenden Folgen für den Betroffenen verbunden sein, vor allem wenn sie als letzte Konsequenz mit einem Verlassen der gewohnten Umgebung verbunden ist (Baumann-Hölzle et al. 2014, S. 214).

Diese Abwägungs- und Entscheidungssituationen werden maßgeblich von den subjektiven Wertvorstellungen der beteiligten Pflegenden sowie ihrer pflegeprofessionellen Einschätzung beeinflusst. Die Pflegenden stehen im Umgang mit sich selbst vernachlässigenden Menschen vor der großen Herausforderung, „das Richtige zu tun" (Baumann-Hölzle et al. 2014, S. 215). Dieser Wertediskurs innerhalb eines Teams ist systematisiert anzugehen, da je nach handlungsleitendem Wert unterschiedliche Interventionen erfolgen, die wiederum verschiedene Konsequenzen für den älteren Menschen haben können (Riedel 2015, S. 59).

Im Nachfolgenden wird eine Fallgeschichte vorgestellt, die in Anlehnung an die Nimwegener Methode systematisch betrachtet wird (Hiemetzberger 2016, S. 126–128). Bei der Nimwegener

Methode handelt es sich um ein strukturiertes Instrument der ethischen Fallbesprechung. Das exemplarische Vorgehen bezieht verschiedene Perspektiven der beteiligten Personen ein. Jedoch erhebt es keinen Anspruch auf Vollständigkeit.

12.3.2 Fallgeschichte: Frau Häberle – ich brauche keine Hilfe!

Frau Häberle (84 Jahre) wohnt schon seit ihrer Geburt in ihrem elterlichen Bauernhaus. Auch nach dem Tod ihrer Eltern und Schwester hat sie ihr Leben mit wenig Hilfe aus der dörflichen Gemeinschaft gut gemeistert und war immer sehr auf ihre Unabhängigkeit und Selbstständigkeit bedacht. Nach einem Sturz vor ihrer Haustür hat sie die Nachbarin Frau Anna Maier aufgehoben, in ihr Wohnzimmer gebracht und den Hausarzt Dr. Vogel informiert. Dieser stellt bei der körperlichen Untersuchung fest, dass zwar nichts gebrochen ist, jedoch hat sich ein Ulcus cruris venosum am linken Schienbein entwickelt. Der Hausarzt setzt sich mit der Pflegedienstleitung Frau Hilde Müller von der örtlichen Sozialstation in Verbindung und stellt eine Verordnung für den Verbandswechsel aus mit den Worten: „Probieren Sie Ihr Glück." In den nächsten vier Tagen versucht die Pflegefachkraft Frau Maria Gerster den Verbandswechsel durchzuführen. Frau Häberle lässt Frau Gerster in ihre Wohnung, lehnt jedoch den Verbandswechsel trotz Aufklärung zu möglichen Risiken mit den Worten ab: „Ich brauche keine Hilfe – das heilt von alleine wieder." Das Bein ist mit einem Handtuch umwickelt. Frau Häberle trägt an allen Tagen die gleiche verschmutzte Kleiderschürze und mit Löchern übersäte Hausschuhe. Die Pflegefachkraft Frau Gerster stellt zudem fest, dass die Wohnung in einem unordentlichen Zustand ist. Böden und Badezimmer sind verstaubt und teilweise nicht geputzt. Wäsche liegt auf dem Fußboden und auf allen Stühlen. Auf sämtlichen Tischen und Anrichten befindet sich Essen, teilweise verdorben. Beim Verlassen des Hauses trifft sie die Nachbarin Frau Maier. „Also man hilft ja schon gerne, aber das da ist doch kein Zustand mehr, wie die alte Frau da wohnt. Frau Häberle muss doch ordentlich versorgt werden. Die Versorgung zu Hause geht so nicht mehr."

Zurück auf der Station besprechen die Pflegefachkraft Frau Gerster und die Pflegedienstleitung Frau Müller die Situation. „Ich fühle mich ganz unwohl und finde es nicht gut, wie wir bei Frau Häberle vorgehen. Jeder Mensch hat doch ein Recht auf Privatsphäre und wenn sie die Behandlung nicht möchte, muss man das doch respektieren, auch wenn sie sich hierbei schadet. Klar ist es unordentlich in der Wohnung, aber man darf doch nicht den eigenen Anspruch auf Sauberkeit auf andere Menschen übertragen." Die Pflegedienstleitung Frau Müller meint hingegen: „Natürlich möchte ich auch, dass Frau Häberle selber bestimmt, wie und wo sie leben möchte, aber wir haben doch eine professionelle Fürsorgepflicht. Wenn wir jetzt nicht handeln, besteht meiner Ansicht die Gefahr, dass sie sich so sehr schädigt und dann eine Betreuung eingeleitet werden muss und sie eventuell in ein Heim kommt. Das würde ich ihr gerne, wenn möglich, ersparen."

12.3.3 Problembestimmung

In der ersten Phase der ethischen Fallbesprechung nach der Nimwegener Methode wird das Problem bestimmt, das ein Unbehagen bei den Pflegenden auslöst (Hiemetzberger 2016, S. 126). Im vorliegenden Fall von Frau Häberle zeigt sich der ethische Konflikt durch eine Irritation in den unterschiedlichen Aussagen der beiden Pflegenden Frau Müller und Frau Gerster. Beide Pflegende verfolgen eine identische Zielsetzung für Frau Häberle: eine selbstbestimmte Lebensweise im häuslichen Umfeld. Die Überlegungen zu den Handlungsoptionen divergieren jedoch. Die Pflegefachkraft Frau Gerster respektiert die Ablehnung der Versorgung begründet auf den biografisch nachvollziehbaren Autonomiebestrebungen und Lebensvorstellungen von Frau Häberle. Dagegen schätzt die Pflegedienstleitung Frau Müller prospektiv die selbstbestimmte Lebensweise durch eine „Nicht versorgung" als gefährdet ein und möchte vorbeugend handelnd eingreifen. Dies soll einen späteren und tiefergehenden Eingriff in die Autonomie von Frau Häberle verhindern (zum Beispiel die Einleitung einer Betreuung oder gesundheitliche Schädigung).

12.3.4 Inventarisieren und Verstehen der Situation

In der zweiten Phase der ethischen Fallbesprechung werden die medizinischen, pflegerischen, lebensanschaulichen und organisatorischen Aspekte ermittelt (Hiemetzberger 2016, S. 126).

Aus den vorliegenden Informationen kann erfasst werden, dass Frau Häberle eine zunehmende Selbstvernachlässigung in allen Bereichen zeigt (Gogl 2014b, S. 144), die eine pflegerische Intervention aus humaner Fürsorgepflicht (Baumann-Hölzle et al. 2014, S. 215) notwendig erscheinen lässt. Eine Selbstgefährdung von Frau Häberle ist naheliegend, durch den unsachgemäßen Umgang mit Lebensmitteln, dem unsauberen Wohnraum und der mangelnden Hygiene von Frau Häberle kann es zu Folgeerkrankungen kommen. Die eingeschränkte Beweglichkeit und das Herumliegen von Kleidungsstücken auf dem Boden erhöhen das Sturzrisiko (DNQP 2013, S. 64 f.). Die Nichtinstandsetzung des Hauses und Verwildern des Gartens gefährden die Nutzung des Hauses und mindern die Sicherheit der Bewohnerin. Mit dem Ablehnen der Wundversorgung besteht die Gefahr einer Wundinfektion mit daraus möglichen Folgen wie beispielweise einer Sepsis oder einer weiteren Einschränkung ihrer Lebensqualität (DNQP 2015, S. 21). Die nachlassende Bewegungsfähigkeit steigert das Risiko, sich selbst nicht mehr versorgen zu können, aber auch den Verlust von menschlichen Kontakten. (DNQP 2014, S. 20)

Bei der Ablehnung der pflegerischen Hilfe durch die Pflegenden in der aktuellen Lebenslage stellt sich die Frage nach der Urteils- und Entscheidungsfähigkeit von Frau Häberle zu ihrer gesundheitlichen Situation. Aus pflegerischer Perspektive kann ihre Aussage „Ich brauche keine Hilfe – das heilt von alleine wieder" kritisch betrachtet werden. Gogl (2014c) verweist in diesem Zusammenhang auf eine Wahrnehmungsverschiebung und Abwehrmechanismen, um das eigene Selbstwertgefühl und somit ihre Würde zu schützen. Eine Inanspruchnahme von Hilfe kann für Frau Häberle in dieser Situation als Bedrohung für eigene Integrität wahrgenommen werden. Die bisherige autonome Lebensführung muss eventuell ganz oder teilweise aufgegeben und die individuelle und gewohnte Tagesstrukturierung neu abgestimmt werden. Die Privatsphäre, die oft nur mit engsten Angehörigen oder Freunden geteilt wird, wird öffentlich. Nicht kompensierte Defizite und Einschränkungen werden augenscheinlich und bergen die Gefahr der Beurteilung oder Bewertung. Auf der anderen Seite basiert Frau Häberles Einschätzung auf ihren bisherigen subjektiven Erfahrungen, insgesamt mit wenig ärztlicher und sonstiger Hilfe gut zurechtgekommen zu sein. Damit einhergehend das Recht, selbst zu bestimmen wie sie ihr Leben nach eigenen Werten und Maßstäben gestalten möchte – auch mit der Möglichkeit einer Selbstschädigung. In der Fallgeschichte beschränkt sich der Abwehrmechanismus von Frau Häberle auf die Ablehnung der Wundversorgung und weiterer Hilfen. Vielfach zeigt sich im Rahmen einer Selbstvernachlässigung bereits eine Ablehnung zum Betreten der Wohnung (Gogl 2010, S. 7; Sroka u. Bächler-Mäder 2014 S. 9). Dies erschwert zu Beginn eine professionelle Einschätzung der Selbstvernachlässigung, da nicht alle Kennzeichen betrachtet werden können.

Zu den Informationen über das soziale Umfeld und die Rahmenbedingungen kann im Fall von Frau Häberle konstatiert werden, dass die Pflegenden der Sozialstation im Rahmen einer ärztlichen Verordnung (Delegation ärztlicher Maßnahmen) zur Leistungserbringung des Verbandswechsels aufgefordert sind. Die Durchführung des Verbandswechsels durch die Pflegende Frau Gerster unterliegt jedoch dem Einverständnis und der Einwilligung von Frau Häberle zur Maßnahme selbst, aber auch zur Durchführung durch die Pflegende (Klie 2013 S. 85–86). Da die Maßnahme des Verbandswechsels von Frau Häberle abgelehnt wurde, liegt somit auch kein legaler bzw. offizieller Auftrag vor. Klie (2013) führt dazu aus: „Eine Behandlung gegen den Willen des Patienten ist strafrechtlich als vorsätzliche Körperverletzung zu werten. Dabei ist es gleichgültig, ob die Behandlung fehlerlos und >>zum Vorteil<< des Patienten durchgeführt wird" (Klie 2013, S. 86 f.).

Neben administrativen und organisatorischen Tätigkeiten, die mit der Aufnahme eines neuen Klienten verbunden sind, hat die Pflegende Frau Gerster ihre Arbeitszeit eingesetzt; da aber kein Verbandswechsel nach § 37 Sozialgesetzbuch (SGB) V „Verordnung häuslicher Krankenpflege" erbracht wurde, können die Hausbesuche nicht abgerechnet werden. Ein wirtschaftliches Defizit für den Pflegedienst ist die Folge. Die Abrechnung eines Hausbesuchs im

Sinne des Aufbaus und der Gestaltung einer Beziehung (Baumann-Hölzle et al. 2014, S. 215; Gogl 2014a, S. 7) sieht der Gesetzgeber im Rahmen von SGB V nur unter engen Voraussetzungen bei psychiatrischen Erkrankungen vor: „Bei psychisch Kranken […] (3) Können die in Absatz 2 genannten Voraussetzungen bei erstmaliger Verordnung von Leistungen der psychiatrischen Krankenpflege nicht eingeschätzt werden, ist zunächst eine Erstverordnung über einen Zeitraum von bis zu 14 Tagen zur Erarbeitung der Pflegeakzeptanz und zum Beziehungsaufbau möglich" (Gemeinsamer Bundesausschuss 2015, S. 6). Die Abrechnung eines Moduls zum Beziehungsaufbau ist im Rahmen der Pflegeversicherung (SGB XI) nicht vorgesehen (Rahmenvertrag über ambulante pflegerische Versorgung Baden-Württemberg 2013). Wesentliche Grundlage zur Abrechnung von Leistungen bildet zudem die Feststellung einer Pflegebedürftigkeit nach dem Pflegeversicherungsgesetz. Die Kostenübernahme der Hausbesuche auf privater Basis von Frau Häberle ist durch das Phänomen der Selbstvernachlässigung nicht wahrscheinlich. Pflegedienste hätten an dieser Stelle die Möglichkeit, eine Anzahl von Pro-bono-Hausbesuchen festzulegen – *pro bono* steht für die lateinische Wendung *pro bono publico* (zum Wohle der Öffentlichkeit); die Autorinnen verstehen darunter freiwillige geleistete, professionelle Arbeit ohne Bezahlung für einzelne Menschen als auch Gruppen..

12.3.5 Ethische Bewertung

In der dritten Phase der Nimwegener Methode erfolgt eine Ermittlung des Wohls und Willens des Patienten sowie der Verantwortung der Beteiligten (Hiemetzberger 2016, S. 126).

Im Falle von Frau Häberle zeigt sich durch ihre Ablehnung der pflegerischen Leistung sehr deutlich, dass ihr Wille darin besteht, selbstbestimmt zu leben. Zur Ermittlung des Wohls von Frau Häberle können sich die Pflegenden an der Charta der Rechte hilfe- und pflegebedürftiger Menschen orientieren. Darin wird im Artikel 1 formuliert: „Sie [die hilfe- und pflegebedürftigen Menschen] haben das Recht auf Beachtung ihrer Willens- und Entscheidungsfreiheit sowie auf Fürsprache und Fürsorge." (BMFSFJ 2014, S. 9). Demgegenüber wird in Artikel 2 dargestellt:

„Jeder hilfe- und pflegebedürftige Mensch hat das Recht, vor Gefahren für Leib und Seele geschützt zu werden." (BMFSFJ 2014, S. 10). Ferner ist verschriftlicht: „Auch Vernachlässigungen, wie mangelnde Sorgfalt bei der Betreuung, Pflege oder Behandlung, Unterlassung notwendiger Hilfe […] stellen Formen von Gewalt dar" (BMFSFJ 2014, S. 11). Die aus diesen Werten abgeleiteten Handlungsoptionen unterliegen der Verantwortung der Pflegenden und bedürfen somit einer sorgfältigen Abwägung. Daneben lassen sich zur Ermittlung ihrer Verantwortung, professionelle Werte und Normen aus dem ICN-(*International Council of Nursing*)Kodex ableiten. In besonderen pflegeethischen Fragestellungen besteht die Möglichkeit, dass sich einzelne Werte gegenüberstehen. Der ICN-Kodex beschreibt in der Präambel: „Pflegende haben vier grundlegende Aufgaben: Gesundheit zu fördern, Krankheit zu verhüten, Gesundheit wiederherzustellen, Leiden zu lindern" (ICN 2012, S. 1). Die Aussage würde bezogen auf die Fallgeschichte eine fürsorgliche Handlung der Pflegedienstleitung Frau Müller begründen. Weiter wird aufgeführt: „Untrennbar von Pflege ist die Achtung der Menschenrechte, […] und Entscheidungsfreiheit auf Würde und auf respektvolle Behandlung" (ICN 2012, S. 1). Diese Darlegung spiegelt insbesondere die Werte der Pflegefachkraft Frau Gerster wider.

Zur ethischen Bewertung der Aussagen von der Nachbarin Frau Maier kann festgestellt werden, dass sie als verantwortliche Kontaktperson agiert, die die Versorgungs- und Lebenssituation von Frau Häberle in ihrer Häuslichkeit als unzureichend und unwürdig empfindet. Ihre Aussage gegenüber der Pflegefachkraft Frau Gerster zeigt deutlich, welche Erwartungen sie an die „offiziellen Versorgungstrukturen" hat. Frau Maier kann hier repräsentativ für die Ansprüche sowie Normen und Werte der Gesellschaft betrachtet werden. Für diese Situation können zwei Aussagen aus dem ICN-Ethikkodex zugrunde gelegt werden. Unter dem Kapitel „Pflegende und ihre Mitmenschen" wird beschrieben: „Die grundlegende pflegerische Verantwortung gilt dem pflegebedürftigen Menschen" (ICN 2012, S. 2). Im Rahmen der Fallgeschichte wären die Pflegenden vorrangig nur gegenüber Frau Häberle verantwortlich beziehungsweise im Sinne einer Fürsprache für Frau Häberle tätig. Im weiteren Verlauf formuliert der Kodex: „Die Pflegende teilt mit der Gesellschaft die Verantwortung,

Maßnahmen zugunsten der gesundheitlichen und sozialen Bedürfnisse der Bevölkerung, besonders der von benachteiligten Gruppen, zu veranlassen und zu unterstützen" (ICN 2012, S. 2). Dies setzt für die Pflegenden auch eine Solidarität mit den Werten und Normen der Gesellschaft voraus. Für die Fallgeschichte könnte sich ein weiteres ethisches Dilemma darin zeigen, dass der Druck durch die Gesellschaft, repräsentiert durch die Nachbarin, einen zusätzlichen ethischen Konflikt bei den Pflegenden auslöst.

Der Hausarzt Dr. Vogel sieht seine Verantwortung darin, durch das Hinzuziehen des Pflegedienstes die medizinische Versorgung von Frau Häberle sicherzustellen. Dem Hausarzt ist die ablehnende Haltung gegenüber der Hilfeleistung sehr wohl bewusst, was sich in der Aussage „Probieren Sie Ihr Glück" zeigt. Durch die Einbindung des Pflegedienstes kann die Verantwortung für Frau Häberle geteilt werden. Eine enge Zusammenarbeit, insbesondere ein Informationsaustausch in Bezug auf die Ablehnung der Behandlungsmaßnahme, ist hier relevant (Klie 2013, S. 86). Die Charta für hilfe- und pflegebedürftigen Menschen formuliert dazu: „Alle an ihrer Pflege, Betreuung und Behandlung beteiligten Institutionen und Berufsgruppen sollen in ihrem Interesse miteinander kommunizieren, kooperieren und ihre Leistungen eng aufeinander abstimmen, […] dass […] eine angemessene Art der Weiterleitung von Informationen erfolgt" (BMFSFJ 2014, S. 14).

12.3.6 Beschlussfassung

In der vierten Phase der ethischen Fallbesprechung nach der Nimwegener Methode wird das zu Beginn dargestellte Problem vor dem Hintergrund der Situationsdarlegung erneut eruiert (Hiemetzberger 2016, S. 127). Wenn keine Fragen mehr offen sind und Klarheit über die Situation besteht, wird im Team eine ethisch begründete Handlungsoption unter Berücksichtigung der leitenden Prinzipien Respekt der Autonomie, Nichtschaden, Wohltun und Gerechtigkeit formuliert. Die ausgewählte Handlungsoption sollte den unterschiedlichen Wertvorstellungen der Beteiligten und der Wertehaltung des Patienten gerecht werden (Riedel et al. 2011, S. 155, S. 178). Hierbei können zur Unterstützung die von der

Malteser Trägergesellschaft (2009, S. 13) formulierten ethischen Kriterien angewendet werden:

1. „Kriterium Autonomie: Entspricht die Maßnahme dem (mutmaßlichen) Willen oder den aktuell erkennbaren Präferenzen […]?
2. Kriterium biografische Integrität: Entspricht die Maßnahme dem bisherigen Lebensentwurf […]?
3. Kriterium Fürsorglichkeit: Kommt die Einrichtung mit der Maßnahme ihrer Fürsorgepflicht […] nach?
4. Kriterium Nutzen: Profitiert der […] [Klient/in] von der Maßnahme?
5. Kriterium Schadensvermeidung: Welche Risiken birgt die Maßnahme? Ist das Risiko vertretbar? Wird Schaden […] vermieden?
6. Kriterium Nachhaltigkeit: Stellt die Maßnahme eine langfristige oder dauerhafte Lösung dar?
7. Kriterium Gerechtigkeit: Wird die Balance zwischen individuellem und allgemeinem Wohl gewahrt?"

Die exemplarische Fallgeschichte von Frau Häberle zeigt das immer wiederkehrende Phänomen Selbstvernachlässigung im häuslichen Bereich. Vielfältige mögliche ethische Konflikte konnten aufgezeigt werden. In der weiteren systematischen Betrachtung erfolgt eine Ablösung von der Fallgeschichte hin zu einer übergeordneten Betrachtung des Dilemmas in Entscheidungssituationen bei Menschen mit einer Selbstvernachlässigung. Hierbei soll die weitere Darstellung eine Orientierung für die individuellen und am Einzelfall bezogenen Entscheidungssituationen in Pflegeteams bieten.

12.3.7 Zentraler Wertekonflikt

Für die Autorinnen zeigt sich im Phänomen Selbstvernachlässigung als besonders brisant und folgenschwer bei den Pflegenden der ethische Konflikt im Spannungsfeld von pflegerischer Fürsorge und der Autonomie des Klienten mit Selbstvernachlässigung.

Im Folgenden soll der für die Autorinnen zentralen ethischen Fragestellung nachgegangen werden: **Wie können Pflegende im häuslichen Bereich die Autonomie älterer Menschen mit einer Selbstvernachlässigung wahren und gleichzeitig ihrer Fürsorgepflicht nachkommen?**

Zentraler Wert Autonomie

Autonomie wird unter verschiedenen Konzepten diskutiert (Bobbert 2015). Im Wesentlichen wird unter dem Wert „Achtung der Autonomie" verstanden, dass Menschen nicht als Mittel missbraucht oder instrumentalisiert werden dürfen. Mit diesem Autonomieanspruch werden verschiedene Rechte formuliert, wie beispielsweise persönliche Ziele frei zu bestimmen und nach persönlichen Überzeugungen und Wertvorstellung zu leben (Art. 2 Abs. 1 und 2 GG; Schweizerischer Verein für Pflegewissenschaft 2013, S. 3). In der Medizin und Pflege erlangte unter dem Wert Autonomie der von Beauchamp und Childress formulierte Anspruch der informierten Zustimmung (*informed consent*) eine zentrale Relevanz (Hiemetzberger 2016, S. 104). Im Vordergrund steht hierbei die Zustimmung in eine medizinische/pflegerische Behandlung nach einer Aufklärung. Die Aufklärung soll umfassend (zum Beispiel Wahlfreiheit zwischen verschiedenen Behandlungsalternativen), fach- und sachgerecht sowie für den Betroffenen in verständlicher Form gegeben werden. Alsdann gehört die freie Entscheidung in die Zustimmung, aber auch Ablehnung zu medizinisch/pflegerischen Maßnahmen dazu (ZEKO 2016, S. A1–A2; Geisler 2004, S. 2). Bobbert (2015) weist in diesem Kontext darauf hin, dass Autonomiefähigkeit bei Menschen von äußeren und inneren Voraussetzungen abhängt und insbesondere im medizinischen und pflegerischen Setting von Menschen darauf zu achten ist, die Autonomiefähigkeit zu fördern und wiederherzustellen (Bobbert 2015, S. 69). Wird nun in der ethischen Fragestellung dem Wert der Autonomie mehr Gewicht beigemessen, erhält die subjektive Perspektive der selbstvernachlässigten Person und deren Begründungen einen Vorrang. Im Rahmen des Beziehungs- und Aushandlungsprozesses werden Interventionen durchgeführt, die den Vorstellungen und Willen des Betroffenen entsprechen und denen sie zustimmen. Dies kann, in letzter Konsequenz, zu einem Versorgungsabbruch führen. Die Pflegenden müssten hier eine mögliche Selbstschädigung der Person akzeptieren.

Zentraler Wert Fürsorge

Der zentrale Wert der Fürsorge in der Pflege kann vom Begriff *beneficence* entsprechend aus der Prinzipienethik abgeleitet werden (Geisler 2004, S. 1) im Sinne von etwas „Gutes tun" (Schweizerischer Verein für Pflegewissenschaft 2013, S. 5). Dieser Anspruch zur Fürsorge ergibt sich aus der Situation, dass Menschen grundlegend auf andere Menschen angewiesen sind und deren Zuwendung bedürfen (Geisler 2004, S. 1). Mit dem Wert der Fürsorge ist bei Menschen darauf zu achten, „die Interessen, das Leben, die Sicherheit sowie die Gesundheit zu schützen und zu verteidigen" (Schweizerischer Verein für Pflegewissenschaft 2013, S. 5), daraus folgend Maßnahmen zur Versorgung zu ergreifen (Wilkinson 2012, S. 29 f.). Auch wenn die ethische Fragestellung in diesem Sinne eine Gegenüberstellung der Werte darstellt, so bedingen sie sich gegenseitig (Geisler 2004, S. 5). Bobbert (2015) konkretisiert dies mit folgender Aussage: „es lässt sich sogar zeigen, dass ein Autonomieprinzip ein spezielles Fürsorgeverständnis, z. B. im Sinne von Beratung, Assistenz oder förderlichen Rahmenbedingungen beinhalten sollte" (Bobbert, 2015, S. 69). Werden im Rahmen der Fürsorgpflicht unerwünschte oder gegen den Willen der Betroffenen Versorgungsleistungen erbracht, ist damit ein schwerer Vertrauensverlust wahrscheinlich und die professionelle Pflegebeziehung kann gestört sein. Eine Zunahme der Fürsorgepflicht kann sich mit dem Fortschreiten der Ausprägung von Selbstvernachlässigung ergeben. Folgen Pflegende dem Wert der Fürsorge als absolutes Novum, generieren sich die Interventionen lediglich aus der pflegefachlichen Perspektive. Dies stellt einen tiefen Eingriff in die Autonomie des Menschen mit Selbstvernachlässigung dar und kann im Fall einer lebensbedrohlichen Ausprägung der Selbstvernachlässigung eventuell notwendig werden.

Ethisches Dilemma

Das Schaubild (◘ Abb. 12.1) zeigt das ethische Dilemma der Pflegenden auf. Pflegende im häuslichen Bereich haben häufig unterschiedliche Auffassungen zur Ausprägung und zum Handlungsbedarf bei Menschen mit Selbstvernachlässigung. Voraussetzung im Umgang mit selbstvernachlässigten Menschen ist es deshalb, eine im Pflegeteam konsentierte und an Kriterien geleitete Einschätzung zur Selbstvernachlässigung vorzunehmen. Hierbei kann konstatiert werden, dass mit Zunahme oder einer schon fortgeschrittenen Selbstvernachlässigung die

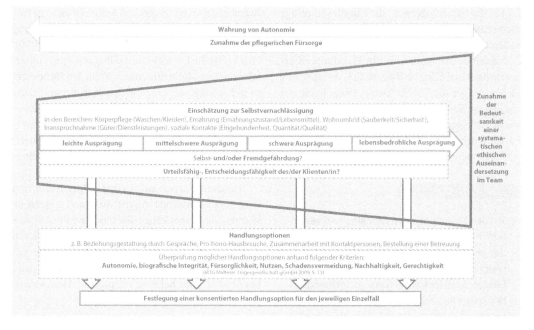

□ **Abb. 12.1**   Konsentierte Entscheidungsfindung im Pflegeteam Legende

ethische Auseinandersetzung im Team an Bedeutsamkeit gewinnt. Ferner ist festzustellen, ob sich aus der Einschätzung der Selbstvernachlässigung folgend eine Selbst- und/oder Fremdgefährdung ergibt. Ergänzend ist dazu eine Einschätzung der Urteils- und Entscheidungsfähigkeit vorzunehmen. „Entscheidungsfähigkeit ist zu unterscheiden sowohl von der Einwilligungsfähigkeit als auch von der Geschäftsfähigkeit. […] Während Einwilligungsfähigkeit und Geschäftsfähigkeit dichotome Begriffe sind, die kein Mehr oder Weniger zulassen, ist Entscheidungsfähigkeit in verschiedenen Graden oder Entwicklungsstufen gegeben" (ZEKO 2016, S. A2). Diese Einschätzung bedarf somit der Differenzierung, inwieweit die Person mit Selbstvernachlässigung einzelne Aspekte ihrer gesundheitlichen Situation oder umfassend ihre gesamte Situation beurteilen und entscheiden kann. Entlang der Ausprägung kann die Form der Intervention auf Basis vorher festgelegter Handlungsoptionen (zum Beispiel Beziehungsgestaltung durch Gespräche, Pro-bono-Hausbesuche, Zusammenarbeit mit Kontaktpersonen, Bestellung einer Betreuung) ausgewählt werden. Bei der Auswahl möglicher Interventionen geben die Kriterien Autonomie, biografische

Integrität, Fürsorglichkeit, Nutzen, Schadensvermeidung, Nachhaltigkeit, Gerechtigkeit (Malteser Trägergesellschaft 2009, S. 13) nochmals einen Reflexionsrahmen, um sich begründet für eine Maßnahme zu entscheiden. Dem Kriterium biografische Integrität wird eine besondere Bedeutung zugemessen, da es der Frage nach dem bisherigen Lebensentwurf nachgeht.

Die Darstellung und ethische Auseinandersetzung zeigt eine generelle Orientierung, nach welchen Kriterien und Maßstäben eine Entscheidung im Rahmen einer Selbstvernachlässigung abgewogen werden kann. Dabei kann es im Einzelfall durchaus möglich sein, dass auch bei einer ausgeprägten und schweren Selbstvernachlässigung dem Wert der Autonomie einen höheren Stellenwert eingeräumt wird.

12.4   Integration in eine praktische Bedeutung

Die Ausführungen machen die Vielschichtigkeit und Relevanz des Phänomens Selbstvernachlässigung von älteren Menschen deutlich (Gogl 2014b,

S. 148). Es hat sich gezeigt, dass in diesen pflegerisch sensiblen Situationen der Beziehungsaufbau als zentralster Aspekt angesehen werden kann, um Vertrauen aufzubauen und um Handlungen erst zu ermöglichen (Gogl 2014b, S. 255–263; Sroka u. Bächler-Mäder 2014, S. 28). Denn „Pflege ist ein zwischenmenschlicher Beziehungsprozess und erfordert von der Pflegeperson neben fachlicher Kompetenz die Wahrnehmung des Menschen in seiner Ganzheit" (Hiemetzberger 2016, S. 102).

> **Praxistipp**
>
> Mit den Modellprojekten Gemeindeschwester[plus] (MSAGD Rheinland-Pfalz 2016) oder der Familiengesundheitspflege (DBfK 2009) werden frühe Hilfen für ältere Menschen und Familien zum Beispiel in Form von präventiven Hausbesuchen angeboten. Hier könnte eine beginnende Selbstvernachlässigung frühzeitig erkannt und präventiv durch Beratungs- und niederschwellige Unterstützungsleistungen entgegengewirkt werden.

Die Ablehnung dringend benötigter Hilfe von Menschen mit Selbstvernachlässigung stellt Pflegende vor die große Herausforderung, eine ethisch begründete Entscheidung zu treffen. Dies bedarf von den Pflegenden „ein Höchstmaß an Achtsamkeit, Feingefühl und eine verantwortungsvolle systematisierte ethische Reflexion, Priorisierung und Argumentation […], um das notwendige Vertrauen der älteren Menschen in der […] Pflegebeziehung aufrecht […] erhalten [zu können]" (Riedel 2015, S. 60). Die leitenden und individuellen Wertevorstellungen innerhalb des Pflegeteams sind anhand systematischer Verfahren zu reflektieren. Verfahren der Ethikberatung können hier eine Unterstützung bieten, ethisch reflektierte, verantwortbare und begründete Entscheidungen als Team zu vertreten (Riedel 2015, S. 60). Für immer wiederkehrende Konfliktsituationen, wie am Beispiel Selbstvernachlässigung, bietet sich neben der ethischen Fallbesprechung ebenso die Entwicklung einer Ethik-Leitlinie an.

Des Weiteren sind Pflegende im Rahmen ihrer Fürsorgepflicht dazu angehalten, die Autonomiebestrebungen und Autonomiekompetenzen von Menschen mit einer Selbstvernachlässigung zu fördern und zu ermöglichen (Boppert 2015, S. 70). Hierbei ist die Entscheidungsfähigkeit durch unterschiedlichste Maßnahmen zu stärken. Im Sinne einer Entscheidungsassistenz soll den Betroffenen Unterstützung bei der eigenen Willensbildung und -äußerung gegeben werden (ZEKO 2016, S. A3). Kenntnisse und Fertigkeiten zur Entscheidungsassistenz sind im Rahmen der pflegerischen Aus- und Weiterbildung zu erwerben (ZEKO 2016, S. A5).

Die exemplarisch aufgezeigte Fallgeschichte und deren systematische ethische Auseinandersetzung können als Orientierung für ähnliche Situationen im häuslichen Bereich dienen. Die Diskussion soll nicht als Richtlinie verstanden werden. Das Anliegen der Autorinnen ist es, eine ethische Reflexion und begründete Entscheidung beispielhaft darzustellen.

Literatur

Bachmann M (2015) Interprofessionelle Zusammenarbeit ist der Schlüssel. Schweizerische Ärztezeitung 96(38):1392–1393

Baumann-Hölzle R, Hofmann E, Abraham A (2014) Verwahrlosung im Alter, ethisch reflektiert: Gratwanderung zwischen Fürsorge und Abwehrrecht. In: Gogl A (Hrsg) Selbstvernachlässigung bei alten Menschen. Von den Phänomenen zum Pflegehandeln. Hans Huber, Bern, S 207–216

Bobbert M (2015) Keine Autonomie ohne Kompetenz und Fürsorge. Plädoyer für die Reflexion innerer und äußerer Voraussetzungen. In: Mathwig F et al. (Hrsg) Macht der Fürsorge? Moral und Macht im Kontext von Medizin und Pflege. Theologischer Verlag Zürich, Zürich

Bundesärztekammer (Hrsg) (2016) Stellungnahme der Zentralen Kommission zur Wahrung ethischer Grundsätze in der Medizin und ihren Grenzgebieten (Zentrale Ethikkommission) bei der Bundesärztekammer. „Entscheidungsfähigkeit und Entscheidungsassistenz in der Medizin". http://www.zentrale-ethikkommission.de/downloads/StellEntscheidung2016.pdf. Zugegriffen am: 23.01.2017

Bundesministerium für Familie, Senioren, Frauen und Jugend (BMFSFJ) (2014) Charta der Rechte hilfe- und pflegebedürftiger Menschen, 11. Aufl. https://www.pflege-charta.de/fileadmin/charta/pdf/140603_-_Aktive_PDf_-_Charta.pdf. Zugegriffen am: 31.12.2016

Coors M, Simon A, Stiemerling M (Hrsg) (2015) Ethikberatung in Pflege und ambulanter Versorgung. Modelle und theoretische Grundlagen. Jacobs Verlag, Lage

Deutscher Berufsverband für Pflegeberufe (DBfK) e.V. (2009) Familiengesundheitspflege in Deutschland. Ein Konzept

für gesündere Familien. https://www.dbfk.de/media/
docs/download/Familiengesundheitspflege/FGP-Bro-
schuerefinal2009.pdf. Zugegriffen am: 31.12.2016

Deutsches Netzwerk für Qualitätsentwicklung in der Pflege
(DNQP) (Hrsg) (2013) Expertenstandard Sturzprophylaxe
in der Pflege, 1. Aktualisierung. Deutsches Netzwerk für
Qualitätsentwicklung in der Pflege, Osnabrück

Deutsches Netzwerk für Qualitätsentwicklung in der Pflege
(DNQP) (Hrsg) (2014) Expertenstandard nach § 113a
SGB XI Erhaltung und Förderung der Mobilität in der
Pflege. Abschlussbericht. Deutsches Netzwerk für Qualitätsentwicklung in der Pflege, Osnabrück. https://www.
gkv-spitzenverband.de/media/dokumente/pflegever-
sicherung/qualitaet_in_der_pflege/expertenstandard/
Pflege_Expertenstandard_Mobilitaet_Abschluss-
bericht_14-07-14_finaleVersion.pdf. Zugegriffen am:
31.12.2016

Deutsches Netzwerk für Qualitätsentwicklung in der Pflege
(DNQP) (Hrsg) (2015) Expertenstandard Pflege von Menschen mit chronischen Wunden, 1. Aktualisierung. Deutsches Netzwerk für Qualitätsentwicklung in der Pflege,
Osnabrück

Geisler LS (2004) Patientenautonomie – eine kritische
Begriffsbestimmung. Deutsche Medizinische Wochen-
schrift 129:453-456. http://www.linus-geisler.de/
art2004/03dmw-patientenautonomie.html. Zugegriffen
am: 02.01.2017

Gemeinsamer Bundesausschuss (2015) Richtlinie des
Gemeinsamen Bundesausschusses über die Verordnung
von häuslicher Krankenpflege (Häusliche Kranken-
pflege-Richtlinie), in Kraft getreten am 19. März 2016.
https://www.g-ba.de/downloads/62-492-1141/HKP-
RL_2015-12-17_iK-2016-03-19.pdf. Zugegriffen am:
31.12.2016

Georg J (2010) Vernachlässigte und sich selbst vernachlässi-
gende alte Menschen. NOVA cura 2:14–16

Gogl A (2010) Ich brauche niemanden und ich will niemanden. Ein Fallbeispiel zum Thema Selbstvernachlässigung.
NOVA cura 2:6–10

Gogl A (2014a) Vorwort. In: Gogl A (Hrsg) Selbstvernachlässigung bei alten Menschen. Von den Phänomenen zum
Pflegehandeln. Hans Huber, Bern, S 15–18

Gogl A (2014b) Von Verwahrlosung zur Selbstvernachlässigung – Versuch einer Begriffsklärung. In: Gogl A (Hrsg)
Selbstvernachlässigung bei alten Menschen. Von den
Phänomenen zum Pflegehandeln. Hans Huber, Bern, S
143–149

Gogl A (Hrsg) (2014c) Selbstvernachlässigung bei alten Menschen. Von den Phänomenen zum Pflegehandeln. Hans
Huber, Bern

Grundgesetz der Bundesrepublik Deutschland (GG). Zuletzt
geändert am 23.12.2014

Hiemetzberger M (2016) Ethik in der Pflege, 2. Aufl. Facultas,
Wien

International Council of Nursing (ICN) (2012) ICN-Ethikkodex
für Pflegende. https://www.dbfk.de/media/docs/down-

load/Allgemein/ICN-Ethikkodex-2012-deutsch.pdf. Zugegriffen am: 31.12.2016

Klie T (2013) Rechtskunde. Das Recht der Pflege alter Menschen, 10. Aufl. Vincentz Network, Hannover

Kruse A, Rentsch T, Zimmermann H-P (Hrsg) (2012) Gutes
Leben im hohen Alter. Das Altern in seinen Entwicklungs-
möglichkeiten und Entwicklungsgrenzen verstehen.
Akademische Verlagsgesellschaft, Heidelberg

Malteser Trägergesellschaft (2009) Organisierte Verantwortung für ein Altern in Würde. Ethikberatung in der stationären Altenhilfe. https://www.malteser.de/fileadmin/
Files_sites/Fachbereiche/Pflegekompetenz/Downloads/
ethikberatung_altenhilfe.pdf. Zugegriffen am: 04.02.2017

Ministerium für Soziales, Arbeit, Gesundheit und Demo-
graphie (MSAGD) Rheinland-Pfalz (2016) Modellprojekt
Gemeindeschwester Plus. https://msagd.rlp.de/de/unse-
re-themen/aeltere-menschen/gemeindeschwesterplus/.
Zugegriffen am: 31.12.2016

NANDA International (2016) Pflegediagnosen. Definitionen
und Klassifikationen. 2015–2017. Recom, Kassel

Pavlou M, Lachs M (2006) Could self-neglect in older adults be
a geriatric syndrom? JAGS, Journal of the American Geria-
trics Society 54(5):831–842

Rahmenvertrag über ambulante pflegerische Versorgung
gem. § 75 Abs. 1 SGB XI für das Land Baden-Württemberg
vom 18. Oktober 2013. https://www.vdek.com/LVen/
BAW/Service/Pflegeversicherung/Ambulante_Pfle-
ge/_jcr_content/par/download/file.res/AP_Rahmenver-
trag_2014010110.pdf. Zugegriffen am: 31.12.2016

Riedel A (2015) Ethikberatung in der Altenpflege – Forderungen und Gegenstand. In: Coors M, Simon A, Stiemerling
M (Hrsg) Ethikberatung in Pflege und ambulanter Versorgung. Modelle und theoretische Grundlagen. Jacobs
Verlag, Lage, S 45–67

Riedel A, Lehmeyer S, Elsbernd A (2011) Einführung von ethischen Fallbesprechungen – Ein Konzept für die Pflegepraxis. Jacobs Verlag, Düsseldorf

Schmitt E (2012) Altersbilder, Altern und Verletzlichkeit – theoretische Perspektiven und empirische Befunde. In: Kruse
A, Rentsch T, Zimmermann H-P (Hrsg) Gutes Leben im
hohen Alter. Das Altern in seinen Entwicklungsmöglichkeiten und Entwicklungsgrenzen verstehen. Akademische Verlagsgesellschaft, Heidelberg, S 3–32

Schräpler J-P, Seifert W, Mann H, Langness A (2015) Alters-
armut in Deutschland – regionale Verteilung und
Erklärungsansätze. In: wegweiser-kommune.de, Bd 4.
https://www.bertelsmann-stiftung.de/fileadmin/files/
BSt/Publikationen/GrauePublikationen/Policy_Lebens-
WK_Okt_2015_final.pdf. Zugegriffen am: 30.10.2016

Schweizerischer Verein für Pflegewissenschaft (VfP), Akademische Facesellschaft Ethik in der Pflege (2013) Glossar
Ethischer Begriffe – im Aufbau. http://www.vfp-apsi.ch/
download/58/page/23862_dl_glossar_ethischer%20
begriffe_februar_2013.pdf. Zugegriffen am: 02.01.2017

Sroka C, Bächler-Mäder S (2014) Selbstvernachlässigung im
Alter – ein Thema der Gesundheitsförderung? In: Berner

Bildungszentrum Pflege (Hrsg), Schriftenreihe Praxiswissen. hep Verlag, Bern

Statistisches Bundesamt (2015) Pflegestatistik 2013. Pflege im Rahmen der Pflegeversicherung. Deutschlandergebnisse. https://www.destatis.de/DE/Publikationen/Thematisch/Gesundheit/Pflege/PflegeDeutschlandergebnisse5224001139004.pdf?__blob=publicationFile. Zugegriffen am: 03.03.2017

Statistisches Bundesamt (2016) Ältere Menschen in Deutschland und der EU. https://www.bmfsfj.de/blob/93214/95d5fc19e3791f90f8d582d61b13a95e/aeltere-menschen-deutschland-eu-data.pdf. Zugegriffen am: 30.10.2016

Wilkinson J (2012) Lehrbuch Pflegeprozess. Hans Huber, Bern

Wustmann TM (2006) Verwahrlosung, Vermüllung und Horten – eine katamnestische Studie in der Stadt Halle (Saale). http://sundoc.bibliothek.uni-halle.de/diss-online/06/07H067/t1.pdf. Zugegriffen am: 15.10.2012

Wustmann TM, Brieger P (2005) Eine Studie über Personen mit Verwahrlosung, Vermüllung oder Horten. Gesundheitswesen 67(5):361–368

Zentrale Ethikkommission (ZEKO) (2016) Stellungnahme der zentralen Kommission zur Wahrung ethischer Grundsätze und ihren Grenzgebieten (zentrale Ethikkommission). Entscheidungsfähigkeit und Entscheidungsfähigkeit in der Medizin. Deutsches Ärzteblatt. https://www.aerzteblatt.de/download/files/2016/04/down135797753.pdf. Zugegriffen am: 04.02.2017

Unruhe

Ulrike Geiger

© Springer-Verlag GmbH Deutschland 2018
A. Riedel, A.-C. Linde (Hrsg.), *Ethische Reflexion in der Pflege*,
https://doi.org/10.1007/978-3-662-55403-6_13

13.1   Erläuterung des Pflegephänomens Unruhe

Die Zielsetzung dieses Beitrags liegt darin, für die Hospizarbeit beispielhafte ethische Konfliktpotenziale anhand des Pflegephänomens Unruhe darzustellen. Die tägliche Arbeit in diesem Setting zeichnet sich primär durch die Prioritätensetzung im Leben der zwischenmenschlichen Beziehung aus, trotz umfassenden professionellen Hintergrund, den die Pflegenden besitzen. In diesem Artikel wird aufgeführt, wie wichtig eine zugewandte, pflegerische und kreative Beziehungsarbeit mit den Betroffenen bei Unruhe im Hospiz ist. Nachlesbar ist aber auch, dass es in der Begleitung den reflektierten Schritt des Teams zurück braucht – die ethische Reflexion. Konkretisiert wird dies an einem exemplarischen Beispiel zum Phänomen Unruhe aufgezeigt. Zunächst wird die Unruhe abgebildet. Weiter wird dargelegt, warum dieses Phänomen in der Hospizarbeit von großer Bedeutung ist.

> » **Nähe zulassen**
>
>   Auch reden über Angst und über Versagen
>   und Fehler machen dürfen
>   und Schwäche zeigen ohne
>   schwach zu sein
>   Auch fragen nach dem Sinn und auch nach Unsinn
>   ohne die Antworten vorwegzunehmen
>   die man sich wünscht
>   und verletzlich sein ohne
>   verletzt zu werden
>   Und auf der Suche nach dem Glück vielleicht
>   die Flucht vor dem Unglück zugeben
>   und verstanden werden und
>   lachen ohne auszulachen
>
>   Dann wird der Fremde zum Freund
>
>   Vera Ludwig (Ludwig 2000)

Unruhe, auch Agitiertheit genannt, „bezeichnet einen Zustand psychomotorischer Unruhe und gesteigerter körperlicher Erregbarkeit, den der Betreffende nicht mehr selbstständig kontrollieren kann" (Hempel 2007, S. 316). Oftmals stehen Angst und Unruhe eines Gastes im Hospiz in einer engen Verbindung. Unruhe kann Angst auslösen, und Angst kann unruhig machen. Hat ein Mensch Angst, wird das zentrale Nervensystem (Sympathikus) innerviert

und es kann zur Unruhe kommen. Besonders an der Schwelle zwischen Leben und Tod, verbunden mit dem Gefühl der Boden- und Perspektivlosigkeit, wollen Menschen sich bewegen, den Kontakt zum Boden behalten, geerdet bleiben, vielleicht auch vor dem Tod davonlaufen? Durch die Unruhe versuchen sich die Betroffenen selbst zu helfen (Student u. Napiwotzky 2011). Extremsituationen dieser Art stellen das Pflegepersonal auch in einem Hospiz vor enorme Herausforderungen. Hier gilt es, sich in der Begleitung unruhiger Betroffener nicht sicher zu sein, nicht zu interpretieren. „Gefährliche Gewissheit" (Metz 2009) wäre sonst die Konsequenz. „Es braucht den Zweifel in dieser Arbeit, wankend zu sein und damit offen zu bleiben, hellsichtig, beweglich mitzuschwingend" (Müller 2009), mitaushaltend.

13.1.1 Unruhe, Unsicherheit und Angst durch Bindungsverlust in der Sterbephase

Bindung ist von je her ein Grundbedürfnis der Menschen. Wir alle haben ein bereits in der frühen Kindheit biologisch angelegtes Bindungssystem, das heißt, bei Unsicherheit oder Ungewissheit suchen wir Schutz bei Bindungspersonen, die uns Sicherheit geben sollen (Petersen u. Köhler 2005). In diesem Bindungssystem gibt es eine schutzsuchende und eine schutzgebende Person. Von frühester Kindheit an entwickeln wir aufgrund unserer Erlebnisse, Kontakt- und Beziehungserfahrungen innere mentale Modelle von Bindung, sogenannte Arbeitsmodelle (Mauer et al. 2014, S. 73), die uns zur Krisen- und Gefahrenbewältigung dienen. Schwerstkranke und Sterbende können in eine Ausnahmesituation geprägt von Unruhe, Angst und Unsicherheit geraten, da sie endgültig von bekannten Beziehungen und bekannten Strukturen getrennt werden (Trennungsunsicherheit). Aber auch die Unsicherheit, was nach dem Tod bevorsteht (transzendente Unsicherheit) (Mauer et al. 2014, S. 70 f.), kann unruhig und ängstlich machen. Gibt es einen Gott? Gibt es ein Leben nach dem Tod? In der Sterbephase ist das Bedürfnis nach Sicherheit durch die erlebte existenzielle Lebenssituation enorm groß. Diese Menschen sind nicht mehr in der Lage, sich selbst zu helfen. Die Gesundheit, die Sicherheit spendete, kann nicht mehr hergestellt werden. Das macht vor allem ängstlich und unruhig. Das Bindungssystem der Betroffenen kommt im besonderen Maße zum Tragen. So brauchen sie jemanden, der Sicherheit spendet und Schutz, der Unruhe und Angst mitaushält. Die Trennungsunsicherheit kann so ein Stück weit aufgefangen werden. Eine offene Haltung gegenüber spirituellen/religiösen Bedürfnissen kann den Betroffenen Halt geben und im Umgang mit der transzendenten Unsicherheit unterstützen (Mauer et al. 2014).

13.1.2 Die Unruhe der Betroffenen mehrdimensional sehen

Vor allem in der Hospizarbeit sollte das Phänomen Unruhe bei den schwerstkranken Frauen und Männern mehrdimensional gesehen werden. Dame Cicely Saunders, die Begründerin der Hospizidee, sprach dabei unter anderem von einem „Gedanken der Ganzheit und Einheit von Herz und Verstand" (Saunders 1999) in der Begleitung von schwerstkranken Frauen und Männern, nämlich das Anwenden von fundiertem, evidentem Fachwissen verbunden mit pflegerischer Beziehungsarbeit, menschlicher Fürsorge und Nächstenliebe. Hier kann auch von mitfühlender Sorge gesprochen werden (*compassionate care*), als pflegende Person den Betroffenen in der Beziehung etwas zu geben und einer Fähigkeit, sich mit der eigenen Endlichkeit auseinanderzusetzen (Steffen 2016, S. 20). Aber auch das Vermögen zu besitzen, sich vom seelischen Schmerz abzugrenzen, wenn dieser nicht aufgefangen werden kann. Auf dem Boden der WHO-Definition von Palliative Care (Deutscher Hospiz und Palliativverband 2016) als Handlungsansatz, der unter anderem das Ziel der Verhütung und Linderung von Leiden (Student u. Napiwotzky 2011) hat, können folgende Dimensionen aufgezeigt werden:

Um die pflegerische Beziehungsarbeit und die

Dimensionen
Körperlicher Ursprung
- Harnverhalt, Schmerzen
- Flüssigkeitsdefizit
- Epilepsie

- Hirntumoren, Hirnmetastasen
- Demenz

Psychosozialer Ursprung
- Das Gefühl, sich nicht verständlich machen zu können bzw. seine Umwelt nicht mehr zu verstehen (Hempel 2007)
- Des Verlustes von Beziehungen und sicherheitsspendenden Systemen am Lebensende gewahr werden (Trennungsunsicherheit)
- Stressfaktoren, wie Reizüberflutung, nicht ausreichende Schmerzeinstellung
- Depression
- Suchterkrankungen mit Persönlichkeitsveränderung

Spiritueller Ursprung
- Der Blick auf die Sinnhaftigkeit des Daseins, die sich in der letzten Lebensphase verändert hat
- Damit verbunden eine Auseinandersetzung mit Gelebtem (Beziehung, Familie, Religiosität, Berufswunsch, Schuld) und der Verabschiedung von Nichtgelebtem
- Angst und Unsicherheit, was nach dem Tod bevorsteht (Transzendenzunsicherheit), zum Beispiel: „Gibt es einen Gott?"

ethische Reflexion, verbunden mit dem Pflegephänomen Unruhe, in der Hospizarbeit aufzeigen zu können, ist es vonnöten, dieses Phänomen etwas konkreter zu beleuchten, vor allem was es ausmacht, aber eben auch, welche Gefahren es birgt.

13.2 Pflege und Begleitung im Hospiz – in Beziehung gehen mit den Menschen

13.2.1 Pflegebeziehung im Hospiz

In der Pflege und Begleitung der Betroffenen im Hospiz treten die Pflegekräfte mit ihnen zu jeder Tages- und Nachtzeit in Beziehung, stets auf das Neue. Aus der Perspektive von Schuchter (2011), als Krankenpfleger und Philosoph, stellt sich die pflegerische Beziehungsarbeit als eine phänomenologische Arbeit mit „der Einzigartigkeit des pflegerischen Blickwinkels, der dem Blickwinkel des/der Philosoph/en/in oder jedes lebendigen Menschen in der Einheit seines Erlebens gleicht" (Schuchter 2011, S. 324) dar. Weiter beschreibt er, dass Pflegende das Leben der Betroffenen im Alltag miterleben, dass sie teilhaben und „ein Gespür dafür entwickeln, wie alles zusammenhängt in einem menschlichen Leben und was dieses im Grunde braucht" (Schuchter 2011, S. 324). So scheinen die Pflegenden im Hospiz die engsten Vertrauten der schwerkranken Frauen und Männer zu sein. Mit den Betroffenen in Beziehung zu gehen, bedeutet, so Feichtner: „die stille Präsenz, ohne den Anspruch, das Leiden abzuschaffen oder zu trösten, das Mit-Aushalten des schier Unaushaltbaren, kann eine innere Verbundenheit schaffen" (Feichtner 2016, S. 61).

Durch die aktive Auseinandersetzung mit diesen Menschen, ihren Geschichten und den Moment, in dem sie sich befinden, ergibt sich in der Konsequenz für die Pflegekräfte eine größere Wirksamkeit im Handeln und Entscheiden. Das macht die Pflegenden zufrieden, und die Schwerkranken fühlen sich ernst genommen. Die Teilhabe an der Not der Betroffenen und ihr dementsprechendes Handeln macht die Pflegenden zu Verbündeten, zu Fürsprechern, zu Helfenden. Jedoch ist es ebenso wichtig, sich der eigenen Sichtweise und persönlichen Befangenheit als Pflegende bewusst zu sein. Es gibt eine Subjektivität wie eine Objektivität im erlebten Moment. Die menschliche Intuition erfordert eben auch analytischen Verstand (Paterson u. Zderad 2008). Es braucht die Vermittlung von Ruhe und Beistand bei Unruhe. Wenn der andere unruhig ist, versuche ich ruhig zu bleiben, mitzufühlen, da zu sein, aber sein Knie blutet – ich muss die Wunde adäquat versorgen.

13.2.2 Empathie in der Begleitung

Verwendet man den Begriff Empathie in der pflegerischen Begleitung, so kann sie als ein miteinander Teilen von Erfahrungen in einem Moment

bezeichnet werden. Jedoch ist davon auszugehen, dass die empathische Pflegeperson und der schwerkranke Mensch eine Erfahrung in einem Moment teilen, die der schwerkranke Mensch macht, es ist jedoch keine gemeinsame Erfahrung (Zderad 2008). Ich weiß um die Situation des anderen, ich versuche mich in seine Welt hineinzufühlen, aber ich weiß, dass ich nicht der andere bin. Eine begleitende Person soll die innere Welt des Betroffenen betreten, sie darf sie aber keinesfalls werten (Randall u. Downie 2014, S. 163). Das Nichtwerten des Geschehens zeigt den Respekt für das Gegenüber, das sich in der Obhut befindet. Ich überprüfe durch Empathie, was ich glaube, vom anderen verstanden zu haben. Zu erwähnen bleibt noch die Gefahr einer physiologischen Reaktion der Pflegekraft bei empathischem Verhalten, vor allem in Ausnahmesituationen, die die Unruhe einer schwerkranken Person darstellt. Zderad spricht hier von „einer Art motorischer Mimikry" (Zderad 2008, S. 171). Die Pflegekraft geht völlig in der Situation der betroffenen Person auf, die Unruhe wird übertragen. Hier gilt es, sich gut zu erden oder gar aus der Situation zu gehen, sich einer Kollegin oder einem Kollegen anzuvertrauen und gegebenenfalls um Unterstützung zu bitten.

13.3 Bewusste und unbewusste ethische Reflexion in der Pflege und Begleitung der Betroffenen im Hospiz

Die Betroffenen nehmen die Angehörigen und Begleiter in ihrem individuellen Prozess des Sterbens an die Hand. Sie geben vor, wie ihr Weg ist. Die Herausforderungen und Problemstellungen für alle Beteiligten scheinen sich dadurch jeden Tag von Moment zu Moment zu verändern. Konfliktsituationen und implizit Unsicherheit im Handeln oder eben im Abwarten sind die Konsequenz, mit dem Hintergrund der Wertevorstellungen vom Guten. Das Gute, in diesem Fall mit der Zielsetzung eines guten Lebens und eines guten Sterbens im Hospiz – einer Ars vivendi (Kunst des Lebens) und einer Ars moriendi (Kunst des Sterbens) (Monteverde 2007).

Bezogen auf die Sorgekultur im Krankenhaus erlebte Schuchter ein Maximum an deren Benefit, wenn sich drei Dimensionen vereint haben, nämlich:

- eine ungeschützte Offenheit (nicht fachlich-evidentes Wissen) für existenzielle Erfahrungen mit den Betroffenen
- eine Gesprächs-, Erzähl- und Reflexionskultur im Team zur Ergründung der existenziellen Erfahrung
- eine Relativierung von professionellen Handlungs- und Denkmustern hin zu ethischen Fragestellungen, verbunden mit dem Einsatz von Lebenserfahrung und Lebenswissen (Schuchter 2016, S. 11).

Selbstverständlich braucht es für die pflegerische Beziehungsarbeit im Hospiz die pflegerisch- fachliche Expertise, die den Betroffenen Sicherheit vermittelt und einfach auch Linderung in existenziellen Nöten verschaffen kann. Aber die drei Dimensionen zeigen auf, wie oft wir auch im Hospiz unbewusst und informell im Gespräch philosophisch, ethisch reflektiert denken, uns austauschen und uns damit gegenseitig bereichern oder gar in diesem Gesprächsrahmen einen Konsens finden, der den Betroffenen mindestens genauso hilfreich ist, wie eine Einreibung oder die Schmerztherapie. Die schwerkranken Frauen und Männer werden so facettenreich gesehen, eben wie ihr Leben sich darstellt. Und sie „leben" im Hospiz – auch, wenn sie todgeweiht sind. Und darin liegt die große Herausforderung für die pflegerische Arbeit im Hospiz: Den existenziellen Widerspruch von Leben und Tod anzuerkennen (Heller 2014) und das Vermögen zu sehen, dass trotz dieses unausweichlichen Dilemmas es zur guten Entscheidungsfindungen kommen kann, ohne dabei zerrissen zu werden, sondern mit der Fähigkeit der emotionalen Abgrenzung besteht ein wesentlicher und zugleich genuiner Teil professioneller Hospizpflege. Gut und wichtig ist die Reflexion in einem informellen Rahmen (die Pflege sollte sich dieser Stärke, ethisch, philosophisch denken zu können, in jedem Setting bewusst sein). Für die schwierigen, komplexen Fragestellungen das tägliche Leben der Betroffenen betreffend braucht es jedoch einen klar definierten formellen Rahmen zur gemeinsamen Konsensfindung, um

die multiprofessionellen Sichtweisen im Sinne der Betroffenen zu realisieren.

13.4 Unruhe als existenzielles Leid am Lebensende im Kontext „Leiden lindern versus Warten können"

Bevor ein ethischer Konflikt beziehungsweise eine exemplarische ethische Fragestellung zum Pflegephänomen Unruhe konkretisiert dargelegt werden kann, erscheint es wichtig, die für das Setting Hospiz spezifische Haltung und die damit verbundenen Wertevorstellungen zu beschreiben. Die hospizliche Begleitung und Versorgung erfolgt nach dem Prinzip *care not cure*. Der kurative Ansatz ist also nicht mehr leitend. Hierdurch unterscheidet sich dieses Setting zu einem Krankenhaus elementar. Es geht vor allem um das Erfassen und das Leben (in Form einer werteorientierten Haltung) der gegensätzlichen Intuitionen, die durchaus auch als „ethische Werte" (Maio 2012, S. 18) bezeichnet werden können. Nachfolgend werden die zentralen Haltungen aufgeführt.

- **Leiden lindern und Warten können auf den Tod**

Sie gelten als wertschöpfende Elemente in der Hospizarbeit, stellen aber einen Widerspruch in sich dar. Damit sind ethische Problemstellungen und sogar Dilemmata für die Arbeit im Hospiz vorprogrammiert. Es geht um das Finden einer adäquaten Antwort auf das Leiden und damit möglicherweise die Inkaufnahme eines früheren Todes. Dem gegenüber steht die konträre Intuition: Auch leidendes Leben darf nicht verkürzt werden (Monteverde 2007).

Die Pflegenden wollen den Betroffenen ein gutes Leben und ein gutes Sterben im Hospiz ermöglichen, mit fachlichem Wissen, aber vor allem durch Empathie, Beistand und Teilhabe. Durch ihre fürsorgliche Arbeit streben sie mit dem Versuch, „Leiden zu lindern", eine Zielvorstellung des Guten für die Betroffenen an und hoffen auf das positive Erlebnis, geholfen zu haben. Aber sie werden damit möglicherweise ihrer ethischen Wertevorstellung, das Sterben als natürlichen Prozess zu betrachten, nicht gerecht. In Folge kann ein Ungleichgewicht entstehen zwischen der eigenen inneren Haltung zu Palliative Care und Hospizarbeit und dem, was getan oder gelassen werden muss. Persönliche moralische Instanzen der Pflegenden, nämlich Emotionen, Intuitionen und Gewissen, machen sich als Anzeichen für „moralisch bedenkliche und somit ethisch reflexionsbedürftige Situationen" (Riedel u. Lehmeyer 2016) bemerkbar. Monteverde beschreibt dieses Ungleichgewicht als moralische Irritation. Unterschieden wird diese weiterführend in zwei Formen.

- **Moralischer Konflikt**
  - Eine Situation steht im Widerspruch zu den elementaren Grundüberzeugungen.
  - Es wird eine Handlung beobachtet, die nicht den Wertevorstellungen entspricht.
  - Die Konsequenz ist Unbehagen und Unsicherheit, wie in der Situation gehandelt werden soll (Monteverde 2007, S. 523).

Dieses moralische Konfliktpotenzial wird nachfolgend anhand eines Praxisbeispiels verdeutlicht:

Beispiel   Frau S. ist nicht mehr ansprechbar, aber sehr unruhig – ihre Angehörigen, die eine Vollmacht haben, wünschen sich eine Sedierung – damit wird ihr individueller Leidens- und Sterbeprozess beeinträchtigt. Aber das individuelle Sterben soll in der Hospizarbeit als natürlicher Prozess gesehen werden.

Moralischer Konflikt der Pflegekraft   Ich muss dem Wunsch der Angehörigen nachkommen und eine Sedierung einleiten, aber ich würde sehr gerne Frau S. ein individuelles Sterben ermöglichen. Kann ich durch die Sedierung die Unruhe und damit das existenzielle Leiden überhaupt abschaffen?

- **Moralisches Dilemma**
  - In der ausweglosen Situation sind für die moralische Lösung zwei Alternativen möglich, sie sind jedoch nicht gleichzeitig realisierbar.
  - Hinter den zu wählenden Optionen stehen häufig ethische Prinzipien.
  - In der Entscheidungsfindung muss eine Option ausgeblendet werden.
  - Die Konsequenz – Entscheidungsdruck liegt vor (Monteverde 2007, S. 523).

Exemplarisches Beispiel   Existenzielles Leid kann die Unruhe verstärken – die Konsequenz stellt einen hohen Handlungsdruck für die Pflegekräfte dar:

- Ich muss versuchen, dieses Leiden zu lindern, sonst bin ich ohnmächtig und hilflos!
- Ich kann Leiden nicht abschaffen!

Moralisches Dilemma   Durch die Sedierung handle ich zwar, bin aktiv, aber ich kann den Ursprung der Unruhe, nämlich das existenzielle Leiden, nicht nehmen!

Auf der Suche nach Handlungsoptionen für moralische Dilemma sind ethische Reflexionen vonnöten. Ist die Hospizarbeit ein Handlungsfeld, das von Emotionen und Gefühlen geprägt ist, so braucht sie doch einen Rahmen, in dem abgewogen werden soll, was das Gute für die Betroffenen sein kann, und um den Wertevorstellungen und der Philosophie der Hospizarbeit gerecht zu werden, die eben auch beinhaltet, wie Heller darstellt, dass wir das Leiden eines Menschen wieder anerkennen müssen (Heller 2014). Denn Heller schreibt wörtlich: „Denn wer das Leiden abschaffen will, erspart sich auch die Bereitschaft, selber mitzuleiden" (Heller 2014, S. 75).

Bezogen auf die Unruhe könnte dies heißen: Die Akzeptanz der Unruhe als Teil des existenziellen Leids in der Sterbephase sollte aus der Sichtweise der Pflegekraft als solidarische, unparteiische Person gegeben sein. Dabei fühle ich mit den Menschen, aber ich darf auch nicht im Sinne meiner eigenen Gefühle werten. Keine hospizliche Begleitung ohne Empathie, aber immer mit dem Hintergrund, dass ich nicht die andere Person bin. Immer mit der Frage:

- Ist es mein Leid oder das der anderen Person?
- Ist der Betroffene durch seine Unruhe überhaupt in Not, oder kann ich die Unruhe nicht aushalten?

Damit wird deutlich, dass es auf einer Suche nach Lösungen für eine schwierige ethische Entscheidungsfindung neben der sorgenden Beziehungsarbeit auch das Abwägen von übergeordneten Normen, auch Prinzipien genannt, braucht. Ein Abwägen, das den absoluten Blick auf die betroffene Person hat, aber die Wertevorstellung der Hospizarbeit nicht außer Acht lässt. Dieses ethische, prinzipienorientierte Abwägen soll allen Beteiligten Sicherheit im Handeln vermitteln. Wohl wissend, dass es eine Sicherheit aufgrund des Widerspruches „Leben und Tod" nicht immer geben kann. Und auch keine schnellen Lösungen, womöglich treffen alle Beteiligten auf Unlösbares. Im besten Fall findet sich beispielsweise eine Therapie, die Symptomlinderung verschafft, ohne den natürlichen Lauf des Todes zu beeinflussen.

13.5 Das Streben nach einer methodischen Entscheidungsfindung im Sinne des Guten für die Betroffenen

Unterscheidet sich die Wertevorstellung von Palliative Care grundlegend von anderen Settings, so ist die methodische Vorgehensweise der ethischen Reflexion im Hospiz mit den anderen Versorgungskonzepten gleichzusetzen:
- Wie handle ich, als unparteiische Person, zum Wohl aller Betroffenen moralisch richtig? (Fenner 2010, S. 6)
- Was ist das Gute für die betroffene Person, bezogen auf ihr Leben und Sterben im Hospiz?

Ethische Reflexionen richten den Blick über bestehende Vorgaben hinaus, erweitern Perspektiven, hinterfragen situationsbezogen durch bewusstes, gemeinsames Denken und Analysieren, den Blick stets auf die Moral gerichtet (Riedel 2014, S. 11). Die methodische Suche nach dem Guten kann im Rahmen einer systematisierten ethischen Fallbesprechung erfolgen, die diese Abwägung strukturiert und zu einem Konsens führt (Daiker u. Riedel 2010; Riedel 2012). Es braucht den ethischen Schritt zurück, um die situative Lebens- und Sterbesituation der Betroffenen, bezogen auf die Gegenpole Leiden lindern versus Warten können betrachten zu können. Damit alle Beteiligten in ihrer Unsicherheit durch das Abwägen dieser übergeordneten Normen perspektivisch einen möglichen Weg im Sinne des Betroffenen und deren Zugehörigen einschlagen können – und dadurch im Handeln möglicherweise sicherer werden. Hierbei gibt es häufig keinen optimalen Konsens oder **die Lösung**. Es geht um das gemeinsame Finden einer möglichen Handlungsoption im Sinne der Betroffenen, im Sinne des Guten.

13.5.1 Warum braucht es die ethische Reflexion, wenn ein Mensch im Hospiz unruhig ist?

Selbstredend ist es, dass bei Unruhe auch nach körperlichen Ursachen geschaut werden muss. Oftmals bleibt der Versuch, die Unruhe zu lindern, jedoch erfolglos. Hinzu kommt die Not der Zugehörigen, die diese Unruhe nicht mitansehen können. Sie bleiben zurück, wenn der andere verstorben ist und tragen ein Bild in sich, das mit negativen Erinnerungen bezüglich dieser existenziellen Lebenssituation, verbunden mit dem Leid, behaftet sein kann. In dieser Hilf- und Ratlosigkeit der Beteiligten und der Pflege besteht der Wunsch nach einer Distanzierung (Feichtner 2016). Was für eine Pflegekraft schlichtweg nicht möglich ist, sie steht mit den Betroffenen und deren Zugehörigen in Beziehung, ist erster Ansprechpartner. Und Pflege an sich stellt eine Grundtatsache dar, die aus der Verletzlichkeit, Würde und Sterblichkeit der Menschen resultiert. Es geht um die besondere Verantwortung für den Wert des Lebens (Riedel u. Lehmeyer 2016, S. 42) – selbstredend im Sterbeprozess. Dieser Verantwortung kann sich keine pflegende Person entziehen. Hinzu kommt das empathische Verhalten in der Pflegebeziehung. Es besteht die Gefahr, das Leid des anderen als das Seine anzunehmen mit der Vorstellung, dieses unbedingt lindern zu wollen – ein moralisches Dilemma ist die Konsequenz:

Leiden lindern	versus	Warten können
Ich muss die Unruhe nehmen, damit die Person nicht mehr leidet		Die Unruhe ist Teil des Abschiednehmens, verbunden mit dem existenziellen Leid der betroffenen Person und damit natürlicher Sterbeprozess

Anhand dieses moralischen Dilemmas werden die Widersprüchlichkeit und damit die Problemstellung für das Handeln deutlich. Die Lebens- und Sterbesituation eines Menschen ist stets komplex und kompliziert. Auch wenn die Pflege in der Hospizarbeit immer nahe an den Betroffenen ist, denn eine Pflegekraft bleibt, wenn alle gegangen sind, 24 Stunden am Tag, kann sie nicht alle Aspekte eines menschlichen Lebens sehen. Die pflegerische Ethik, die sich auf besondere Situationen und Besonderheiten in Pflegesituationen bezieht (Riedel u. Lehmeyer 2016, S. 42) und dementsprechend ethisch reflektiert, ist von großer Wichtigkeit. Sie vermag jedoch nicht in alle Richtungen eines menschlichen Lebens abzuwägen. In der Hospizarbeit besteht aber die Notwendigkeit des multiprofessionellen Blickwinkels. Es geht bei einem moralischen Dilemma und der daraus resultierenden schwierigen Fragestellung um die Unsicherheit für das weitere Handeln, die eine Entscheidung erfordert. Unsicherheit kann ich auf prozessethischer Basis im Kollektiv teilen (Heller 2014) und damit zu einer kollektiven Entscheidung im Sinne des Betroffenen kommen. Mit dem Hintergrund moralische Dilemma und Widerspruchspole nicht immer beheben zu können.

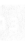 **Gerade die Unruhe muss multidimensional gesehen werden, eben die**
- **psychische Not,**
- **physische Not,**
- **spirituelle Not,**
- **soziale Not (Hempel 2007, S. 317).**
Nur so kann man dem Anspruch im Hospiz gerecht werden, ethische Fragen zu reflektieren.

Im nächsten Abschnitt wird eine ethische Problemstellung zum Thema Unruhe anhand eines exemplarischen Beispiels formuliert werden. Geleitet wird es durch vier ethische Prinzipien, die ursprünglich von Beauchamp und Childress (1979) formuliert wurden. Die nachfolgenden Ausführungen sind jedoch an den Anschauungen von Maio (2012) und Monteverde (2007) angelehnt, da hier ein Praxisbezug gegeben ist. Es wird eine strukturierte ethische Reflexion angedeutet, wie diese auch als ein Element der ethischen Abwägung und Reflexion zum Tragen kommt.

13.5.2 Kasuistik

Fallbeispiel

Bei Frau S., 47 Jahre alt, die seit drei Wochen im Hospiz lebt und an einem Glioblastom leidet, zeigt sich seit drei Tagen eine deutliche Verschlechterung des Allgemeinzustandes. Oftmals stellt sich bei ihr eine starke Agitiertheit und Bettflucht ein. Immer wieder versucht sie, sich aus ihrer liegenden Lage zu erheben und aufzustehen. Frau S. ist auf der verbalen Ebene nicht kontaktbar. Ihr Blick ist in die Ferne gerichtet. Auf sanfte Berührung reagiert sie sehr positiv und wird etwas ruhiger. Ihr Ehemann sitzt weinend am Bett und kann die Situation nicht aushalten. Ständig spricht er die Pflegekräfte an, sie sollen doch etwas unternehmen, man könne seine Frau doch nicht so leiden lassen. Die Unruhe konnte durch die Verabreichung von Sedativa nicht behoben werden. Auch für die Pflegekräfte ist die Situation kaum aushaltbar, sie fühlen sich hilflos. Sie wissen nicht, wie sie sich dem Ehemann gegenüber verhalten sollen. Er reagiert immer fordernder, möchte, dass seiner Frau endlich geholfen wird, dass die medikamentöse Dosis zur Sedierung erhöht wird.

Folgende Problemstellung kann formuliert werden, die einer ethischen Abwägung und Reflexion bedarf:
- Frau S. ist nicht verbal kontaktbar, da sie sich im Sterbeprozess befindet. Sie kann also nicht äußern, was sie möchte oder was nicht. Bewegung scheint ihr in ihrer Unsicherheit ein Bedürfnis zu sein – ihr Ehemann kann dieses Bedürfnis aber nicht aushalten, da er der Ansicht ist, dass seine Frau leidet – und gerät in emotionale Not. Auch er leidet. Sein Leiden überträgt er auf die Pflegekräfte, die empathisch versuchen zu erfassen, was es für den Moment braucht – Handlungsdruck ist die Konsequenz – ich muss die Unruhe von Frau S. lindern und ein gutes Sterben ermöglichen. Und ich muss Herrn S. beistehen. Die Sedierung soll auf Wunsch von Herrn S. erhöht werden, jedoch ist sie nicht wirksam.

Hieraus ergibt sich folgende ethische Fragestellung:
- Wie können wir Frau S. in ihrem ganz individuellen Sterbeprozess und ihren situativen Bedürfnissen würdevoll und empathisch begleiten und gleichzeitig die Not des Mannes – als wichtige Person im Sterben seiner Frau – mit seinen Ängsten respektieren und ernst nehmen?

Aus dieser Fragestellung können sich prinzipiengeleitet folgende Handlungsoptionen durch die Pflegekraft ergeben:

- Ich erkenne die Unruhe von Frau S. als Teil des Sterbeprozesses an und unterstütze sie bei ihren individuellen Bedürfnissen, beispielsweise wenn sie sich bewegen möchte:
  - Hier werde ich durch das Prinzip der Fürsorge geleitet. Ich versuche Leiden zu lindern.
- Es erfolgt eine Organisation einer ehrenamtlichen Sitzwache, die Frau S. unterstützt:
  - Es leitet mich das Prinzip der Fürsorge – ich möchte Leiden lindern.
- Gegenüber Herrn S. bin ich offen und ehrlich mit meinen Aussagen und beziehe ihn in den Prozess mit ein:
  - Medikamente helfen nicht in der Lebens- und Sterbephase seiner Frau:
    Prinzip des Nichtschadens – Warten können auf den Tod.
  - Wir versuchen es mit sanften Alternativen wie Wickel und Auflagen – eine Garantie, dass dies Linderung bringt, ist nicht immer gegeben:
    Prinzip der Fürsorge mit dem Wert Leiden lindern.
  - Ich informiere Herrn S. durch hilfreiche Broschüren über den Lebens- und Sterbeprozess seiner Frau. Ich versuche ihm so, seine Ängste zu nehmen:
    Prinzip der Fürsorge – ich kläre Herrn S. auf und stehe ihm so bei.
  - Ich versuche ihm so seine Ängste zu nehmen, kläre ihn aber auch auf, dass die Unruhe wichtig für seine Frau in ihrer derzeitigen Situation ist:
    Prinzip des Nichtschadens – Vermittlung von Warten können auf den Tod.
  - Eine ehrenamtliche Begleitung wird auf Wunsch eingeleitet, die Herrn S. Beistand in seiner schwierigen Situation ermöglicht:
    Prinzip der Fürsorge – auch das Leiden von Herrn S. soll gelindert werden.

Zusammenfassend: Ich erkenne das Leiden und den damit verbunden natürlichen Sterbeprozess an – somit warte ich ab. Durch die Akzeptanz der Situation nehme ich mir den Druck, das Leiden bewältigen zu können – ich warte ab. Gegenüber Herrn S. bin ich wahrhaftig und ehrlich mit meinen Aussagen. Ich halte mit aus. Dadurch werden mir als Pflegefachkraft alternative, symptomlindernde Möglichkeiten in der Sorge und Pflege für Frau S. eröffnet, die den Sterbeprozess jedoch nicht beeinträchtigen – somit versuche ich Leiden zu lindern. Ich unternehme ich den Versuch, Symptome des Leidens zu lindern, aber ich bekämpfe es nicht, kann es nicht nehmen. Ich bin lediglich empathischer Wegbegleiter für Frau und Herrn S.

Anhand dieses Beispiels wurden Facetten einer ethischen Abwägung praxisnah abgebildet. Deutlich wurde dabei, dass die Prinzipien sich durchaus ergänzen können und oftmals eng zusammenhängen. Es geht dabei um ein strukturiertes Abwägen, durch das das komplexe Ganze gesehen wird.

In welchem Setting wird in einem Hospiz ethisch abgewogen? Im Hospiz St. Martin liegt bei schwierigen, ethischen und komplexen Problemstellungen das Instrument der Ethikberatung vor (Daiker u. Riedel 2010). Oftmals kann jedoch in der täglichen Übergabe eine Problemstellung durchaus frühzeitig gemeinsam reflektiert werden, sodass das Tool der Ethikberatung nicht immer vonnöten ist.

13.5.3 Ethische Reflexion in der täglichen Gästeübergabe im Hospiz

Die Gästeübergabe stellt ein festes Ritual, einen gemeinsamen, bewussten Beginn, ein Einstellen auf die Gäste und Zugehörigen dar (Becker u. Schlachter 2012), die ebenfalls ein Gefühl des Zusammengehörens vermittelt. Es geht um das Teilen von Wissen und Emotionen auf der Basis von beziehungsorientierten Werten der **Care-Ethik** (Riedel 2011, S. 87-109), die sich nicht nach einem prinzipien- und gerechtigkeitsorientierten Abwägen von Normen richtet, sondern anhand von Empathie mit dem Ziel der Anteilnahme, Zuwendung und Fürsorge den Betroffenen „Gutes tun" und „nicht schaden will". Dieses empathische Abwägen kann und sollte eine Ergänzung zur prinzipienorientierten Wertereflexion sein. Denn Hospizarbeit ist „in Beziehung gehen". Es geht ebenfalls um das empathische Wahrnehmen der emotionalen Resonanzen und alternativen Sichtweisen des Gegenübers in der Gästeübergabe, das für die thematisierte Problemstellung eine Perspektivenvielfalt eröffnen und so zu einer gästebezogenen Lösung führen kann. Aufgrund des Perspektivenwechsels und der bereichernden Sichtweisen sollte eine Gästeübergabe zumindest bi- wenn nicht multiprofessionell sein. Denn keine Person kann alleine entscheiden, da sie alleine nicht die Wahrheit kennt und besitzt (Reitinger u. Heller 2010). Im täglichen Alltag können leichtere Problemstellungen durchaus in der Gästeübergabe Klärung finden, damit möglicherweise eine komplexe, schwierige Situation gar nicht erst entsteht.

Fazit

Die empathische, pflegerische Begleitung einer unruhigen, schwerkranken Person im Hospiz erfordert ein hohes Maß an Akzeptanz für die existenzielle Situation, in der sie sich befindet. Hospizarbeit ist geprägt von Gefühlen und Emotionen, vor allem aber von Empathie. Aber genau da liegt die Gefahr – dass sich die Pflegekräfte die Ängste und eben auch die Unruhe des Gegenübers zu eigen machen können. So braucht es den reflektierten Schritt zurück, die ethische Reflexion, in der Problemstellungen beispielsweise durch übergeordnete Prinzipien betrachtet werden können – im Sinne des Guten. Dabei gibt es nicht immer optimale Lösungen, da die Hospizarbeit einen Widerspruch in sich trägt – **Leiden lindern versus Warten können**. Trotz allem können sich Optionen im Handeln eröffnen, die auf emotionaler Basis oftmals so nicht gesehen werden. Dies kann im Kleinen bereits in der täglichen Übergabe erfolgen, nach Möglichkeit mindestens biprofessionell, denn der Perspektivenwechsel im Austausch eröffnet neue Sichtweisen und damit Handlungsoptionen – für eine wahrhaftige Begegnung auf Augenhöhe – von Mensch zu Mensch.

Literatur

Becker D, Schlachter J (2012) Ein persönlicher Blick. Teamarbeit in einem sensiblen Arbeitsfeld. In: Müller M, Pfister D (Hrsg) (2014) Wie viel Tod verträgt das Team? Belastungs- und Schutzfaktoren in Hospizarbeit und Palliativmedizin. Vandenhoeck & Ruprecht, Göttingen, S 207–219

Daiker A, Riedel A (2010) Einführung von Ethikberatung im Hospiz. In: Krobath T, Heller A (Hrsg) (2010) Ethik organi-

nisieren. Handbuch der Organisationsethik. Lambertus, Freiburg, S 806–826

Deutscher Hospiz und Palliativverband (2016) Hospiz und Palliativversorgung. http://www.dhpv.de/themen_hospiz-palliativ.html. Zugegriffen am: 12.02.2017

Feichtner A (2016) Palliativpflege In der Praxis. Facultas, Wien

Fenner D (2010) Einführung in die Angewandte Ethik. Narr Francke Attempto, Tübingen

Heller A (2014) Das perimortale Omnikompetenzsyndrom. Anspruch als Belastungsfaktor. In: Müller M, Pfister D (Hrsg) (2014) Wie viel Tod verträgt das Team? Belastungs- und Schutzfaktoren in Hospizarbeit und Palliativmedizin. Vandenhoeck & Ruprecht, Göttingen, S 68–79

Hempel C-M (2007) Agitation. In: Knipping C (Hrsg) Lehrbuch Palliative Care. Hans Huber, Bern, S 316–323

Knipping C (Hrsg) (2007) Lehrbuch Palliative Care. Hans Huber, Bern

Krobath T, Heller A (Hrsg) (2010) Ethik organisieren. Handbuch der Organisationsethik. Palliative Care und Organisations-Ethik, Bd 21. Lambertus, Freiburg

Ludwig V (2000) Nähe zulassen. In: Werhand, Martin (Hrsg) (2000) Junge Lyrik, Bd II, 50 Dichterinnen und Dichter (Jahrgänge 1969-1979). Martin Werhand, Melsbach, S 295

Maio G (2012) Mittelpunkt Mensch: Ethik in der Medizin. Ein Lehrbuch. Schattauer, Stuttgart

Mauer MC, Petersen Y, Frick E (2014) Trennungsunsicherheit am Lebensende – spirituelle und bindungstheoretische Perspektiven. Zeitschrift für Palliativmedizin 2:70–77

Mauer MC, Petersen Y, Frick E (2014) Trennungsunsicherheit am Lebensende – spirituelle und bindungstheoretische Perspektiven. Zeitschrift für Palliativmedizin 2:70–77

Metz C (2009) Von der Spiritualität der Helfenden. Praxis Palliative Care, Jahresheft 1. Spiritualität und Spiritual Care, S 17–18

Monteverde S (2007) Ethik und Palliative Care – Das Gute als Handlungsorientierung. In: Knipping C (Hrsg) (2007) Lehrbuch Palliative Care. Hans Huber, Bern, S 520–535

Müller M (2009) Sorge tragen für das Seelische: Auftrag zur Verantwortung. Praxis Palliative Care, Jahresheft 1. Spiritualität und Spiritual Care, S 19

Müller M, Pfister D (Hrsg) (2014) Wie viel Tod verträgt das Team? Belastungs- und Schutzfaktoren in Hospizarbeit und Palliativmedizin. Vandenhoeck & Ruprecht, Göttingen

Paterson JG, Zderad LT (2008) Eine phänomenologische Annäherung an die Pflege. In: Schaeffer D, Moers M, Steppe H, Meleis A (Hrsg) (2008) Pflegetheorien. Beispiele aus den USA. Hans Huber, Bern, S 71–179

Petersen Y, Köhler L (2005) Die Bindungstheorie als Basis psychotherapeutischer Interventionen in der Terminalphase. Forum der Psychoanalyse 21(3):277–292

Randall F, Downie, SR (2014) Philosophie der Palliative Care. Philosophie – Kritik – Rekonstruktion. Hans Huber, Bern

Reitinger E, Heller A (2010) Ethik im Sorgebereich der Altenhilfe. Care-Beziehungen in organisationsethischen Verständigungsarrangements und Entscheidungsstrukturen. In: Krobath T, Heller A (Hrsg) (2010) Ethik organisieren.

Handbuch der Organisationsethik. Palliative Care und OrganisationsEthik, Bd 21. Lambertus, Freiburg, S 737–765

Riedel A (2011) Empathie im Kontext der Ethikberatung. Überlegungen zu einer förderlichen Grundhaltung. In: Frewer A, Bruns F, Rascher W (2011) (Hrsg) Gesundheit, Empathie und Ökonomie. Kostbare Werte in der Medizin. Könighausen & Neuman, Würzburg, S 87–109

Riedel A (2012) Ethikberatung im Hospiz. Zur Bedeutung einer individuums- und werteorientierten Pflege. In: Frewer A, Bruns F, May AT (Hrsg) Ethikberatung in der Medizin. Springer, Berlin, S 167–181

Riedel A (2014) Ethik-Policy Palliative Sedierung. Theoretische Grundlegungen für ethische Abwägungen in der Praxis. Jacobs Verlag, Lage

Riedel A, Lehmeyer S (2016) Eckpunkte und Gegenstände: Pflegeethische Reflexion im professionellen Pflegehandeln. In: Riedel A, Lehmeyer S (Hrsg) Einführung von ethischen Fallbesprechungen: Ein Konzept für die Pflegepraxis. Ethisch begründetes Handeln praktizieren, stärken und absichern. Jacobs Verlag, Lage, S 37–52

Saunders C (1999) Brücke in eine andere Welt. Was hinter der Hospizidee steht. Herder, Freiburg

Schuchter P (2011) Pflegewissen – Lebenswissen. Der Verlust phänomenologischen Wissens in der beruflichen Pflege. In: Flatscher M (Hrsg) Neue Stimmen der Phänomenologie. Traugott Bautz, Nordhausen, S 317–325

Schuchter P (2016) Sich einen Begriff vom Leiden Anderer machen. Eine Praktische Philosophie der Sorge. transcript, Bielefeld

Steffen M (2016) Mut zum Mitgefühl. Praxis Palliative Care 30:20–23

Student J-C, Napiwotzky A (2011) Palliative Care, 2..Aufl. wahrnehmen – verstehen – schützen. Thieme, Stuttgart

Zderad LT (2008) Empathie in der Pflege. In: Schaeffer D, Moers M, Steppe H, Meleis A (Hrsg) (2008) Pflegetheorien. Beispiele aus den USA. Hans Huber, Bern, S 171–179

Herausforderndes Verhalten

Anne-Christin Linde und Annette Riedel

© Springer-Verlag GmbH Deutschland 2018
A. Riedel, A.-C. Linde (Hrsg.), *Ethische Reflexion in der Pflege*,
https://doi.org/10.1007/978-3-662-55403-6_14

14.1 Herausforderndes Verhalten bei Menschen mit Demenz im Krankenhaus

14.1.1 Relevanz der ethischen Auseinandersetzung

Die Bedürfnisse von Menschen mit Demenz stehen den regulären Erfordernissen eines Krankenhauses häufig konträr entgegen. Hieraus eröffnet sich vielfach ein irritationsreiches Spannungsfeld, das die Beteiligten schnell unter Druck setzen kann. Im Besonderen lässt sich die Problematik durch gegensätzliche Anforderungen an die hohe Flexibilität einerseits und die andererseits engen, vielfach starren Strukturen im Krankenhaus charakterisieren: Die Institution Krankenhaus legt strukturierte und stringente Abläufe zugrunde und ist daher auf flexible Patienten und Pflegende angewiesen. Menschen mit Demenz sind indes aufgrund ihrer kognitiven Veränderungen in ihrem Verhalten immer weniger anpassungsfähig und benötigen ebenfalls Strukturen, die allerdings auf situative Bedürfnisse und individuelle Bedarfe nach Orientierung, Schutz und Begleitung reagieren (DEKV 2017, S. 9; Quack 2015; Wolke et al. 2015, S. 12; Bridges u. Wilkinson 2011, S. 43; Schneider-Zander u. Schneider 2015; Löhr et al. 2014; Pinkert 2014, S. 263; Schaeffer u. Wingenfeld 2008, S. 295). Weiterhin schätzen es Pflegende als großes Problem ein, dass Menschen mit Demenz die gesamte Situation ihres Krankenhausaufenthaltes nicht (vollumfänglich) verstehen sowie fehlende Orientierung und veränderte Kontaktgestaltung zeigen (Rüsing et al. 2008, S. 312; Kleina u. Wingenfeld 2007, S. 48–50).

In der Konsequenz dieser Spannungsfelder geraten Pflegende zwischen widersprüchliche Erwartungen (insbesondere institutionelle Erwartungen und pflegeprofessionelle Erwartungen), während Menschen mit Demenz innerhalb des Settings Krankenhaus zusätzlich vulnerabel werden. (Wolke et al. 2015, S. 57 f.; Deutscher Ethikrat 2016, S. 103 f.) Die besondere Schutzbedürftigkeit von Menschen mit Demenz verweist Pflegende auf ihre grundlegende Verantwortlichkeit und Fürsorgepflicht. Gleichzeitig kollidiert diese Werteorientierung häufig mit den normativen Anforderungen des Systems Krankenhaus und ihrer Verpflichtung gegenüber anderen ihnen anvertrauten Mitpatienten (Riedel u. Linde 2016, S. 7; Wolke et al. 2015, S. 58). In dieser angespannten Grundsituation erscheint es wenig verwunderlich, dass sich Pflegende von den Verhaltensweisen von Menschen mit Demenz herausgefordert fühlen und Menschen mit Demenz auf eine nicht verstehbare Umwelt mit herausforderndem Verhalten reagieren (Sampson et al. 2014, S. 8; Wolke et al. 2015, S. 27).

Aktuell ist nur eine punktuelle Implementierung von demenzsensiblen Konzepten in Krankenhäusern realisiert (Pinkert u. Holle 2014, S. 209; Wolke et al. 2015, S. 24; Deutsches Institut für angewandte Pflegeforschung (DIP) 2011, S. 16). Gleichzeitig ist der Bedarf an fachlich-konzeptueller Anpassung erkannt, und es liegt eine Vielzahl an Empfehlungen zur Verbesserung der Situation von Menschen mit Demenz im Krankenhaus vor (DEKV 2017; Büter et al. 2017; Wolke et al. 2015; Kirchen-Peters 2014; Royal College of Nursing 2013; DIP 2011). Fachlich-konzeptionelle Anpassungen sind möglich, müssen jedoch vielfach innerhalb vorhandener Spielräume realisiert werden. Durch eine persönliche und orientierungsfördernde Umgebungsgestaltung kann die Sicherheit und Geborgenheit für Menschen mit Demenz erhöht werden. So sollten Beschäftigung und individuelle Orientierungshilfen konzeptionell realisiert und integriert werden, die Mahlzeiten sollten als Unterstützung von Tagesstruktur und als bewusstes Element der Erhöhung von Teilhabe gezielt gestaltet werden (Angerhausen 2008, S. 464; DEKV 2017, S. 7). Parallel hierzu kann der konsequente Einsatz von Assessmentinstrumenten die Erkennung von demenzspezifischen Herausforderungen verbessern, und die stellvertretende Einschätzung von Bedürfnissen kann das Auftreten herausfordernder Verhaltensweisen abmildern oder diesen vorbeugen (Wolke et al. 2015). Eine vollständige Auflösung des Spannungsfelds auf fachlich-konzeptueller Ebene ist hingegen nicht möglich (Riedel u. Linde 2017). Für Pflegende und Betroffene ergeben sich daraus emotionale und moralische Belastungen. Damit macht herausforderndes Verhalten als wiederkehrender Anlass ethische Reflexion dringend erforderlich, im Rahmen von Ethikberatung können Entscheidungen in Einzelfällen ethisch begründet werden und Pflegende durch Austausch und gemeinsame Entscheidungsprozesse entlastet werden (Riedel u. Linde 2016, S. 2).

14.1.2 Herausforderndes Verhalten

Insbesondere im Setting Krankenhaus treten bei Menschen mit Demenz vielfach herausfordernde Verhaltensweisen auf. Dabei werden Aggressionen und gesteigerte Mobilität, sich verirren oder Unruhe in der Nacht sowie das Ablehnen von Nahrung seitens der Pflegenden als besonders herausfordernd eingestuft (Sampson et al. 2014, S. 10; Hammar et al. 2016; Bryon et al. 2012; Siegle et al. 2016). Das Verhalten ist für den Menschen mit Demenz ein sinnvoller Ausdruck situativ nicht erfüllter Bedürfnisse oder Handlungen, vielfach als Reaktion auf eine aktuell nicht verstehbare Umwelt (Bartholomeyczik et al. 2006, S. 13; Urselmann 2013, S. 20; James 2013, S. 23).

Herausforderndes Verhalten von Menschen mit Demenz umfasst eine Vielzahl von Verhaltensweisen, die als störend, als belastend – eben als situativ herausfordernd empfunden werden. Die zahlreichen Verhaltensformen von herausforderndem Verhalten können nur schwer kategorisiert werden, denn: Herausforderndes Verhalten entsteht in sozialer Konstruktion und bleibt damit stets individuell und kontextabhängig (Höwler 2008, S. 26; DEKV 2017, S. 2). Hierbei soll der Begriff herausforderndes Verhalten die Perspektive stets auf die Person lenken, die sich von der Verhaltensweise des Gegenübers, des Menschen mit Demenz, herausgefordert fühlt. Hierbei sind Belastungsgrenzen und Einschätzungen der Verhaltensweise als genuin herausfordernd stark subjektiv und normativ geprägt (Rüsing et al. 2008, S. 319), das heißt, jede Pflegende empfindet und charakterisiert das ihr entgegengebrachte Verhalten subjektiv als unterschiedlich (stark) herausfordernd. Für eine objektivere Einschätzung liegen verschiedene Modelle der Kategorisierung vor. Ein umfassendes Modell bietet Cohen-Mainsfield. Hier wird eine Einteilung in „körperlich aggressives Verhalten", „körperlich nicht aggressives Verhalten" und „verbal störendes Verhalten" vorgenommen (Cohen-Mainsfield 2006 in James 2013, S. 26) und damit wird das herausfordernde Verhalten klar kategorisiert, aber auch vornehmlich negativ konnotiert. Insbesondere Letzteres ist ethisch reflexionswürdig. Aus diesem Grund ist es evident, nicht nur das Verhalten zu kategorisieren, sondern insbesondere die Ursachen, den Hintergrund des Verhaltens zu konturieren. Denn – wie bereits eingangs formuliert – das Verhalten ist für den Menschen mit Demenz eine Reaktion auf nicht erfüllte Bedürfnisse, auf eine situativ nicht verstehbare Umwelt (Bartholomeyczik et al. 2006, S. 13; Urselmann 2013, S. 20; James 2013, S. 23; DEKV 2017, S. 2). Diese individuellen Bedürfnisse gilt es, in den Blick zu nehmen, um mit dem Menschen mit Demenz in Kontakt, in Interaktion treten zu können.

Um herausforderndes Verhalten einzuschätzen, sind in erster Linie die Ursachen zu betrachten (Bartholomeyczik et al. 2006, S. 13; Urselmann 2013, S. 20; James 2013, S. 23; Wolke et al. 2015; Siegle et al. 2016). Für die stationäre Altenhilfe wird für den Umgang mit herausforderndem Verhalten eine „verstehende Diagnostik" empfohlen, umgesetzt durch eine möglichst umfassende, vielfältige und kreative Suche nach Ursachen und Deutungsmöglichkeiten des herausfordernden Verhaltens. Geleitet von einer sensiblen Perspektivübernahme und einer Bezugnahme auf persönliche Aspekte (Bartholomeyczik et al. 2006, S. 61; Hardenacke et al. 2011, S. 103). Hierfür können wiederum unterschiedliche Modelle herangezogen werden. So bringt beispielsweise das bedürfnisorientierte Verhaltensmodell bei Demenz (NDB-Modell, *need driven dementia compromised behaviour model*) herausfordernde Verhaltensweisen in Verbindung mit unerfüllten Bedürfnissen. Als mögliche Ursachen werden „Hintergrundfaktoren" wie bisherige biographische Prägungen, Persönlichkeit und demenzspezifische Symptome und „nahe Faktoren" wie unerfüllte physiologische oder psychosoziale Bedürfnisse beschrieben (Halek u. Bartholomeyczik 2006, S. 50 f.). Ein praxisorientiertes Instrument zur Interpretation herausfordernder Verhaltensweisen mit Vorschlägen zu Interventionen für das Setting Krankenhaus liefern Wolke et al. (Wolke et al. 2015, S. 290–303). Auch das Cohen-Mainsfield-Modell baut auf dem Grundgedanken der unerfüllten Bedürfnisse auf und gibt als Kategorien „biologische, psychologische und soziale Faktoren" an (James 2013, S. 36). Ein typisches Beispiel für herausforderndes Verhalten ist das Wandern oder Umhergehen. So können nach Cohen-Mainsfield die Ursachen auf den drei Ebenen gesucht werden: auf der biologischen, sozial- und umgebungsbedingten und der psychischen Ebene (◘ Abb. 14.1).

Zu beachten ist bei dieser Interpretation stets die Person mit ihrem körperlichen Zustand, ihrer Biographie und Persönlichkeit sowie der Kontext,

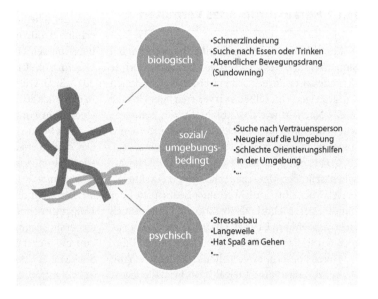

◘ Abb. 14.1 Mögliche unerfüllte Bedürfnisse bei herausforderndem Verhalten. (Modifiziert nach: James 2013, S. 44)

in dem sich das Verhalten zeigt (Marshall et al. 2011, S. 38). Hat sich die Person früher gerne und viel bewegt oder nicht? Liegen Grunderkrankungen vor, die auf Schmerzen verweisen könnten? Ist die Umgebung so gestaltet, dass man sich trotz eingeschränkter Orientierung zurechtfinden kann? (Cunningham 2006, S. 43)

Den oben exemplarisch genannten Modellen gemeinsam ist das Bestreben nach der Ursachenfindung über die Interpretation der situativen Verhaltensweisen aus unterschiedlichen Perspektiven. Das Krankenhaus repräsentiert auch hier in der Regel eher erschwerende Rahmenbedingungen, beispielsweise treten durch kurzfristige Einweisungen Lücken in der Informationsweitergabe zu den Patienten auf, die eine individuelle Interpretation erschweren bzw. immer wieder neu einfordern (Kleina u. Wingenfeld 2007, S. 41).

Herausfordernde Verhaltensweisen lösen bei Pflegenden nicht selten Unsicherheit und Hilflosigkeit bis hin zu Stress und Frustration aus (Höwler 2008, S. 9; Siegle et al. 2016, S. 148). Der Umgang mit herausfordernden Verhaltensweisen ist bei Pflegenden mit einer erhöhten Gefahr von beruflicher Unzufriedenheit und Burnout verbunden (Zwijsen et al. 2015, S. 68). Pflegende erleben sich in einem Konflikt zwischen den angedeuteten unterschiedlichen Anforderungen, denen sie vielfach nicht

gleichzeitig gerecht werden können. Oftmals wird das als herausfordernd eingestufte Verhalten erst durch den Konflikt mit anderen Anforderungen als solches empfunden. Beispielsweise fühlen sich Pflegende verantwortlich dafür, eine ruhige Atmosphäre auf der Station zu gewährleisten. Die atmosphärische Ruhe gelingt nur eingeschränkt, wenn ein Mensch mit Demenz seinen Drang nach Bewegung ausleben möchte und sich auf der Station und in den Zimmern frei bewegt (Höwler 2008, S. 61–63). Hier wäre es wichtig, den Menschen mit Demenz nicht nur in seinem Bedürfnis nach Bewegung, in seinem Suchen zu begrenzen, sondern die Ursachen für dieses Verhalten zu explorieren, um den dahinterstehenden Bedürfnisse und Ursachen angemessen zu begegnen. Aus der Perspektive der Pflegenden ist die Erfassung der Bedürfnisse mit einem gewissen Zeitaufwand verbunden (Hynninen et al. 2015, S. 196). Die Analyse und Auseinandersetzung lohnt jedoch, um negative Folgen, um ein Eskalieren der Situation für alle Beteiligten zu vermeiden. Da Situationen im Kontext herausfordernden Verhaltens nicht nur eine pflegefachlich angemessene und pflegewissenschaftlich fundierte Antwort einfordern, sondern aufgrund der eingangs benannten Spannungsfelder auch eine ethisch reflektierte und ethisch begründete Intervention verlangen, müssen sich diese beiden pflegeprofessionellen Entscheidungsprämissen ergänzen und wechselseitig abstützen. Vor diesem Hintergrund ist neben der konzeptionell-fachlichen Fundierung, der Nutzung angemessener Verfahren und Instrumente, in diesem Kontext die Förderung ethischer Reflexion und die Umsetzung von Ethikberatung obligatorisch (Riedel u. Linde 2016).

Die aktuellen Bedingungen im Setting Krankenhaus können die Entstehung herausfordernden Verhaltens zwischen Menschen mit Demenz und Pflegenden begünstigen. Im Umgang mit Menschen mit Demenz wird hier eine hohe professionelle Anforderung an Pflegende deutlich. Auf fachlicher Ebene lassen sich Spielräume finden, wie eine angepasste Raumgestaltung, die Ermöglichung von Teilhabe oder der Einbezug von Angehörigen (Kleina u. Wingenfeld 2007, S. 55 f.; DEKV 2017, S. 8; Büter et al. 2017). Aufgrund der beschriebenen Spannungsfelder in der jeweils einmaligen Situation und Konstellation bleiben gemäß der situativen Komplexität jedoch vielfach Unsicherheiten und moralische Belastungen bestehen. Für die Realisierung professioneller Pflege gilt es demnach, ergänzend zu strukturellen und pflegefachlichen Interventionen eine ethisch-normative Grundlage zu finden, um pflegerische Entscheidungen im Sinne professionellen Handelns ethisch begründen zu können. Hierfür wird im Folgenden eine Orientierung an Würde wahrender Pflege vorgeschlagen und als eine mögliche ethisch-normative Ausrichtung begründet.

14.2 Würde wahrende Pflege von Menschen mit Demenz im Krankenhaus

14.2.1 Relevanz Würde wahrender Pflege

In einer von Autonomie und Selbstbestimmung als leitende Prinzipien geprägten Gesellschaft sind Menschen mit Demenz eine Personengruppe, die diesen erwarteten Anforderungen augenscheinlich nicht entspricht bzw. diesen Erwartungen nicht immer vollumfänglich entsprechen kann. Die Begegnung mit Menschen mit Demenz ist zudem durch die assoziierte persönliche Angst vor dem eigenen Verlust von Autonomie und Selbstständigkeit belastet und erschwert (Muz et al. 2013, S. 353). Dadurch droht für

Menschen mit Demenz Ausgrenzung und Stigmatisierung, welche die bereits inhärente Vulnerabilität – hier verstanden als Schutzbedürftigkeit und Angewiesenheit – weiter erhöht (Schweda 2013, S. 282–284; Sperling 2015, S. 293). Kommt herausforderndes Verhalten hinzu, kann sich die Situation potenzieren. Umso bedeutsamer erscheint demnach eine Orientierung an Würde als ethisch-normative Orientierung in der Pflege von Menschen mit Demenz. Der Wahrung von Würde wird für die Profession Pflege eine hohe Bedeutung zugeschrieben (Stoecker 2010, S. 101–103). In der Präambel des ICN-Ethikkodex ist formuliert: „Untrennbar von Pflege ist die Achtung der Menschenrechte, einschließlich des Rechts auf Leben, auf Würde und auf respektvolle Behandlung" (DBfK et al. 2010). Nimmt man Bezug auf die Würde, ist zu konstatieren, dass Würde in Bezug auf seine Bedeutsamkeit stets auch kontrovers diskutiert wird.

Nachfolgend soll für die Spezifika und Konterversen sensibilisiert werden, um einer vorschnellen, unreflektierten Ausrichtung entgegenzuwirken. Zunächst erfährt der Begriff der Würde eine äußerst grundlegende Anerkennung für das menschliche Zusammenleben über seine Verankerung im Grundgesetz und dem darin enthaltenen grundlegenden menschlichen Anspruch auf Würde (Baranzke 2010). Dieser universelle Anspruch konkretisiert sich im Begriff der Menschenwürde, diese ist als konstant und unabhängig von Gegebenheiten zu verstehen. Sie schützt den Wert des menschlichen Lebens unabhängig von Alter oder Lebenssituation und den damit einhergehenden grundlegenden menschlichen Rechten. Dies beinhaltet beispielsweise den Schutz vor Diskriminierung und Stigmatisierung aufgrund von persönlichen Merkmalen wie Geschlecht oder Alter (Nordenfelt u. Edgar 2005, S. 20; Schweda 2013, S. 272; Bentwich et al. 2016, S. 2; Adorno u. Christensen 2014; Baranzke 2016, S. 89).

Bei näherer Betrachtung von Würde wird die Vagheit des Konzepts deutlich (Stoecker 2016; Baranzke 2016, S. 87). In der Begriffsbestimmung von Menschenwürde zeigt sich, dass die Bestimmung leichter durch Würdeverletzungen konkretisiert werden kann, als durch einen eigenen definitorischen Kern. Demütigung oder Stigmatisierung können beispielsweise als Würdeverletzungen sichtbar und greifbar werden. Kritisch diskutiert wird hierbei die Frage, ob Würde bei der Konkretisierung nicht durch andere ethische Prinzipien wie Autonomie oder Respekt ersetzbar ist und damit als übergeordnetes Konstrukt begrifflich leer bleibt (Stoecker 2010). Für die ethische Reflexion in pflegerischen Situationen ist es indes möglich, sinnvoll und auch wichtig Werte wie Würde für die jeweilige Situation zu definieren und zu operationalisieren. Hier erfolgt in einem nächsten Schritt eine exemplarische und begrenzte Annäherung, indem Würde für die Pflege und Versorgung von Menschen mit Demenz im Krankenhaus konturiert wird. Diese Konkretion erfolgt angesichts des hier im Zentrum stehenden Phänomens.

14.2.2 Würde – begriffliche Annäherung

Die begriffliche Fassung von Würde soll in Bezug auf Menschen mit Demenz über den Personenbegriff angedacht werden. Je nach Verständnis des Personenbegriffs gibt es Ansätze, in denen Menschen mit vor allem fortgeschrittener Demenz als Post-Personen verstanden werden. Begründet wird diese Annahme durch krankheitsbedingte Veränderungen des Bewusstseins von Menschen mit Demenz. Durch kognitive Verluste kann begründet werden, dass sich Menschen mit Demenz mit Fortschreiten der Erkrankung immer weniger ihres Selbst bewusst sind (Wetzstein 2005, S. 180; Eurich 2008, S. 351; Schweda 2013, S. 281; Helmchen 2017, S. 195). Dem entgegen soll die Einschätzung von Menschen mit Demenz als Post-Personen in der Orientierung an Würde kritisch betrachtet werden (Eurich 2008, S. 351; Schweda 2013, S. 281). Birnbacher (2016) beschreibt hierzu „eine Verwechslung der Identität der Person und Identität der Persönlichkeit" (Birnbacher 2016, S. 286). Er führt an, dass sich die Persönlichkeit von Menschen mit Demenz im Laufe ihrer Erkrankung ändern kann, die Person aber unabhängig von Lebensalter und Erkrankungen ein Leben lang dieselbe bleibt. Dem Gedanken der Post-Personen widersprechend, kann der personzentrierte Ansatz nach Tom Kitwood (2016) angeführt werden. Hier wird die Personenorientierung als zentrale Grundlage für eine qualitätsvolle und gelingende Pflege angeführt (Kitwood 2016). Weiterführend lässt sich die Anerkennung als Person als Ausdruck von Wahrung der Würde der Person bestimmen:

„Der Personalität als anthropologischer Reflexionsbegriff entspricht die Würde als ethischer Reflexionsbegriff" (Rabe 2009, S. 123). Diese Grundlegung wird in Bezug auf Menschen mit Demenz nachfolgend weiter untermauert.

Eine Würde wahrende Pflege von Menschen mit Demenz muss – wie nachfolgend darzulegen ist – daran ansetzen, Menschen mit Demenz als Personen wahrzunehmen (Tranvag et al. 2013, S. 869). Ergänzend ist Altern hierfür als anthropologische Gegebenheit zu verstehen und Verletzlichkeit unabhängig von Erkrankung und Lebensalter als Grundlage menschlichen Seins anzusehen (vgl. Schweda 2013). Menschen mit Demenz sind hierbei nicht reduziert auf ihre aktuelle Situation zu betrachten, sondern vielmehr in ihrer biographischen Gesamtheit an Rollen, Prägungen und sozialen Bezügen anzuerkennen und auch in der letzten Phase ihrer Erkrankung als zumindest situativ mitteilungsfähig einzustufen (Eurich 2008, S. 359; Wetzstein 2005, S. 181 f.; Jox 2015, S. 119; Ringkamp 2017; SAMW 2017, S. 5). Dieses Verständnis von Personen legt Kitwood seinem personzentrierten Ansatz zugrunde: „Es ist ein Stand oder ein Status, der dem einzelnen Menschen im Kontext von Beziehung und sozialem Sein von anderen verliehen wird. Er (der Status) impliziert Anerkennung, Respekt und Vertrauen" (Kitwood 2016, S. 31). Das bedeutet, auch wenn sich durch die Erkrankung Einschränkungen in Bereichen ergeben, die der Person zugeordnet werden können, wie dem Erinnerungsvermögen oder der Entscheidungsfähigkeit, gibt es einen Kern der Person, der – gerade durch soziale und biographische Bezüge – bleibt und Achtsamkeit sowie Beachtung einfordert.

Menschen mit Demenz als Personen zu begegnen, ist ein Verweis auf eine begriffliche Konkretion von Würde in Zusammenhang mit Demenz. Für den pflegerischen Kontext und die Bezugnahme auf Personenorientierung bietet sich somit ein Verständnis von Würde als Wahrung der Identität an (*the dignity of identity*) (Nordenfelt u. Edgar 2005, S. 19). Dieses Verständnis von Würde zeigt sich darin, dass Menschen mit Demenz ihre individuelle Identität behalten und leben können. Wird Würde als die Integrität und Individualität der Person verstanden, kann diese allerdings durch andere bedroht, in Frage gestellt und auch verletzt werden. Gerade durch körperliche Einschränkungen und Pflegebedürftigkeit wird diese Bedrohung im Rahmen pflegerischer Begegnungen greifbar. Im Verständnis von Nordenfelt und Edgar beispielsweise durch die Verletzung von Privatheit und Intimsphäre (Nordenfelt u. Edgar 2005, S. 19).

In einer Metasysthese von Tranvag et al. (2013) zu Würde wahrender Pflege bei Demenz wird der Personenbezug ebenfalls deutlich. Ein Aspekt Würde von Menschen mit Demenz zu wahren ist demnach, Empathie oder Mitgefühl für die Person empfinden zu können (*having compassion for the person*), genauer zeigt sich dies durch ein Interesse an der Person selbst sowie durch fachliche Kompetenz, die es ermöglicht, sich in die Situation des Menschen mit Demenz hineinzuversetzen (Tranvag et al. 2013, S. 869). Auch die Anerkennung der Person mit ihrem Selbstempfinden (*confirming the person's worthiness and sense of self*) wird als wesentlich benannt. Hierunter wird die Wahrung weiterer grundlegender Werte zusammengefasst: Die Ermöglichung von Teilhabe an der Gemeinschaft, die bestmögliche Wahrung und Anerkennung von Autonomie und Integrität (Tranvag et al. 2013, S. 870). Die bewusste und menschliche Umgebungsgestaltung (*creating a humane and purposeful environment*) wird als weiterer wichtiger Aspekt benannt (Tranvag et al. 2013, S. 871). Insbesondere die zuletzt genannten Prämissen wurden eingangs auch als notwendige konzeptionelle Ausrichtungen in der Pflege und Versorgung von Menschen mit Demenz im Krankenhaus aufgeführt. Ergänzenswert ist ferner die Vermeidung von Objektivierung vom Menschen mit Demenz (Bentwich et al. 2016, S. 8). Gerade die Gefahr der Objektivierung ist in der Pflege wiederholt gegeben: Pflegehandlungen betreffen in der Regel den ganzen Menschen. Arbeitsorganisationssysteme wie die Funktionspflege unterstützen hingegen eine Loslösung und Zerstückelung von pflegerischen Handlungen. Derartige perspektivische Fokussierungen auf die Interventionen und Maßnahmen unterstützt die Objektivierung der Empfänger von Pflege als Objekt der Handlung oder Verrichtung und nimmt der Tätigkeit ihren eigentlichen personenbezogenen Sinn. Arbeitsorganisation, die sich an Funktionen und nicht an Personen orientiert, verstärken die fehlende Anerkennung als Personen und sind in der Folge gefährdend für die Würde von Menschen mit Demenz (Tranvag et al. 2013, S. 869; Rabe 2009,

S. 129). Diese Ausführungen unterstreichen die Bedeutung der Umsetzung des Bezugspflegekonzepts (DEKV 2017, S. 7). Die eingangs benannten Spannungsfelder sind an dieser Stelle wieder präsent und exemplarisch.

14.2.3 Würde wahren gegenüber Menschen mit Demenz im Krankenhaus

Das Setting Krankenhaus kann als solches die Würde der Patienten bedrohen, indem beispielsweise die Intimsphäre und Privatheit in Mehrbettzimmern eingeschränkt ist. Wenn gesellschaftlich übliche Umgangsformen durch verrichtungsorientierte Arbeit vernachlässigt werden oder Menschen, die nicht mit dem beschleunigten System Krankenhaus mithalten, nicht ernst genommen werden, können individuelle Kontrollmöglichkeiten zugunsten eines funktionierenden Systems reduziert werden (Stoecker 2010, S. 102; Deutscher Ethikrat 2016, S. 79). Sowohl das Setting Krankenhaus als auch die Diagnose Demenz repräsentieren eine potenzierte Gefahr der Aberkennung oder Verletzung des grundlegenden menschlichen Anspruchs auf Würde, was eine ethische Auseinandersetzung bedeutsam macht.

Zur weiteren Konkretion sei hier auf Bridges und Wilkinson (2011) verwiesen. Sie beschreiben drei Aspekte einer Würde wahrenden Pflege von Menschen mit Demenz im Krankenhaus: Identität wahren, in Beziehung treten und gemeinsame Entscheidungsfindung. Die Identität der Person zu wahren ist für die Autoren ein wichtiger Aspekt, die Würde von Menschen mit Demenz in Krankenhäusern zu wahren (Bridges u. Wilkinson 2011, S. 44). Wie kann das gelingen? Um die Identität der Person zu wahren, sind zunächst Informationen über die Person grundlegend, hierzu muss ich in die Beziehung mit der Person bzw. auch mit deren An- und Zugehörigen treten, Kontakt suchen. Eine gezielte Informationssammlung ist vervollständigend zur fachlichen Relevanz (Kleina u. Wingenfeld 2007, S. 67 f.; Kirchen-Peters 2012, S. 85) demnach ergänzend aus ethischer Perspektive bedeutsam, dann, wenn ich die Informationen mit der bewussten Intention erhebe, etwas über die Identität zu der Person zu erfahren. Die jeweils individuelle Identität einer Person drückt sich zum Beispiel in der Kleidung, in den persönlichen Interessen und Gewohnheiten aus. Diese identitätsstiftenden Merkmale, die eine Person ausmachen, ihr auch Rückbezüge eröffnen und Sicherheit vermitteln, rücken im Rahmen eines Krankenhausaufenthaltes indes oftmals in den Hintergrund. So ist die Verlegung in ein Krankenhaus immer für einen definierten Zeitraum vorgesehen, ein Aufenthalt in einem Krankenhaus hat damit nicht den Anspruch, besonders individuelle Umgebungen zu schaffen (Cunningham 2006, S. 43). Je nach Versorgung ist es vielfach nicht möglich, die eigene Kleidung zu tragen, Bezugspersonen sind nicht in der gleichen Weise wie zuhause oder in stationären Pflegeeinrichtungen präsent, und gewohnte Tagesabläufe müssen entsprechend der funktionalen Abläufe verändert werden (Bridges u. Wilkinson 2011, S. 44). In der Folge ist die Identität nicht gewahrt und die Würde wahrende Pflege fragil. Hier gilt es, kreativ zu sein und bewusst entgegen zu steuern.

> **Praxistipp**
>
> Konkrete Ideen für eine an der Identität der Person orientierte Umgebungsgestaltung und angemessene unterstützende Faktoren sind zum Beispiel
> - Bilder von Angehörigen auf dem Nachtkästchen zu platzieren,
> - eigene, vertraute Pflegeutensilien zu verwenden,
> - möglichst frühzeitiges Anbieten der eigenen Kleidung und
> - Einbeziehen der Angehörigen in die Pflege (Kleina u. Wingenfeld 2007, S. 54–56; DEKV 2017).
>
> Diese sind rein exemplarisch zu verstehen und können noch vielfältig erweitert werden.

Eine Gemeinschaft zu bilden und miteinander in Beziehung zu treten, ist eine weitere wichtige Strategie, die Würde von Menschen mit Demenz in Krankenhäusern zu wahren (Bridges u. Wilkinson 2011, S. 45). Hiermit wird auf eine Grundvoraussetzung

und gleichzeitig ein Ziel guter Pflege verwiesen: die professionelle Pflegebeziehung. Die Beziehungsaufnahme und aktive Beziehungsgestaltung in Form von zugewandter, verstehender Kommunikation wird zugleich als präventiv und abmildernd für herausforderndes Verhalten verstanden (Bridges u. Wilkinson 2011, S. 45). Auch hier stellt das Setting Krankenhaus eher wenig förderliche Rahmenbedingungen zur Verfügung: Bei einer Verlegung ins Krankenhaus von zuhause oder aus dem Pflegeheim sind vertraute Personen weniger präsent. Spielräume müssen aktuell im Schwerpunkt durch Pflegende und ihre Teams gefunden werden. Beispielsweise durch die Betreuung von Menschen mit Demenz durch möglichst wenig wechselnde Pflegekräfte (Kleina u. Wingenfeld 2007, S. 51 f.; Kirchen-Peters 2014, S. 74). Bezugspflege umzusetzen ist demnach aus fachlicher und ethischer Perspektive eine dringliche Empfehlung (DEKV 2017, S. 7; Kleina u. Wingenfeld 2007, S. 72).

Gemeinsame Entscheidungsfindung wird als dritter Aspekt Würde wahrender Pflege benannt (Bridges u. Wilkinson 2011, S. 45). Dies wird vor allem für gesundheits- und behandlungsbezogene Entscheidungen formuliert (Bridges u. Wilkinson 2011, S. 45). Unterstützend kann hier *Advance Care Planning* oder gesundheitliche Vorausplanung bei Demenz als Konzept benannt werden (Birnbacher 2016), vertiefend wird dies, auch in seiner ethischen Relevanz, in Abschnitt III dieses Buches beschrieben.

Würde wahrende Pflege ist ein grundlegender Anspruch an beruflich Pflegende im Setting Krankenhaus. Bei der Versorgung von Menschen mit Demenz wird dieser Anspruch exemplarisch besonders deutlich. Ansatzpunkte für eine Würde wahrende Pflege zeigen sich in der Personenorientierung bei Menschen mit Demenz. Anschließend stellt sich die Frage, inwieweit herausforderndes Verhalten Würde wahrende Pflege beeinflusst. Über die Personenorientierung lässt sich eine Verbindung zur verstehenden Diagnostik bei herausforderndem Verhalten herstellen, die im Folgenden weiter betrachtet werden soll. Anhand des eingangs exemplarisch gewählten Phänomens des herausfordernden Verhaltens sollen Vorschläge für eine Würde wahrende Pflege und Gefahren von Würdeverletzungen von Menschen mit Demenz im Krankenhaus aufgezeigt werden.

14.3 Würde wahren bei herausforderndem Verhalten im Krankenhaus

Fallbeispiel

Eine Patientin geht den Flur entlang, sie wirkt hilflos, aber entschlossen. Der Stützverband an ihrem Arm deutet auf eine Fraktur im Schulterbereich hin. Wenn Sie angesprochen wird, antwortet sie nicht, es wirkt, als könne sie Worte nicht einordnen. Die Pflegenden auf der Station haben das Gefühl, ihr nicht gerecht zu werden. Wenn man sie nicht im Blickfeld hat, kann vieles passieren. Sie ist in allen Zimmern unterwegs, Mitpatienten beschweren sich. Aber sie ständig zu begleiten ist kaum möglich, die Pflegenden fühlen sich durch das Umhergehen herausgefordert.

14.3.1 Anerkennen der Person

Ausgehend von der Anforderung einer Würde wahrenden Pflege gilt es, das Verhalten der Patientin in Bezug auf ihre Identität zu verstehen und einzuordnen (Bridges u. Wilkinson 2011, S. 45; vgl. Tranvag et al. 2013, S. 870). Für die Interpretation des herausfordernden Verhaltens ist dies eine zentrale Grundlage: Die Suche nach hinter dem Verhalten stehenden Bedürfnissen gelingt nur mit Bezug auf die Person und ihre Biographie (Marshall et al. 2011, S. 38). Die herausfordernde Verhaltensweise kann im Sinne einer Würde wahrenden Pflege zunächst umgedeutet werden in einen Ausdruck der Identität und Person der Patientin. Sich auf dem Flur zu bewegen, kann verstanden werden als ein Ausdruck von Individualität und Realisierung individueller Bedürfnisse. Biologische, sozial- und umgebungsbedingte und psychische Ursachen (James 2013, S. 44) sind aus der jeweils einmaligen Perspektive der Patientin zu betrachten. Pflegerisch ist hier die Anamnese entsprechend auszurichten (Deutsche Alzheimer Gesellschaft 2016). Gerade für herausfordernde Verhaltensweisen müssen individuelle Besonderheiten und Prägungen erfasst werden. Würde wahrende Pflege ergänzt die Einschätzung herausfordernden Verhaltens um eine explizit personenbezogene Perspektive. Der

Umgang mit dem Umhergehen muss nicht mit dem Ziel verbunden sein, es abzustellen oder zu reduzieren, es kann auch anerkannt und gefördert werden. Würde sich in diesem Fall beispielsweise herausstellen, dass das Umhergehen durch Freude an der Bewegung und Neugier auf die Umgebung verursacht ist und weniger durch Schmerzen oder die Suche nach einer Bezugsperson, wäre die Bewegung auf der Station zu unterstützen.

14.3.2 Empathie und Beziehungsgestaltung

Gemäß dem NDB-Modell gilt es, die Verhaltensweise aus vielen Perspektiven zu betrachten. Bei der Interpretation der hinter dem herausfordernden Verhalten stehenden Bedürfnisse ist eine förderliche Beziehung erleichternd. Ferner wirkt förderliche Beziehungsgestaltung als Grundlage pflegerischer Arbeit präventiv auf herausfordernde Verhaltensweisen (Bridges u. Wilkinson 2011, S. 45). Fehlende Sicherheit und Orientierung sowie die Suche nach vertrauten Personen sind mögliche Ursachen für das Entstehen von herausforderndem Verhalten. Vielleicht sucht die Patientin nach einer vertrauten Person, nach Anschluss und Sicherheit. Wird sie durch eine feste Bezugsperson betreut und werden Angehörige mit in die Pflege eingebunden, kann das herausfordernde Verhalten in diesem Fall reduziert werden und so durch Würde wahrenden Umgang reduziert werden.

14.3.3 Bewusste, menschliche Umgebungsgestaltung

Eine individuelle Umgebungsgestaltung wird aus fachlicher Sicht empfohlen (Angerhausen 2008, S. 464; Royal College of Nursing 2013, S. 3; Büter et al. 2017) und ist bei Menschen mit Demenz ebenfalls ein Würde wahrender Ansatzpunkt. Ähnlich wie bei der Beziehungsgestaltung ist anzunehmen, dass herausfordernde Verhaltensweisen abgemildert werden können. Ist die Umgebung individuell und personenorientiert gestaltet, wie beispielsweise durch Fotos von Angehörigen im Zimmer oder individuelle Orientierungshilfen, wie die Kennzeichnung der

Zimmertür durch einen vertrauten Gegenstand, setzt dies an einer möglichen Ursache herausfordernden Verhaltens an: der Reaktion auf eine nicht vertraute, verunsichernde Umgebung.

14.3.4 Gemeinsame Entscheidungsfindung

Angepasst an die Ausprägung der Erkrankung kann es für Menschen mit Demenz in Krankenhäusern ermöglicht werden, die Situation zu verstehen und in die Abläufe eingebunden zu werden (Bridges u. Wilkinson 2011, S. 45). Auch dieser auf die Realisierung von Würde ausgerichtete Ansatzpunkt betrifft den Umgang mit herausfordernden Verhaltensweisen. Wird eine pflegerische Intervention für den Menschen mit Demenz verstehbar vermittelt, begegnet man einer Ursache herausfordernden Verhaltens. Auch die Einbindung in die Entscheidungsfindung von Menschen mit Demenz und deren Angehörigen kann die Akzeptanz einer pflegerischen Maßnahme erhöhen und damit eine mögliche Ursache von herausforderndem Verhalten abmildern: Die Reaktion auf nicht verstehbare Ereignisse und eine daraus folgende Ablehnung.

Stellt man die Ansatzpunkte Würde wahrender Pflege von Tranvag et al. (2013) sowie Bridges und Wilkinson (2011) gegenüber ◘ Tab. 14.1, lassen sich Gemeinsamkeiten erkennen. Die Person anzuerkennen und die Identität der Person zu wahren ist eine gemeinsame Anforderung wie auch die Betonung von Empathie und Beziehungsgestaltung. Diese Eckpunkte können für die Pflege von Menschen mit Demenz im Krankenhaus eine ethisch-normative Rahmung bilden und im Umgang mit herausforderndem Verhalten als Maßgabe für die ethische Reflexion dienen.

Diese Empfehlungen zur Verbindung zwischen fachlicher und ethischer Dimension Würde wahrender Pflege bei Menschen mit Demenz sollen für Pflegende eine Umdeutung von herausfordernden Verhaltensweisen unterstützen. Durch eine veränderte Perspektive und Würde als Orientierungspunkt für die pflegerischen Entscheidungen soll es ermöglicht werden, sich weniger stark herausgefordert zu fühlen. Zudem kann durch die Orientierung an Würde wahrender Pflege konkretisiert als Personenorientierung ein Repertoire an Ideen für Interventionen zur Verfügung gestellt werden.

Die Orientierung an der Würde bei herausfordernden Verhaltensweisen bei Menschen mit Demenz im Krankenhaus ist besonders zu betonen, denn: Die Würde ist in dieser Situation vielfach bedroht und damit besonders schützenswert. Das Setting Krankenhaus birgt die Gefahr, die Würde der Patienten einzuschränken (Jacobson 2009; Stoecker 2010, S. 102), die Diagnose Demenz begünstigt die Verletzung von Würde (Eurich 2008, S. 351; Schweda 2013, S. 281), und herausfordernde Verhaltensweisen bergen die Gefahr von Wertverletzungen wie auch der Würde (Riedel u. Linde 2016; Riedel u. Linde 2017). Eine Würde wahrende Pflege bei Menschen mit Demenz im Krankenhaus zu realisieren

◘ **Tab. 14.1** Würde wahren

Bei der Pflege von Menschen mit Demenz (Tranvag et al. 2013)	Bei der Pflege von Menschen mit Demenz im Krankenhaus (Bridges u. Wilkinson 2011)
Anerkennung Person mit ihrem Selbstempfinden	Identität der Person zu wahren
Empathie oder Mitgefühl für die Person empfinden zu können	In Beziehung treten
Bewusste und menschliche Umgebungsgestaltung	Gemeinsame Entscheidungsfindung
Maßnahmen im Umgang mit herausforderndem Verhalten bei Demenz im Krankenhaus - Verstehende Diagnostik (Bartholomeyczik et al. 2006, S. 61; Hardenacke et al. 2011, S. 103) - Förderliche Beziehungsgestaltung (Bridges u. Wilkinson 2011, S. 45) - Individuelle Umgebungsgestaltung (Angerhausen 2008, S. 464; Royal College of Nursing 2013, S. 3)	

steht in enger Verbindung zum fachlich-konzeptuellen Umgang mit herausfordernden Verhaltensweisen und erhält damit eine vervollständigende Bedeutung.

Die Umsetzung Würde wahrender Pflege ist dabei nicht jedoch nicht per se konfliktfrei. Zum einen kann die Realisierung Würde wahrender Pflege mit anderen ethischen Prinzipien konkurrieren, wie beispielsweise dem Wahren autonomer Entscheidungen (Tranvag et al. 2013, S. 872) oder der stellvertretenden Realisierung der Bedürfnisse anderer Patienten (und kollidiert dann möglicherweise mit dem Wert der Gerechtigkeit). Zum anderen ist es möglich, dass innerhalb eines pflegerischen oder therapeutischen Teams bei der gemeinsamen Ausrichtung an Würde unterschiedliche Verständnisse von Würde zu divergierenden Handlungsoptionen führen können. Gerade im Umgang mit herausfordernden Verhaltensweisen müssen diese Verständnisse immer wieder neu interpretiert werden. Bedingt durch unterschiedliche Perspektiven und unterschiedliche Verständnisse, kann es auch bei der Ausrichtung an einem gemeinsamen Wert zu einem ethischen Dilemma kommen. Welche der oben beschriebenen Bereiche zur Würde wahrenden Pflege situativ bevorzugt wird, muss im Team ausgehandelt werden. Es ist möglich, dass beispielsweise eine Pflegende den Schwerpunkt in der Beziehungsgestaltung sieht, eine andere die Umgebungsgestaltung präferiert. Bezugspunkt der Entscheidung für eine Handlungsoption muss immer die bestmögliche Perspektivübernahme des Menschen mit Demenz sein. Zudem wirkt, wie eingangs bereits beschrieben, das normierende System Krankenhaus einschränkend auf die Umsetzung der Empfehlungen zu einer Würde wahrenden Pflege bei Menschen mit Demenz. Dennoch sind Handlungsspielräume möglich. Die Orientierung an ethischen Prinzipien eröffnet, unterstützt und begründet eine kritische Position (Giese 2013, S. 63, S. 65), und zugleich wird die Möglichkeit offenbart, die gewählten Handlungsoptionen situativ ethisch zu begründen. Würdeverletzungen bilden eine ethische Argumentationsgrundlage zur Verbesserung der Situation von Menschen mit herausfordernden Verhaltensweisen im Krankenhaus und vervollständigen die fachliche-konzeptuelle um eine ethische Perspektive als festen Bestandteil professionellen Pflegehandelns.

Literatur

Adorno R, Christensen B (2014) Menschenwürde. In: Lenk C, Duttge G, Fangerau H (Hrsg) Handbuch Ethik und Recht der Forschung am Menschen. Springer, Berlin, S 197–200

Angerhausen S (2008) Demenz – eine Nebendiagnose im Akutkrankenhaus oder mehr? Maßnahmen für eine bessere Versorgung demenzkranker Patienten im Krankenhaus. Zeitschrift für Gerontologie und Geriatrie 41(6):460–466. https://doi.org/10.1007/s00391-008-0018-0

Baranzke H (2010) Menschenwürde zwischen Pflicht und Recht. Zum ethischen Gehalt eines umstrittenen Begriffs. Zeitschrift für Menschenrechte 4(1):10–26

Baranzke H (2016) Menschenwürde, Autonomie, Selbstbestimmung und soziale Ehre. In: Brandenburg H, Güther H (Hrsg) Lehrbuch Gerontologische Pflege, 1. Aufl. Hogrefe, Bern, S 87–102

Baranzke H, Duttge G (Hrsg) (2016) Autonomie und Würde. Leitprinzipien in Bioethik und Medizinrecht. Königshausen & Neumann, Würzburg

Bartholomeyczik S, Halek M, Sowinski C et al. (2006) Rahmenempfehlungen zum Umgang mit herausforderndem Verhalten bei Menschen mit Demenz in der stationären Altenhilfe. In: Bundesministerium für Gesundheit (BMG) (Hrsg)

Bentwich ME, Dickman N, Oberman A (2016) Autonomy and dignity of patients with dementia: Perceptions of multicultural caretakers. Nursing ethics. https://doi.org/10.1177/0969733016642625

Birnbacher D (2016) Patientenverfügungen und Advance Care Planning bei Demenz und anderen kognitiven Beeinträchtigungen. Ethik Med 28(4):283–294. https://doi.org/10.1007/s00481-016-0388-6

Brandenburg H, Güther H (Hrsg) (2016) Lehrbuch Gerontologische Pflege, 1. Aufl. Hogrefe, Bern

Bridges J, Wilkinson C (2011) Achieving dignity for older people with dementia in hospital. Nursing Standard 25(29):42–47

Bryon E, Dierckx de Casterle B, Gastmans C (2012) 'Because we see them naked' – nurses' experiences in caring for hospitalized patients with dementia: considering artificial nutrition or hydration (ANH). Bioethics 26(6):285–295. https://doi.org/10.1111/j.1467-8519.2010.01875.x

Bundesministerium für Gesundheit (BMG) (2006) (Hrsg) Rahmenempfehlungen zum Umgang mit herausforderndem Verhalten bei Menschen mit Demenz in der stationären Altenhilfe. https://www.bundesgesundheitsministerium.de/fileadmin/Dateien/Publikationen/Pflege/Berichte/Bericht_Rahmenempfehlungen_zum_Umgang_mit_herausforderndem_Verhalten_bei_Menschen_mit_Demenz_in_der_stationaeren_Altenhilfe.pdf. Zugegriffen: 07.04.2017

Büter K, Motzek T, Dietz B, Hofrichter L, Junge M, Kopf D et al. (2017) Demenzsensible Krankenhausstationen. Expertenempfehlungen zu Planung und Gestaltung. In: Zeitschrift für Gerontologie und Geriatrie 50(1):67–72. https://doi.org/10.1007/s00391-016-1079-0

Cunningham C (2006) Understanding challenging behaviour in patients with dementia. Nursing Standard 20(47):42–45

DBfK, ÖGKV, SBK (2010) ICN-Ethikkodex für Pflegende. https://www.dbfk.de/media/docs/download/ … /ICN-Ethikkodex-2012-deutsch.pdf. Zugegriffen: 22.01.2017

DEKV (2017) Auf dem Weg zu einem demenzsensiblen Krankenhaus Empfehlungspapier. Deutscher Evangelischer Krankenhausverband e. V. http://www.dekv.de/fileadmin/user_upload/downloads/Internet/DEKV-Empfehlungspapier_Demenzsensibles_Krankenhaus.pdf. Zugegriffen: 17.06.2017

Deutsche Alzheimer Gesellschaft (2016) Informationsbogen Patient mit einer Demenz bei Aufnahme ins Krankenhaus. www.dkgev.de/media/file/23466.patienteninformationsbogen-20160118.pdf

Deutscher Ethikrat (2016) Patientenwohl als ethischer Maßstab für das Krankenhaus. Stellungnahme. http://www.ethikrat.org/dateien/pdf/stellungnahme-patientenwohl-als-ethischer-massstab-fuer-das-krankenhaus.pdf. Zugegriffen: 04.04.2017

Deutsches Institut für angewandte Pflegeforschung (DIP) (2011) Doppelt hilft besser bei Demenz. Abschlussbericht der wissenschaftlichen Begleitung zum Projekt: Neue Wege bei der Betreuung von Patienten mit Demenz im Krankenhaus Lübbecke. http://www.dip.de/fileadmin/data/pdf/material/dip_2011_Abschlussbericht-Doppelt-hilft-besser.pdf. Zugegriffen: 05.01.2017

Eurich J (2008) Eingeschränkte Menschenwürde. Unterschiedliche Menschenbilder in der Pflege und ihre Folgen für Menschen mit Demenzerkrankungen. Pflege und Gesellschaft 13(4):350–362

Frewer A, Bergemann L, Schmidhuber M (Hrsg) (2015) Demenz und Ethik in der Medizin. Standards zur guten klinischen Praxis (Jahrbuch Ethik in der Klinik, Bd 8). Königshausen & Neumann, Würzburg

Frings M, Jox, RJ (2015) Gehirn und Moral. Ethische Fragen in Neurologie und Hirnforschung. Thieme, Stuttgart

Giese C (2013) Wissen-Können-Sollen: Ethik in der Pflegeausbildung als Ethik eines Gesundheitsberufes. Vorüberlegungen zur Förderung (pflege)ethischer Kompetenz. In: Linseisen E, Uzarewicz C, Boßle, M (Hrsg) Aktuelle Pflegethemen lehren. Wissenschaftliche Praxis in der Pflegeausbildung (Dimensionen sozialer Arbeit und der Pflege, Bd 14). Lucius & Lucius, Stuttgart, S 59–78

Halek M, Bartholomeyczik S (2006) Verstehen und Handeln. Forschungsergebnisse zur Pflege von Menschen mit Demenz und herausforderndem Verhalten. Schlüter, Hannover

Hammar LM, Swall A, Meranius MS (2016) Ethical aspects of caregivers' experience with persons with dementia at mealtimes. Nursing Ethics 23(6):624–635. https://doi.org/10.1177/0969733015580812

Hardenacke D, Bartholomeyczik S, Halek M (2011) Einführung und Evaluation der „Verstehenden Diagnostik" am Beispiel des Leuchtturmprojektes InDemA. Pflege und Gesellschaft 16(2):101–115

Helmchen H (2017) Ethische Fragen bei demenziellen Erkrankungen. In: Erbguth F, Jox RRJ (Hrsg) Angewandte Ethik in der Neuromedizin. Springer, Berlin, S 190–198

Höwler E (2008) Herausforderndes Verhalten bei Menschen mit Demenz. Erleben und Strategien Pflegender, 1. Aufl. Kohlhammer, Stuttgart

Hynninen N, Saarnio R, Isola A (2015) The care of older people with dementia in surgical wards from the point of view of the nursing staff and physicians. Journal of clinical nursing 24(1–2):192–201. https://doi.org/10.1111/jocn.12669

Jacobson N (2009) A taxonomy of dignity: a grounded theory study. BMC international health and human rights 9:1–9. https://doi.org/10.1186/1472-698X-9-3

James IA (2013) Herausforderndes Verhalten bei Menschen mit Demenz. Einschätzen, verstehen und behandeln. Hans Huber, Bern

Jox RJ (2015) Ohne Sinn und Verstand? Demenz und Entscheidungen über Leben und Tod. In: Frings M, Jox RJ (Hrsg) Gehirn und Moral. Ethische Fragen in Neurologie und Hirnforschung. Thieme, Stuttgart, S 98–124

Kirchen-Peters S (2012) Analyse von hemmenden und förderlichen Faktoren für die Verbreitung demenzsensibler Konzepte in Akutkrankenhäusern. Institut für Sozialforschung und Sozialwirtschaft e.V., Saarbrücken. https://www.deutsche-alzheimer.de/fileadmin/alz/pdf/Endbericht-Kirchen-Peters_Oktober2012_01.pdf. Zugegriffen: 30.12.2016

Kirchen-Peters S (2014) Herausforderung Demenz im Krankenhaus. Ergebnisse und Lösungsansätze aus dem Projekt Dem-i-K. Institut für Sozialforschung und Sozialwirtschaft e.V., Saarbrücken. http://www.saarland.de/dokumente/thema_sozialversicherung/DEMIK_NEU_WEB.pdf. Zugegriffen: 17.06.2017

Kitwood TM (2016) Demenz. Der personzentrierte Ansatz im Umgang mit verwirrten Menschen, 7. Aufl. Hogrefe, Bern

Kleina T, Wingenfeld K (2007) Die Versorgung demenzkranker älterer Menschen im Krankenhaus. Institut für Pflegewissenschaft (IPV) (Hrsg) Veröffentlichungsreihe an der Universität Bielefeld. https://www.uni-bielefeld.de/gesundhw/ag6/downloads/ipw-135.pdf. Zugegriffen: 05.01.2017

Lenk C, Duttge G, Fangerau H (Hrsg) (2014) Handbuch Ethik und Recht der Forschung am Menschen. Springer, Berlin

Linseisen E, Uzarewicz C, Boßle, M (Hrsg) (2013) Aktuelle Pflegethemen lehren. Wissenschaftliche Praxis in der Pflegeausbildung (Dimensionen sozialer Arbeit und der Pflege, Bd 1). Lucius & Lucius, Stuttgart

Löhr M, Schulz M, Behrens J (2014) Menschen mit Demenz im Krankenhaus. Möglichkeiten und Grenzen. Psychiatrische Pflege heute 4:189–195

Marshall M, Allan K, Brock E, Georg J (Hrsg) (2011) „Ich muss nach Hause". Ruhelos umhergehende Menschen mit einer Demenz verstehen, 1. Aufl. Huber, Bern (Programmbereich Pflege)

Muz S, Schmidt S, Sterr R (2013) Das demenzielle Syndrom in unserer Gesellschaft (DiuG). Eine Studie zur Ermittlung von gesellschaftlichen Zugangsbarrieren zur frühen Diagnosestellung des dementiellen Syndroms. Pflege und Gesellschaft 18(4):344–362

Nordenfelt L, Edgar A (2005) The four notions of dignity. Quality in Ageing and Older Adults 6(1):17–21. https://doi.org/10.1108/14717794200500004

Pinkert C (2014) Patienten mit Demenz im Krankenhaus. Sind Pflegende auf die Herausforderung der Pflege von Menschen mit Demenz im Krankenhaus vorbereitet? Padua 9(5):263–265

Pinkert C, Holle B (2014) Der Prozess der Entwicklung und Umsetzung von demenzspezifischen Konzepten in Krankenhäusern – eine qualitative Untersuchung. Pflege und Gesellschaft 19(3):209–223

Quack E (2015) Menschen mit Demenz im Krankenhaus. Im Spannungsfeld zwischen Systemlogik und Lebenswelt. Internationale Zeitschrift für Philosophie und Psychosomatik 7(2):1–12

Rabe M (2009) Ethik in der Pflegeausbildung. Beiträge zur Theorie und Didaktik. Hans Huber, Bern

Riedel A, Linde A-C (2016) Herausforderndes Verhalten als wiederkehrender Anlass ethischer Reflexion im Krankenhaus. Internationale Zeitschrift für Philosophie und Psychosomatik 8(1):1–19

Riedel A, Linde A-C (2017): Menschen mit Demenz im Krankenhaus – Exemplarische ethische Konfliktfelder und situative Effekte. Zeitschrift für medizinische Ethik 63 (3): 163–178

Ringkamp D (2017) Demenz, Personalität und Praktische Selbstverhältnisse. Eine Auseinandersetzung mit den Möglichkeiten und Grenzen der Patientenautonomie Demenzbetroffener. Ethik in der Medizin 29(2):119–132

Royal College of Nursing (2013) Dementia (RCN) Commitment to the care of people with dementia in hospital settings. https://my.rcn.org.uk/__data/assets/pdf_file/0011/480269/004235.pdf. Zugegriffen: 05.01.2017

Rüsing D, Herder K, Müller-Hergel C, Riesner C (2008) Der Umgang mit Menschen mit Demenz in der (teil)stationären, ambulanten und Akutversorgung. Problematische Situationen, Wissensbedarfe und Selbsteinschätzungen. Eine deskriptive Studie. Pflege und Gesellschaft 13(4):306–321

Sampson EL, White N, Leurent B, Scott S, Lord K, Round J, Jones L (2014) Behavioural and psychiatric symptoms in people with dementia admitted to the acute hospital: prospective cohort study. The British journal of psychiatry 205(3):1–19. https://doi.org/10.1192/bjp.bp.113.130948

Schweizerische Akademie der Medizinischen Wissenschaften (SAMW) (2017) Betreuung und Behandlung von Menschen mit Demenz Medizin-ethische Richtlinien. Version für die öffentliche Vernehmlassung vom 1. Juni – 31. August 2017. http://www.samw.ch/de/Ethik/Vulnerable-Patientengruppen/Behandlung-und-Betreuung-von-Menschen-mit-Demenz.html. Zugegriffen: 18. 06.2017

Schaeffer D, Wingenfeld K (2008) Qualität der Versorgung Demenzkranker: Strukturelle Probleme und Herausforderungen. Pflege und Gesellschaft 13(4)

Schneider-Zander G, Schneider W (2015) Demenz und Krankenhaus. Zwei Welten treffen aufeinander. In: Frewer A, Bergemann L, Schmidhuber M (Hrsg) Demenz und Ethik in der Medizin. Standards zur guten klinischen Praxis (Jahrbuch Ethik in der Klinik, Bd 8). Königshausen & Neumann, Würzburg, S 97–114

Schweda M (2013) Ethik für eine alternde Gesellschaft? Die Diskussion um die Würde des alten Menschen zwischen Autonomie und Fürsorge. In: Baranzke H, Duttge G (Hrsg) Autonomie und Würde. Leitprinzipien in Bioethik und Medizinrecht. Königshausen & Neumann, Würzburg, S 271–290

Siegle A, Schmidt K, Riedel A, Wolke R (2016) Herausforderung für das Personal. Pflegezeitschrift 69(3):148–152

Sperling U (2015) Pflegetheorien und Demenz. Eine kritische Betrachtung der Modelle von Feil und Böhm. In: Frewer A, Bergemann L, Schmidhuber M (Hrsg) Demenz und Ethik in der Medizin. Standards zur guten klinischen Praxis (Jahrbuch Ethik in der Klinik, Bd 8). Königshausen & Neumann, Würzburg, S 293–296

Stoecker R (2010) Die Pflicht, dem Menschen seine Würde zu erhalten. Zeitschrift für Menschenrechte 4(1)

Stoecker R (2016) Die Würde des Menschen – AEM Jahrestagung 2016. Ethik Med 28(2):87–90. https://doi.org/10.1007/s00481-016-0392-x

Tranvag O, Petersen KA, Naden D (2013) Dignity-preserving dementia care: a metasynthesis. Nursing ethics 20(8):861–880. https://doi.org/10.1177/0969733013485110

Urselmann HW (2013) Schreien und Rufen. Herausforderndes Verhalten bei Menschen mit Demenz. Hans Huber, Bern

Wetzstein V (2005) Diagnose Alzheimer. Grundlagen einer Ethik der Demenz (Kultur der Medizin, Bd 16). Zugl.: Freiburg, Univ., Diss., 2004, 1. Aufl. Campus, Frankfurt

Wolke R, Riedel A, Siegle A, Schmidt K (2015) Demenzgerechte Pflege im Krankenhaus. Konzeptentwicklung und Evaluation in der Pflegepraxis. Jacobs Verlag, Lage

Zwijsen SA, Gerritsen DL, Eefsting JA, Smalbrugge M, Hertogha CMPM, Pot AM (2015) Coming to grips with challenging behaviour: A cluster randomised controlled trial on the effects of a new care programme for challenging behaviour on burnout, job satisfaction and job demands of care staff on dementia special care units. International Journal of Nursing Studies 52(1):68–74

Trauer

Angelika Daiker

© Springer-Verlag GmbH Deutschland 2018
A. Riedel, A.-C. Linde (Hrsg.), *Ethische Reflexion in der Pflege*,
https://doi.org/10.1007/978-3-662-55403-6_15

15.1   Erläuterung des Phänomens

Pflegende sind in vielfältiger Weise mit Trauer konfrontiert, ohne dafür eigens geschult zu sein oder gar einen ausdrücklichen Auftrag dafür zu haben. Sich „dem Thema ‚Trauer in der Palliative Care' zu stellen, es als integralen Teil der Konzeptualisierung des Alltags von Palliative Care aufzunehmen" (Smeding 2012, S. 7), ist zwar in der Hospizbewegung seit Gründung des Hospizes St. Christopher in London durch Cicely Saunders ein Anliegen, jedoch in der Praxis noch längst nicht umgesetzt. Trotzdem erleben Pflegende – oft gleichzeitig und in unterschiedlicher Intensität – eine große Komplexität an Trauer bei allen Beteiligten.

Sie sind konfrontiert
- mit der Trauer des schwerkranken, sterbenden Menschen,
- mit der Trauer der An- und Zugehörigen
- und nicht zuletzt mit der eigenen Trauer.

Komplex ist der Umgang mit Trauer nicht nur, weil im Setting des Pflegekontexts Menschen auf unterschiedliche Weise davon betroffen sind, sondern weil Trauer auch als Phänomen für jeden Einzelnen ein umfassendes und intensives Geschehen ist. Denn es betrifft uns emotional, intellektuell, sozial, körperlich und spirituell. Die Vielschichtigkeit an Trauerreaktionen ist im Sterbeprozess zum Teil sehr stark erlebbar, häufig ist sie jedoch nach außen gar nicht eindeutig als Trauerreaktion erkennbar. Sie zeigt sich in Wut, in Aggression und in Forderungen, mit denen die Pflegenden nur schwer umgehen können, weil sie den Zusammenhang zur Trauer der Betroffenen nicht vorrangig sehen können. Denn: „Auch auf Palliativstationen und in hospizlichen Zusammenhängen können Trauerprozesse Irritationen und Verunsicherung bis hin zu Abwehr auslösen, denn die intensive Beschäftigung mit Sterblichkeit und Sterbeprozessen, wie sie in der palliativen Betreuung notwendig ist, führt nicht automatisch auch zu einer intensiven Beschäftigung mit Akzeptanz von Trauerprozessen" (Paul u. Müller 2007, S. 411).

Im Unterricht für Pflegefachkräfte, die sich für Palliative Care zusätzlich qualifizieren, erlebe ich häufig, dass Pflegende den Anspruch an sich haben, als professionell Handelnde ihre eigene Trauer möglichst draußen zu lassen. Es entspricht der Erwartung, die von außen kommt: „Von professionell Mitarbeitenden wird selbstverständlich erwartet, dass sie mit dem Thema Sterben und Tod umgehen können. Viele Pflegekräfte haben ein solches Bild von ihrer Profession und versuchen deshalb, ihre Emotionen zu unterdrücken oder nur im privaten Bereich zu zeigen" (Werner 2010, S. 22). Im Kennenlernen von Trauerwissen und in der Selbstreflexion erkennen sie, dass das Zulassen der eigenen Trauer ihre Professionalität nicht infrage stellt, sondern stärkt. „Professionelle Trauer zeichnet sich dadurch aus, dass sich Pflegende bewusstmachen, dass Gefühle von Trauer auch am Ende einer professionellen Beziehung möglich und erlaubt sind" (Werner 2010, S. 23). In „Resonanz" mit der eigenen Trauer und der Trauer anderer zu kommen, macht zwar verletzlich, ist jedoch eine kostbare Qualität in der Begleitung, sofern ein reflektierter Umgang damit möglich ist. Dazu braucht es jedoch ein leicht zugängliches Instrumentarium.

Aus meiner Erfahrung der Begleitung von Trauernden und in der Lehrtätigkeit für Pflegende erlebe ich das Trauermodell „Trauer erschließen" der holländischen Trauerforscherin Ruthmarijke Smeding (Smeding u. Heitkönig-Wilp 2005) als dafür sehr geeignet. Es ist ein hilfreiches Verstehensmodell, das darauf basiert, dass man mit der Erfahrung des Todes weiterleben kann und dass es für den Umgang mit der Trauer ein Basiswissen gibt, das erlernbar ist und hilft, sich selbst im Trauerprozess besser zu verstehen. In der Trauer sind wir als professionell Handelnde im palliativen Kontext sowohl Lehrende als auch Lernende das heißt, wir lernen immer von den Begegnungen mit Trauernden und geben in der Begleitung Trauernder nicht nur unser professionelles Wissen weiter, sondern sie lernen und profitieren auch von unseren reflektierten eigenen Erfahrungen.

Das Modell basiert nicht auf linear gedachten Trauerphasen, sondern auf zyklisch verstandenen „Gezeiten der Trauer", deren Wiederkehr zu einem normalen Trauerprozess gehören. Die Gezeiten lassen sich anhand eingängiger Symbole (Schleuse, Janus, Labyrinth und Regenbogen) leicht erschließen und auf individuelle Trauerprozesse übertragen. Im Folgenden werden die vier Bilder kurz erschlossen:

Die Schleusenzeit meint die in der Trauer klar definierte einmalige Zeit zwischen Tod und

Beerdigung. Mit dem Tod oder der Todesnachricht werden Menschen wie in eine Schleuse gezwängt und auf eine andere Ebene gehoben oder gesenkt. Der geliebte Verstorbene wird zur „Leiche", der Angehörige wird zum „Hinterbliebenen". Das Kind wird zur Waise, die Ehefrau zur Witwe. Mit dem Tod ist man in einem ganz neuen Fahrwasser. Zu dem, was hinter der Schleuse liegt, lässt sich nur noch in der Erinnerung eine Verbindung herstellen. Die Zeit ist jetzt eingeteilt in ein „Davor" und „Danach".

Die Januszeit ist benannt nach dem römischen Gott Janus, der zwei Gesichter hat, eines schaut nach vorne, eines zurück. Der Blick und die Sehnsucht gehen in dieser Zeit der Trauer häufig zurück. Es ist die Zeit des „Entweder-oder": Entweder der Verstorbene kommt wieder zurück, oder es lohnt sich auch für einen selbst nicht mehr zu leben. Die Versuchung, das Leben zu verweigern, ist in dieser Zeit groß. Jetzt ist es wichtig, Geschichten von früher erzählen zu dürfen, nicht nur nach vorne schauen zu müssen. Ambivalenzen und Gefühlsschwankungen, die für alle anstrengend sind, prägen diese Zeit, dürfen sein und müssen ausgehalten werden.

In der Labyrinthzeit, dem langen Weg zu einer neuen Lebensgestalt und zur eigenen Mitte, versuchen Trauernde, sich dem Leben wieder zuzuwenden. Sie machen zaghafte Schritte und haben Tage, an denen es gut ist. Sie scheinen der Mitte nahe zu sein und fallen dann scheinbar wieder weit zurück. Das Labyrinth wird in der Trauer oft als Irrgarten erlebt. Erst langsam wächst die Zuversicht und die Erfahrung, dass die Trauer zwar ein weiter Weg ist, aber dass es eine Mitte, ein Ankommen gibt. Im Labyrinth verirrt man sich nicht, auch wenn es sich manchmal wie ein Irrgarten anfühlt.

Dass es beides, Trauer und Freude, Weinen und Lachen, Sonne und Regen nebeneinander geben kann, ist die Erfahrung der Regenbogenzeit. Der Regenbogen ist ein Bild für die Zeit, in der es möglich ist, sich am Leben wieder zu freuen und trotzdem immer wieder den Schmerz zu spüren. Trauer und Freude sind nebeneinander möglich. Mehr noch: Der Regenbogen steht dafür, dass mit der Trauer neue Erfahrungen und kostbare Dimensionen ins Leben gekommen sind, die bewusster leben lassen. Der Regenbogen ist die wundersame Brücke zwischen Himmel und Erde, der farbenprächtige Bogen der Verheißung Gottes: eines Tages

ein Regenbogen! Nichts zum Festhalten, aber ganz kostbar! Vgl. dazu Smeding u. Heitkönig-Wilp 2005 sowie Daiker 2012.

Pflegende erleben dieses Modell als hilfreich, um eigene Trauer im beruflichen Kontext oder private Trauer in der Familie, im Freundeskreis oder auch im Pflegekontext besser verstehen und zulassen zu können. Weil die Bilder einen großen Deutungsspielraum lassen, sind sie auf jede Situation individuell übertragbar.

Für den Pflegealltag im palliativen, hospizlichen Kontext von großer Bedeutung ist auch das von Ruthmarijke Smeding entwickelte Bild des „Triptychons der Trauer" (Smeding 2012, S. 8). Es basiert auf der Erfahrung, dass Trauer nicht nur eine lange Zeit braucht und die vier Trauergezeiten immer wieder durchläuft, sondern bereits beim Sterben beginnt. Smeding unterscheidet drei unterschiedliche Zeitschienen der Trauer, wobei die Pflege vor allem bei den ersten beiden involviert und gefragt ist:

1. Die Sterbetrauer
2. Die Todestrauer (sie umfasst die Schleusenzeit)
3. Die Weiterlebenstrauer (sie umfasst die Janus, Labyrinth- und Regenbogenzeit)

Die „Sterbetrauer", die Zeit der schweren Krankheit, ist geprägt durch zahllose kleine Abschiede und einer Bandbreite an Emotionen. In der Trauer über den Abschied mischt sich immer noch eine Menge Leben. Noch ist der Blick in die gemeinsame Vergangenheit möglich, noch ist es ein gemeinsamer Weg, durchwoben von letztem und oft sehr intensivem Glück. Noch ist Zeit, sich Liebevolles zu sagen und für das gemeinsame Leben zu danken. Man weiß das Wenige zu schätzen und zu genießen. Und immer wieder lebt die Hoffnung auf: Vielleicht geschieht noch ein Wunder. Aber auch die tiefe Ohnmacht angesichts des Verfalls, der Schmerzen und anderer Symptome wird erlebt. Anstrengend ist die Sterbetrauer, wenn sie sich mit Lebenstrauer, das heißt mit der Trauer um nicht gelebtes Leben, vermischt. Wenn der Sterbeprozess lange dauert, kann auch der Wunsch auftauchen, es möge bald zu Ende sein! Auch das schlechte Gewissen, nicht genügend präsent zu sein oder nicht genug für den Sterbenden zu tun, kann Teil der Sterbetrauer sein. Der Sterbetrauer zu begegnen, gehört im Hospiz zur großen täglichen Herausforderung, die in der Pflege oft als anstrengend und emotional belastend erlebt wird, die jedoch im Team gut begleitet werden kann.

Zu den großen und notwendigen Kompetenzen eines Pflegeteams im Hospiz gehört es, die „Todestrauer" zu begleiten. Es geht um die Erfahrung, dass auch nach langem Sterben der Tod als plötzlich, unfassbar erlebt wird. Die Todestrauer bringt unerwartete Emotionen mit sich, weil der Tod anders ist als gedacht. Todestrauer meint die Erfahrung, dass Angehörige direkt nach dem Tod das Erlebte wie hinter einer Glaswand wahrnehmen und dass es eine Bandbreite an Reaktionen gibt: zustimmend, dankbar, verzweifelt, erleichtert, schockiert, erstarrt. Häufig gilt es, diese Erfahrung einfach mit auszuhalten, da zu sein. Den Moment des Todes, den viele auch als einen kostbaren, ja heiligen und ehrfürchtigen Moment voller Staunen erleben, können Pflegende als Todestrauer sehr gut begleiten. Sie können den An- und Zugehörigen helfen, den Tod zu „begreifen", indem sie direkt nach dem Tod einladen innezuhalten, wahrzunehmen, da zu sein und bewusst von dem Verstorbenen Abschied zu nehmen. Sie können ihnen anbieten, beim Waschen und Richten des Verstorbenen zu helfen. Eindrücklich erlebe ich im Hospiz, mit welcher Achtsamkeit und Kompetenz Pflegende Abschiedsrituale gestalten, indem sie entsprechend der Weltanschauung und Religion der Betroffenen mit persönlichen Worten, Gedichten, Gebeten, Liedern den Verstorbenen würdigen. Sie geben so den An- und Zugehörigen die Gelegenheit, würdig Abschied zu nehmen und gute letzte Bilder in ihrem Herzen mitnehmen zu können. Diese hilfreichen Erfahrungen bei der Sterbens- und Todestrauer helfen in all den Jahren, in denen man mit der Trauer weiterleben muss. Sie sind hilfreiche „Trittsteine" für die spätere Trauer.

Diese langfristige Trauer, die nach der Beerdigung beginnt und als „Weiterlebenstrauer" bezeichnet werden kann, wird in der Pflege nicht mehr begleitet. Die Pflegenden kommen damit jedoch häufig in enge Berührung, ohne sich dessen bewusst zu sein. Im Trauermodell von Ruthmarijke Smeding (Smeding u. Heitkönig-Wilp 2005) umfasst die Weiterlebenstrauer die Januszeit, die Labyrinthzeit und die Regenbogenzeit (Daiker 2012). Ein langer Weg in ein neues Leben ohne die Verstorbenen. Jetzt ist man für alles zuständig, muss neue Alltagsrituale finden und ist mit dem Blick in eine gemeinsame Vergangenheit für immer allein. Das Leben sortiert sich neu, und die ganze Dimension des Verlustes wird erst langsam bewusst. Während die Umwelt langsam zur Tagesordnung übergeht, erleben Trauernde die bleibende Lücke in ihrer Endgültigkeit zunächst als zunehmend schlimm. „Weiterlebenstrauer" ist ein anschaulicher Begriff dafür, dass für viele Menschen durch den Tod eines nahestehenden Menschen das weitere Leben entscheidend geprägt und bleibend verändert wird. Je nachdem, wie früh im Leben der Tod erfahren wurde (Melching 2010; Möhlers et al. 2016), wie häufig und in welcher Weise, können diese Erfahrungen zu einem wesentlichen Bestandteil der eigenen Biografie werden. Meistens nimmt das Umfeld davon wenig wahr, weil die oder der Betroffene sein Leben trotzdem gut gemeistert und gelernt hat, mit dem Verlust zu leben. Ruthmarijke Smeding spricht davon, dass wir langfristig einen Rest an Trauer, eine „Resttrauer" in uns tragen, die unterschiedlich groß ist. Diese Resttrauer nehmen wir im Laufe der Jahre im Alltag kaum mehr wahr, sie kann jedoch anlässlich eines neuen Verlustes oder in der Konfrontation mit einer mit Erinnerungen angefüllten Situation die eigene Trauer wieder anrühren, manchmal erstaunlich heftig.

In der Sterbebegleitung erleben wir häufig, wie die Weiterlebenstrauer das Leben eines Menschen wesentlich geprägt hat – ohne dass dies bewusst als Trauererfahrung wahrgenommen und reflektiert wird. Das von mir im Folgenden gewählte Beispiel einer ethischen Konfliktsituation im Hospiz hängt mit diesem Phänomen der Weiterlebenstrauer mit ihren vielen Gesichtern und der damit verbundenen Resttrauer zusammen.

15.2 Ethische Implikationen und ethische Konflikte im Kontext des Phänomens

Das Fallbeispiel, an dem ich eine ethische Konfliktsituation im Hospizteam reflektieren möchte, bezieht sich auf eine 76-jährige (früh) verwitwete Dame mit einer 12-jährigen Krankengeschichte. Sie hat mit der Diagnose eines Ovarialkarzinoms begonnen, das zunächst erfolgreich operiert wurde. Nach fünf Jahren kam ein Rezidiv, wobei der Krebs inzwischen so gestreut hatte, dass eine weitere Operation nicht mehr möglich war. Mehrere Chemotherapien hatten ihr immer wieder eine Lebensetappe ermöglicht. Da sie im Jahr bevor sie ins Hospiz kam schwächer wurde und die Chemotherapien immer schlechter vertrug, entschied sie sich für das Hospiz. Damit hatte sie sich lange auseinandergesetzt. Sie war sehr bewusst und entschieden. Die Söhne und die Tochter im Alter von 55 (m), 52 (m) und 47 (w) akzeptierten ihre Entscheidung.

Die ersten Tage im Hospiz waren alle sehr zufrieden. Nach einer anstrengenden Geschichte mit Krankenhausaufenthalten und in der Kurzzeitpflege kehrte jetzt Ruhe ein und der Dame ging es verhältnismäßig gut. Als jedoch nach zwei Wochen ein starker Einbruch kam, bat der 55-jährige Sohn dringend um eine Bluttransfusion, das habe der Mutter die letzten Jahre immer wieder auf die Beine geholfen. Von da an wurden verschiedene Forderungen nach mehr Therapie und nach lebensverlängernden Maßnahmen für die Mutter geäußert. Dies geschah oft in einem vorwurfsvollen Ton. Die Atmosphäre im Pflegeteam und im multiprofessionellen Team des Hospizes wurde zunehmend angespannt. Während es möglich war, der 47-jährigen Tochter das Konzept unserer hospizlichen Palliativversorgung zu erklären, mit dem wir die Mutter nicht mit unnötigen Therapien belasten wollten, wurden die beiden Söhne in ihren Forderungen fast aggressiv. Sie betonten, dass sie nach dem frühen Tod des Vaters der Verantwortung für ihre Mutter gerecht werden mussten. Und dass sie damit immer alleine dagestanden wären und das gut gemacht hätten. Keiner hätte ihnen geholfen als sie 12- und 15-jährig den Vater verloren hatten, auch nicht die Verwandten. Und jetzt seien sie enttäuscht, dass auch die Pflegenden sie nicht unterstützen. Dafür seien sie doch da! Erschwerend für das Pflegeteam kam hinzu, dass die Dame einzelnen Pflegenden gegenüber den Wunsch äußerte, bald sterben zu wollen; nach Besuchen der Söhne betonte sie jedoch auch, dass sie auf jeden Fall noch dableiben müsse, weil die beiden sie bräuchten. Sie würde das schon schaffen, sie habe es doch immer geschafft! Und sie sei so stolz auf ihre Kinder, die immer an ihrer Seite waren und es nicht leicht hatten nach dem frühen Tod des Vaters. Und sie wolle sie jetzt auch nicht im Stich lassen, obwohl sie schon sehr erschöpft sei.

15.3 Aufgreifen einer exemplarischen ethischen Fragestellung

Bei verschiedenen Übergaben wurde der Konflikt des Teams thematisiert und spitzte sich zu. Einzelne aus dem Team hatten ein großes Mitgefühl mit den beiden Söhnen, insbesondere die Pflegenden, die selber gerade Kinder in der Pubertät hatten. Sie konnten es sich gut vorstellen, wie es für die beiden schlimm gewesen sein musste, ohne Vater aufzuwachsen. Und nun auch noch die Mutter, die mit 76 ja noch nicht so alt war. Die anderen gingen aufgrund des fordernden und zum Teil unfreundlichen Verhaltens der Söhne auf Distanz und sprachen sich dafür aus, Diskussionen, die schon x-mal geführt wurden, nicht mehr weiterzuführen. Ihre Verantwortung und ihre Fürsorge für die Dame fordere ein klares und abgrenzendes Auftreten gegenüber den beiden Söhnen. Sie befürchteten überdies, dass die beiden mit ihren Interventionen die Mutter in ihrer Selbstbestimmung einschränken würden. Sie habe sich doch klar entschieden, ins Hospiz zu gehen und auf bestimmte Therapiemaßnahmen zu verzichten. Immer wieder äußere sie, sie wolle in Frieden sterben. Man müsse die Dame schützen und ihre Selbstbestimmung stärken.

In der ethischen Fallbesprechung, die daraufhin für das multiprofessionelle Team einberufen wurde, wurden folgende für die Begleitung relevante ethische Werte benannt: Mitgefühl wurde im Blick auf die Söhne als zentraler ethischer Wert gesehen, im Blick auf die Mutter war es die Autonomie. Für sich selbst benannten die Pflegenden Fürsorge für die Mutter und Verantwortung als zentrale leitende ethische Werte. Von Seiten des multiprofessionellen Teams, zu dem auch die Seelsorge, das Ehrenamt, die Kunsttherapie und die Trauerbegleitung gehören, kam bei der Fallbesprechung noch die Sichtweise der jüngeren Schwester dazu. Sie hatte erzählt, dass sie selber als kleine Schwester den Tod des Vaters nicht so schlimm erlebt habe, weil die großen Brüder immer fürsorglich waren und die Mama sehr liebevoll mit ihr war. Aber die beiden Jungs hätten es schwer gehabt. Der große sei früh abgehauen, weil er es nicht ausgehalten habe, die Mutter in ihrer Trauer zu erleben. Und jetzt meine er, er müsse das alles wiedergutmachen, vor allem an seinem jüngeren Bruder. Dieser habe immer alles gemanagt.

Das habe ihn geprägt, er fühle sich immer verantwortlich, bis heute. Aus der Rolle käme er schwer raus. Sie selbst habe einen Mordsrespekt vor ihm. Er habe sie als kleine Familie immer zusammengehalten. Zumal sich die Herkunftsfamilie des Vaters nach seinem Tod zurückgezogen habe. Es habe viel Ärger gegeben und sei meist ums Geld gegangen. Das sei für die Mutter schlimm gewesen, wo sie doch Hilfe gebraucht hätten! Deshalb seien sie eng zusammengewachsen. „Wir vier waren unschlagbar", so erzählte sie voller Stolz.

Durch die Sicht der Tochter kam als weiterer ethischer Wert Respekt dazu. Im Gewichten der unterschiedlichen Werte bekam der Respekt vor den Brüdern ein stärkeres Gewicht als das Mitgefühl. Es wurde klar, dass viele Diskussionen mit den beiden geführt wurden, bei denen es vorrangig um ihre Forderungen ging. Dabei gab es wenig Raum für das, was sie an Weiterlebenstrauer in sich hatten – und welche Verletzlichkeit, aber auch welche Stärke sie darin entwickelt hatten. Sie hatten es von sich aus wenig thematisiert. Alles war von der Sorge für die Mutter überlagert.

Während der Wert des Mitgefühls für die Brüder kaum vereinbar schien mit der Fürsorge und Verantwortung für ihre Mutter, war durch den Respekt vor der Trauergeschichte der Kinder eine neue Sicht möglich. Damit tat sich für das Team eine Perspektive im gemeinsamen Verstehen und Handeln auf. Mit dem Respekt als zentralem ethischen Wert wurde klar, dass die Gesprächsinhalte mit den Brüdern verlagert werden mussten. Während bisher vor allem auf ihre Forderungen reagiert wurde, ging es nun um ein aktives Raumgeben für das, was ihr Leben ohne Vater für sie bedeutet hatte.

In den kommenden Wochen, in denen im multiprofessionellen Hospizteam die Kolleginnen stärker einbezogen wurden, die für die Trauerbegleitung im Hospiz verantwortlich sind, wurde die Kommunikation einfacher. Da die Brüder es bisher selten erlebt hatten, dass sich jemand für ihre Trauergeschichte interessierte, brauchte es viel Behutsamkeit im Gespräch über ihre Erfahrungen als Kinder ohne Vater. Nach wie vor blieb ihre Ausrichtung auf die Mutter gerichtet, aber für sich selbst Raum zu bekommen und Wertschätzung zu erfahren, veränderte den Ton und die Heftigkeit, in der sie bisher aufgetreten waren. Insbesondere der ältere Sohn konnte sich eingestehen, dass er als Kind und Jugendlicher überfordert war und dass er dafür heute nichts gutmachen musste. Es genügte, jetzt da zu sein und mit den Geschwistern die Mutter zu begleiten. Der jüngere konnte sehen, dass er nach dem Tod des Vaters alles ihm Mögliche getan hatte und dass er seiner Verantwortung für die Mutter schon längst Genüge getan hatte. „Mehr hätte ich nicht tun können, obwohl es meinem Gefühl nach nie genug war." Danach wurde es möglich, dass die Mutter ihren Wunsch zu sterben aussprechen konnte. Wichtig wurden die Gespräche, die die Pflegenden im Blick auf das Verabschiedungsritual für die Mutter führten. Da sie als Kinder beim Tod des Vaters nicht einbezogen waren, war es im Rahmen des berührenden Rituals am Bett der verstorbenen Mutter wichtig, auch der Trauer um Versäumtes und Nichtgelebtes Raum zu geben. Das Foto des Vaters bekam eine Kerze und die Kinder dankten der Mutter, dass sie die Erinnerung an den Vater mit ihnen gepflegt hatte. Im Ritual wurde eine große Wertschätzung für das gelebte Schicksal der Familie ohne Vater erlebbar. Etwas von einem wenig gesehenen und nicht gewürdigten Schmerz um den Tod des Vaters konnte sich im Abschiedsritual für die Mutter verwandeln. Es wurde auch zu einem nachgeholten Abschiedsritual für den Vater!

15.4 Bedeutung für die pflegeberufliche Praxis

Für die Pflegenden war der Schritt wichtig, die Söhne nicht mehr vorrangig als anstrengende und fordernde Angehörige wahrzunehmen, die mit dem bevorstehenden Tod der Mutter nicht zurechtkamen. Sondern Persönlichkeiten in ihnen zu sehen, die geprägt waren durch den frühen Tod des Vaters und die in einer langjährigen Weiterlebenstrauer – in der die Mutter eine große Bedeutung hatte – auf ihre Weise gelernt hatten, mit dieser Lücke zu leben.

❯ In der Reflexion des Prozesses lassen sich für die Pflegepraxis im Hospiz folgende relevante Aspekte benennen:
1. Überlagerung der „Sterbetrauer" durch „Weiterlebenstrauer"
2. Aktivierung von Resttrauer

3. Erfahrung von Resonanz im Pflegeteam
4. Individualität der Trauer
5. Erschwerende Begleitthemen der Trauer
6. Vorsicht vor pathologisierenden
    Deutungen
7. Bewusstwerden der ethischen
    Fragestellung

- **Überlagerung der Sterbetrauer und Weiterlebenstrauer**

Wenn die Zeit des Sterbens sehr lange dauert – was hier der Fall war –, werden die Herausforderungen, die in jeder „Sterbetrauer" stecken, besonders groß. Bis zum Einzug im Hospiz war für die Kinder des Gastes immer noch die Hoffnung im Vordergrund: Die Mutter hatte es doch immer wieder geschafft! Mit dieser Einstellung hatte die Familie auch den frühen Tod des Vaters verkraftet: Wir schaffen das miteinander! Mit dem großen körperlichen Einbruch der Mutter im Hospiz kam dieses Lebens- und Hoffnungsprinzip, das sich als Ressource in den Jahren der Weiterlebenstrauer herausgebildet hatte, bedrohlich ins Wanken. Wichtig war es jetzt, auch der Trauer um den Vater Raum zu geben. So war eine Würdigung dessen möglich, was die Familie an Stärken gewonnen hatte. Indem ausgesprochen werden konnte, dass sie als Kinder beim Tod des Vaters alleingelassen und überfordert waren, konnte das Sterben der Mutter seinen eigenen Stellenwert bekommen und sich von den Ängsten und Negativbildern der frühen Todeserfahrung ein Stück weit befreien. Damit konnte sich auch die Weiterlebenstrauer verändern.

- **Aktivierung von Resttrauer**

Obwohl es für die Familie sehr schwierig war, dass die 36-jährige Mutter nach dem Tod des Ehemanns mit den Kindern allein war und sie von außen wenig Unterstützung bekam, haben es die vier geschafft, gut weiterzuleben. Jeder auf seine eigene Weise. Die Familie hatte ihre Rituale, um dem verstorbenen Vater einen Platz zu geben, indem sie sich immer am Todestag und am Geburtstag des Vaters getroffen und die Erinnerung wach gehalten haben. Die Lücke war bleibend spürbar und wurde durch die Mutter, die keine neue Partnerschaft einging, offen gehalten. Die Kinder hatte die frühe Trauer im Laufe der Jahre gut in ihr Leben integriert. Die

Resttrauer, die sie in sich trugen, war an Tagen wie dem Todestag oder dem Geburtstag des Vaters noch spürbar, hatte jedoch im Alltag keine große Bedeutung mehr. Angesichts des Sterbens der Mutter bekam die Trauer um den Vater wieder ein starkes Gewicht. Diese galt es von Seiten des Teams einfach wahrzunehmen und zu würdigen, ohne sie zu bewerten oder zu entkräften oder gar entfernen zu wollen. Indem sie Raum bekam, verlor sie ihre Bedrohlichkeit.

- **Erfahrung von Resonanztrauer im Pflegeteam**

Auffallend war, wie die Pflegenden sehr unterschiedlich auf die Brüder mit ihren Forderungen reagiert haben. Das hatte wenig mit Sympathie oder Ablehnung zu tun, sondern damit, dass einzelne stark in Resonanz mit dem Verlust und der frühen Trauer der beiden als Kinder gekommen sind. Sei es, weil sie selbst als Kinder Erfahrungen mit dem Tod gemacht hatten oder weil sie im Blick auf die eigenen Kinder Angst hatten, denen könnte etwas Ähnliches passieren. Indem sie die Resonanz für die Söhne in sich spürten, konnten sie deren fordernde Unfreundlichkeit leichter ertragen. Im Vordergrund stand ihr Mitgefühl. Hilfreich ist es, sich im Pflegeteam unterschiedliche Resonanzen zu erlauben, sie jedoch auch kritisch zu reflektieren, klar zu unterscheiden und nicht zu übertragen.

- **Individualität in der Trauer**

Im vorliegenden Fallbeispiel zeigt sich, was für jede Trauer gilt: dass die Kinder im Umgang mit dem frühen Tod des Vaters unterschiedliche Strategien entwickelt und verschiedene Rollen eingenommen haben – obwohl sie den gleichen Tod erlebt haben! Dies war abhängig vom jeweiligen Alter, von den Erwartungen, die an sie gestellt wurden, von der Unterstützung, die sie erfahren haben und nicht zuletzt von der jeweiligen Persönlichkeit des einzelnen. Häufig ist es so, dass einer im System – hier war es der jüngere Sohn – die Hauptverantwortung übernimmt und anderen die Möglichkeit gibt, sich rauszuhalten. Der ältere Sohn hatte diesen Rückzug für sich in Anspruch genommen. Diese Unterschiedlichkeit gilt es wahrzunehmen, zu würdigen und nicht zu bewerten, sondern als Chance für eine differenzierte Sichtweise zu begreifen.

- **Erschwerende Begleitthemen der Trauer**

Die ohnehin schwierige Situation der jungen Witwe mit ihren drei Kindern wurde zusätzlich erschwert, weil die Herkunftsfamilie des verstorbenen Ehemanns und Vaters jede Unterstützung verweigerte. Da die Frau selber keine große Familie hatte, war sie mit ihren Kindern auf sich selbst gestellt, was den Zusammenhalt der vier nach innen verstärkte und der gemeinsamen Bewältigung des Verlustes einen hohen Stellenwert gab. Fehlende Unterstützung durch die Familie oder durch Freunde, finanzielle Auswirkungen durch den Tod, eigene Krankheit etc. prägen als Begleitthemen der Trauer (vgl. dazu Daiker 2013) die Weiterlebenstrauer nachhaltig. Sie werden vom Umfeld oft gar nicht als gewichtige Erschwernis in der Trauer wahrgenommen. Neben dem Verlust eines geliebten Menschen kann die Erfahrung, plötzlich für alles zuständig zu sein, insbesondere wenn Kinder beteiligt sind, zur völligen Überforderung werden (vgl. Daiker 2013, S. 25–32). Im Zusammenhang mit einem neuen Verlust werden diese Begleitthemen oft noch einmal präsent und wollen wahrgenommen werden. Sie brauchen Räume, in denen sie erzählt und reflektiert werden dürfen. Meistens genügt dieses achtsame Raumgeben. Wertschätzend kann dabei auch auf gewonnene Stärken aufmerksam gemacht werden.

- **Pathologisierende Deutungen vermeiden**

Heftige Trauerreaktionen, die sich auf einen lang zurückliegenden Verlust beziehen, werden von außen oft vorschnell pathologisiert. Die Einschätzung, dass solche starken Reaktionen nicht „normal" sind, wird schnell gemacht. Mit dem Deutungshorizont „Resttrauer" wird verständlich, dass anlässlich eines neuen Verlustes die Erinnerung an den frühen Verlust vorübergehend wieder aktiviert werden kann, ohne dass dies als pathologisch bewertet werden muss. Das zyklische Trauermodell von Ruthmarijke Smeding zugrunde gelegt wird das Aufleben einer alten Resttrauer nicht als pathologischer „Rückfall" in alte Trauer gedeutet, sondern als eine Erfahrung, die zyklisch wiederkehren und auch wieder vorübergehen kann. Sie gehört zur Trauergeschichte eines Menschen und will in ihrer Relevanz wahrgenommen werden. Diese Gelassenheit im Umgang mit starken, aber durchaus normalen Trauerreaktionen ist für Trauernde entlastend und tröstlich. Es gibt ihnen das Vertrauen, auf einem guten Weg zu sein. Gleichzeitig ist es wichtig, starke Trauer auch nicht zu verharmlosen und die Gefahr für erschwerte Trauerprozesse zu erkennen. Pflegende müssen erschwerte Trauerprozesse nicht begleiten können, aber es gehört zu ihrer Kompetenz, Risikofaktoren" für erschwerte Trauerprozesse zu kennen und wahrzunehmen. Diese können mit den Begleitumständen des Todes, der Todesart, der Beziehung zwischen Trauernden und Verstorbenen, der aktuellen Lebenssituation oder der Persönlichkeit des Trauernden oder auch verschiedenen sozialen Faktoren zu tun haben (vgl. dazu Paul u. Müller 2007, S. 414) Wenn solche Risikofaktoren im Spiel sind, gilt es für die Pflegenden, auf professionelle Trauerangebote zu verweisen.

- **Bewusstwerden der ethischen Fragestellung**

Unfreundliches und forderndes Verhalten von trauernden An- und Zugehörigen löst im Pflegeteam immer eine Vielfalt an Emotionen aus, die ein gemeinsames Handeln erschweren. Im vorliegenden Beispiel wurde deutlich, dass sich in den Emotionen persönliche Resonanzen der Pflegenden spiegeln können, die durchaus sein dürfen, ohne analysiert oder bewertet zu werden. Wichtig ist es jedoch, die Resonanzen bewusst zu machen und auf eine kommunizierbare Ebene zu bringen. Dies wird in der Ethikberatung möglich, indem die unterschiedlichen ethischen Werte benannt und reflektiert werden können. Im Benennen des ethischen Dilemmas können handlungsleitende Werte im Team gewichtet und in eine gemeinsame Handlungsoption gebracht werden. Damit wird der einzelne im Team entlastet und bekommt – insbesondere in einer interdisziplinären Fallbesprechung – einen erweiterten Blick. Der große Gewinn liegt nicht nur in der Entlastung des Teams und im Finden einer gemeinsamen Strategie, sondern auch in einem Zuwachs an professionellem Handeln. Das Beispiel hat gezeigt, wie durch die Reflexion der leitenden ethischen Werte die Pflegenden auch in ein größeres Verständnis für Trauerprozesse kommen können, ohne dass deren explizite Begleitung zu ihren genuinen Aufgaben gehören würde. Dadurch gewinnen sie insgesamt eine größere Kompetenz in ihrem professionellen Handeln.

Literatur

Daiker A (2012) Eines Tages ein Regenbogen. Patmos, Ostfildern

Daiker A (2013) Es wird wieder schön, aber anders, 4. Aufl. Ein Buch für verwitwete Frauen. Patmos, Ostfildern

Daiker A, Riedel A (2010) Einführung von Ethikberatung im Hospiz. In: Heller A, Krobath T (Hrsg) Ethik organisieren – Handbuch der Organisationsethik, Freiburg: Lambertus, S 806–826

Jancke G, Smeding R (2010) Trauer erschließen. pflegen: palliativ. Themenheft „Trauer" 4:4–9

Melching H (2010) Kinder und Jugendliche als trauernde Angehörige. pflegen: palliativ. Themenheft „Trauer" 4:26–29

Möhlers P et al. (2016) Sind Kinder die „vergessenden Trauernden"? Eine Befragung zur Einbeziehung minderjähriger Kinder in hospizlichen Kontexten. Die Hospizzeitschrift 71(4):28–35

Paul C, Müller M (2007) Trauerprozesse verstehen und begleiten. In: Knipping C (Hrsg) Lehrbuch Palliative Care, 2. Aufl. Hans Huber, Bern

Reimann U (2010) Trauer verstehen – erschwerte Trauer erkennen. pflegen: palliativ. Themenheft „Trauer" 4:18–21

Schärer-Santschi E (Hrsg) (2012) Trauern. Trauernde Menschen in Palliative Care und Pflege begleiten. Hans Huber, Bern

Smeding R (2012) Das Triptychon der Trauer. Die Hospiz-Zeitschrift, 52(2):6–11

Smeding R, Heitkönig-Wilp M (Hrsg) (2005) Trauer erschließen – eine Tafel der Gezeiten. Hospizverlag, Wuppertal

Weiher E (2011) Das Geheimnis des Lebens berühren. Spiritualität bei Krankheit, Sterben, Tod. Eine Grammatik für Helfende, 3.Aufl. Kohlhammer, Stuttgart

Werner S (2010) Auch Pflegende trauern. pflegen: palliativ. Themenheft „Trauer" 4:22–24

Nachhaltigkeit

Annette Riedel und Norma Huss

© Springer-Verlag GmbH Deutschland 2018
A. Riedel, A.-C. Linde (Hrsg.), *Ethische Reflexion in der Pflege*,
https://doi.org/10.1007/978-3-662-55403-6_16

16.1   Relevanz

„Nachhaltigkeit ist das Schlagwort der Stunde" (Pufé 2012, S. 15; Pufé 2014). Durch seine Komplexität und dynamische Entwicklung (Grober 2010, S. 20) in den letzten 50 Jahren ist es zu einem Sammelbegriff mit vielzähligen Bedeutungen und Assoziationen geworden. Mit dem Begriff der Nachhaltigkeit wird zum Beispiel Gesundheit, Frieden, Recyceln, Bäume retten, Fahrradfahren anstelle von Autofahren, Ressourcen sparen und weniger verschwenden, Liebe zur Natur etc. verbunden (Bruce 2013 in DuFault u. Kho 2015). Nachhaltigkeit ist zum Leitbild vieler Diskussionen und politischer Deklarationen avanciert. Außerhalb der Ökologie geht es insbesondere um Knappheit, um die Fragen der Verteilung knapper Ressourcen bzw. um den Umgang mit den knapper werdenden Ressourcen (Riedel 2016).

Ob durch Überbeanspruchung oder Greenwashing, der Nachhaltigkeitsbegriff scheint oft Augenrollen und Seufzen auszulösen. Vielfach wird Nachhaltigkeit mit dem erhobenen moralischen Zeigefinger assoziiert. Nachhaltigkeit hat einen Beiklang wie wir Dinge „richtig" und „gut" bzw. in einer Weise tun, die respektvoll für Menschen, für die Umwelt und unseren Planeten ist. So lässt sich fragen: „Wird der inflationäre Gebrauch des Wortes Nachhaltigkeit dazu führen, dass wir nur noch mit einer Worthülse alles, was uns edel, hilfreich und gut erscheint, unter einen Begriff fassen wollen?" (Renn et al. 2007, S. 9).

Nachfolgend soll es ganz bewusst nicht um einen moralischen Apell gehen, vielmehr soll für die ethische Bedeutsamkeit von Nachhaltigkeit im pflegeprofessionellen Handeln und im pflegeberuflichen Alltag sensibilisiert werden. Denn: Nachhaltigkeit ist längst kein Begriff mehr, der alleine auf Wirtschaft und Umwelt hin zu konturieren ist. Neben der zentralen Perspektive auf das jeweilige berufliche Handlungsfeld und seiner institutionellen Verantwortung ist ergänzend die Perspektive auf die Nachhaltigkeit hinsichtlich des verantwortungsvollen Einsatzes von Materialien, (zum Beispiel Hilfsmittel und Hygieneartikel) evident und im Kontext pflegefachlicher und pflegeethischer Abwägungs- und Entscheidungsprozesse zu antizipieren (Riedel 2016).

Die erhöhte Sensibilität in Bezug auf die Nachhaltigkeit ist unter anderem eine Reaktion auf die sich verknappenden Ressourcen im Gesundheitswesen.

Das heißt im Umkehrschluss auch: Nachhaltigkeit als bewusst konsultiertes Prinzip im Kontext ethischer Reflexion, Abwägung und Entscheidung sensibilisiert für die ergänzende Verantwortlichkeit professionell Pflegender, im Rahmen ihres täglichen Pflegehandelns (Riedel 2016).

Zentrales Ziel des Beitrages ist es, auf die Bedeutsamkeit des noch vielfach wenig reflektierten Phänomens der Nachhaltigkeit – anhand von zwei exemplarischen pflegerischen Bezugspunkten – im täglichen pflegeberuflichen Handeln aufmerksam zu machen und für die ethischen Implikationen im Kontext des Phänomens zu sensibilisieren.

Im Folgenden wird der Begriff der Nachhaltigkeit konkretisiert und anhand von zwei Beispielen für die Pflegepraxis exemplarisch ethisch kontextualisiert.

16.2   Nachhaltigkeit im Kontext der Pflege

Der Nachhaltigkeitsbegriff kommt ursprünglich aus der Forstwirtschaft. Carl von Carlowitz hat bereits 1713 „eine beständige und nachhaltige Nutzung des Waldes" (von Carlowitz 1713 in Pufé 2012, S. 28) angemahnt. Insbesondere die Gründung der Weltkommission für Umwelt und Entwicklung durch die Vereinten Nationen im Jahr 1982 hat dem Thema Nachhaltigkeit zu einer zunehmenden Bedeutung verholfen. Die Kommission veröffentlichte in 1987 den Brundtland-Bericht „Unsere gemeinsame Zukunft" (*Our Common Future*), der die internationale Debatte über Entwicklungs- und Umweltpolitik maßgeblich beeinflusste (Lexikon der Nachhaltigkeit 2015). Der Brundtland-Bericht „markiert einen Meilenstein in der globalen Umweltpolitik und verhalf dem Konzept der Nachhaltigen Entwicklung zu seinem Durchbruch" (DGVN 2017). Die Weltkommission für Umwelt und Entwicklung prägte die viel zitierte – und bis heute am weitesten verbreitete und anerkannte – Definitionsformel: „Nachhaltige Entwicklung ist Entwicklung, die die Bedürfnisse der Gegenwart befriedigt, ohne zu riskieren, dass künftige Generationen ihre eigenen Bedürfnisse nicht befriedigen können" (Hauff 1987, S. 46). Zentrale Facetten dieser Definition greifen die in dem internationalen Forschungsprojekt „NurSus" (*Nursing and Sustainability*) explorativ entwickelte Definition von

Nachhaltigkeit auf und konzeptualisiert diese auf das Gesundheitswesen.

Im Rahmen des oben genannten Forschungsprojektes wird Nachhaltigkeit definiert als „die Gestaltung und Ausführung eines Gesundheitswesens, das sowohl die Gesundheit und die relevanten Bedürfnisse von Individuen sowie der Bevölkerung berücksichtigt, ohne dabei die Fähigkeit zukünftiger Generationen zu schmälern, ihre eigene Gesundheit und deren Bedürfnisse zu stillen" (NurSus 2015 in Elsbernd et al. 2016, S. 19). Deutlich werden in der Definition zwei Perspektiven: die Gesundheit und die damit verbundenen Bedürfnisse einzelner (1) und das Gesundheitswesen als Institution in seiner Verantwortung für die aktuell Betroffenen, aber auch für die zukünftigen Generationen (2).

> ❯ Das heißt in Bezug auf den pflegeberuflichen
> Alltag: Nachhaltigkeit hat pflegesituative wie
> auch institutionelle und gesellschaftliche
> Affinitäten (Riedel 2016). Es geht stets um
> aktuelles Handeln und dessen Konsequenzen
> in der und für die Zukunft (Bauchmüller
> 2014).

Bezugnehmend auf zukünftige Generationen und die gesellschaftlichen Bezugspunkte ist dem Wesen der Nachhaltigkeit auch die Thematik der Verteilung zunehmend knapperer Ressourcen zuzuweisen. Ein Thema, das die Pflege und die Versorgung Pflegebedürftiger zunehmend tangiert. So ist bereits heute zu konstatieren: Nachhaltigkeit erhält im Kontext der Pflege, im Gesundheitswesen und der Gesundheitspolitik eine wachsende und möglicherweise auch exponierte Bedeutsamkeit aufgrund der zunehmenden Knappheit auf mehreren Ebenen (Riedel 2016). Im Kontext der Pflege und Gesundheitsversorgung geht es übergreifend um die nachhaltige Sicherung der Finanzierungsbasis und um die nachhaltige Sicherung der Fachkräftebasis. Es geht um die Knappheit an Personal und damit an Zeit, um die Knappheit an Beitragseinnahmen und damit an Versorgungsangeboten und -leistungen, um die Knappheit an Betten und damit um eine Verkürzung an Liegezeiten, um die Knappheit an materiellen Ressourcen und damit um eine Begrenzung des materiellen Verbrauchs etc. Bestrebungen der Allokation, Rationierung und Rationalisierung sind an

der Tagesordnung. Bereits heute sind in konkreten Pflegesituationen – wenngleich (noch) in einem variierender Ausmaß – Facetten der dargelegten Knappheit evident (Riedel 2016). Und es geht darüber hinaus parallel um konkrete Umweltaspekte, wie nachfolgend noch deutlich wird.

Hervorzuheben ist bereits an dieser Stelle: Der Begriff der Nachhaltigkeit ist komplex und wird in vielfältigen Zusammenhängen verwendet. Zwischenzeitlich zunehmend auch in Bezug auf Gesundheitssysteme („*Sustainable Healthcare Systems*", Fischer 2015) und in Bezug auf die Pflege, wie die oben ausgeführte Definition exemplarisch zeigt.

Da es bis dato an Konkretion und Eindeutigkeit hinsichtlich der definitorischen Grundlegung im Kontext pflegeprofessionellen Handelns und pflegeethischer Entscheide fehlt, wird hier folgende definitorische Grundlegung aufgegriffen, in der das Prinzip der Nachhaltigkeit in Bezug auf professionelles Pflegehandelns wie folgt konturiert wird:

> ❯ „Nachhaltigkeit fordert als ethisch-moralisches
> Prinzip pflegeberufliche Entscheidungen, die
> nicht nur das aktuelle Handeln fokussieren,
> sondern auch potenziell erwartbare Folgen
> antizipieren. Nachhaltigkeit als ethisch-mo-
> ralisches Prinzip professioneller Pflege ist
> der jeweiligen normativen Dimension der
> Gerechtigkeit, der Verantwortung und der
> Lebensqualität verpflichtet" (Riedel 2016).

Der Nachhaltigkeit und nachhaltigen Entwicklung sind in dieser definitorischen Rahmung folgende moralische Normen und Werte implizit (Riedel 2016): die Gerechtigkeit (verstanden als distributive Gerechtigkeit, die unter anderem Fragen der Verteilung gesundheitsrelevanter Güter und Ressourcen aufgreift), die Verantwortung (verstanden als pflegeberufliche, moralische und kausale Verantwortung), die Lebensqualität (verstanden als primär subjektiv, aber auch in spezifischen Kontexten auch als objektiv bewertete Lebensqualität). Diese Werte wiederum können in verschiedenster Weise interpretiert, beschrieben und situativ (normativ) unterschiedlich gewichtet werden (Riedel 2016). An dieser Stelle soll diese Grundlegung als eine – für die professionelle Pflege mögliche – normative Rahmung dienen. Es geht hierbei nicht um einen „Pflichtenkatalog" einer „Nachhaltigkeitsethik" (Tremmel 2015, S. 110; Oermann u. Weinert 2014) oder um ethische Postulate, sondern darum, Nachhaltigkeit als ethisches Prinzip bzw. als handlungsleitendes Prinzip in der professionellen Pflege übergreifend zu konturieren. Das heißt auch zu klären, welche ethischen Grundlegungen, welche normativen Facetten, welche handlungs- und entscheidungsleitenden Werte und moralische Verpflichtungen der Nachhaltigkeit inhärent sind, die wiederum in ethischen Abwägungsprozessen – z. B. bei Allokations- oder Rationierungsentscheidungen, aber auch bei alltäglichen Entscheidungen, die einen erheblichen Ressourcenverbrauch fordern – grundgelegt werden können (Riedel 2016).

Nachfolgend werden die ethischen Aspekte und Bezugspunkte des Phänomens anhand von zwei wiederkehrenden pflegebezogenen – genuin ethischen – Entscheidungen verdeutlicht. Ziel ist es, die Bedeutung ethischer Abwägungen unter Bezugnahme auf das oben definierte ethische Prinzip der Nachhaltigkeit im pflegeberuflichen Alltag exemplarisch zu akzentuieren. Das heißt: Nachhaltigkeit – als Prinzip für verantwortungsvolles Pflegehandeln – wird nachfolgend als zentrales normative Kriterium ethischer Abwägung grundgelegt (Riedel 2016). Davon ausgehend, dass das ethisch-moralische Prinzip der Nachhaltigkeit für professionelles Pflegehandeln wesentlich ist, können die impliziten Werte (Gerechtigkeit, Verantwortung, Lebensqualität) in anstehenden Entscheidungssituationen situativ ein Konfliktpotenzial bergen, das sowohl einen Interessenkonflikt (*conflict of interest*) als auch einen Wertekonflikt (*conflict of values*) birgt (Riedel 2016). Dies wird in den nachfolgenden Ausführungen anhand zweier Praxisbeispiele herausgearbeitet.

16.3 Nachhaltigkeit als Bezugspunkt ethischer Reflexion und Entscheidungsfindung

Der erste Bezugspunkt von Nachhaltigkeit bezieht sich auf die Nutzung von Einmalhandschuhen im pflegeberuflichen Alltag exemplarisch für das Setting Krankenhaus. Das Tragen von Einmalhandschuhen ist im Kontext der Hygiene und in der Vorbeugung von Infektionen evident. Während der letzten zwei

Jahrzehnte wurde das Tragen von Handschuhen im Gesundheitswesen allerdings mehr und mehr zur Routine. Einmalhandschuhe werden vielfach ohne zu überlegen – ob sie situativ wirklich gerechtfertigt und notwendig sind – übergestreift (World Health Organisation 2009; Eveillard et al. 2011, S. 608). Wilson u. Loveday (2014) belegen in ihrer Studie, dass zwei Hauptfaktoren die Entscheidung Pflegender, Handschuhe zu tragen, beeinflussen: erstens die Sozialisierung, das heißt die Erwartungshaltungen von Kollegen, Patienten und Angehörigen oder des jeweiligen Tragenden und zweitens die mit der Situation verbundenen Emotionen. Diesbezüglich sind Reaktionen auf Ekelgefühle und das Bedürfnis sich zu schützen vorrangig (Wilson u. Loveday 2014, S. 12). Insbesondere die Sozialisierung und der tägliche Automatismus, die Routine des Überziehens und des Tragens von Handschuhen sollten angesichts des Prinzips der Nachhaltigkeit ethisch reflektiert werden. Dies insbesondere auch angesichts dessen, dass Krankenhäuser „zu den größten Müllproduzenten eines modernen Landes" (Deges u. Sleziona 2011, S. 582) gehören. Dort fallen durchschnittlich ca. 6 kg Müll pro Patient und Tag an (Heinemann u. Diekmann 2012, S. 7; Deges u. Sleziona 2011, S. 582; Lange 2011, S. 102). Daher weist dieses Setting eine hohe exemplarische Bedeutsamkeit auf. Die Verarbeitung und Verwertung von Müll wiederum greift in hohem Maße in die (gesunde) Umwelt ein. Sowohl die Produktion der Einmalhandschuhe wie auch deren Vernichtung gehen unter anderem einher mit erheblichen Kohlendioxidemissionen, mit einem enormen Wasser- und Rohstoffmittelverbrauch sowie mit dem Einsatz toxischer Stoffe.

Die Erzeugung von großen Mengen an Abfällen – unter anderem auch durch den unreflektierten Einsatz von Einmalhandschuhen – schränkt auf lange Sicht die Gesundheitsversorgung und die öffentliche Gesundheit ein. Das heißt, die unreflektierte Nutzung reduziert und schädigt die Fähigkeit künftiger Generationen, ihre eigenen gesundheitlichen Bedürfnisse zu befriedigen. Bezugnehmend auf die vorausgegangene ethische Konturierung von Nachhaltigkeit als ethisch-moralisches Prinzip pflegeberuflicher Entscheidungen (Riedel 2016) (das nicht nur das aktuelle Handeln fokussiert, sondern auch potenziell erwartbare Folgen antizipiert) ist die langfristigen Auswirkungen betrachtend insbesondere die Gerechtigkeit (in Bezug auf das gesellschaftliche Gut der Gesundheit) und die Lebensqualität (in Bezug auf eine gesunde Umwelt) tangiert. Der Blick auf das aktuelle, das situative Handeln und Entscheiden (Sind Einmalhandschuhe unter dem Aspekt der Nachhaltigkeit situativ fachlich begründet oder situativ nicht gerechtfertigt?) rekurriert insbesondere auf den Wert der Verantwortung. Die in der jeweils einmaligen Pflegesituation zu treffende Entscheidung (Handschuhe unter dem Aspekt der Nachhaltigkeit gerechtfertigt oder nicht?) hat ferner Einfluss auf die situativ antizipierbare Lebensqualität (zum Beispiel: Kann durch das Tragen von Handschuhen Scham reduziert werden? Können durch das Tragen von Handschuhen negative Emotionen und Berührungshemmnisse überwunden werden, die eine Pflegemaßnahme erst ermöglichen? etc.). Deutlich werden an diesem ersten Beispiel die ethischen Konfliktfelder, betrachtet man das Tragen von Handschuhen – ergänzend zu den jeweils geforderten und jeweils angemessenen Hygienerichtlinien – unter dem ethischen Gesichtspunkt der Nachhaltigkeit.

Das nächste Beispiel bezieht sich auf die Nutzung von Einmalwaschhandschuhen im Setting Krankenhaus (Riedel 2016). Das exemplarische ethische Konfliktfeld repräsentiert sich nachfolgend darin, dass die professionell Pflegende verantwortungsvoll zwischen der gerechten Verteilung teurer Güter und der Selbstbestimmung der Patienten und deren autonomen Umgang mit den Gütern im klinischen Setting entscheiden muss (Riedel 2016). Beobachtet zum Beispiel die Pflegefachkraft an einem Wochenende auf der Station den verschwenderischen Umgang mit teuren Einmalwaschlappen, die die Patientin aufgrund ihrer Inkontinenz zur mehrfach täglich durchgeführten Intimhygiene – nach dem alle zwei Stunden erfolgenden Inkontinenzvorlagenwechsel – einfordert, so befindet sich die Pflegekraft in dem ethischen Konflikt zwischen der Zurückhaltung des teuren Einmalproduktes (Verantwortung für die Nachhaltigkeit), dem Alternativangebot des Stoffwaschlappens und der Autonomie der Patientin (sich für den Einmalwaschlappen und gegen den Stoffwaschlappen zu entscheiden). In der Konsequenz kann die umfassende Inanspruchnahmen – von begrenzt vorhandenen Einmalwaschlappen – einer einzelnen Patientin dazu führen, dass für weitere Patienten an diesem Wochenende nicht

mehr ausreichend Einmalwaschlappen zur Verfügung stehen (Aspekt der distributiven Gerechtigkeit) und die Lebensqualität (subjektiv und objektiv) der anderen Patienten (die auf die Einmalwaschlappen beispielsweise aufgrund einer Infektion angewiesen sind) damit negativ beeinflusst wird (Riedel 2016).

> ❯ Hervorhebenswert an diesen beiden **Beispielen aus der pflegeberuflichen Praxis ist die Klarlegung, dass Nachhaltigkeit als ethisches Prinzip (Riedel 2016) bedeutsam ist und möglicherweise bei zunehmend knapper werdenden Ressourcen zukünftig fundamentalen Charakter erlangt.**

In Bezug auf die übergreifende gesellschaftliche Verantwortung – über die situative Verantwortung hinausgehend – sei an dieser Stelle nochmals auf die pflegerelevante Definition des internationalen Forschungsprojekts „NurSus" (*Nursing and Sustainability*) verwiesen, das Nachhaltigkeit definiert als „die Gestaltung und Ausführung eines Gesundheitswesens, das sowohl die Gesundheit und die relevanten Bedürfnisse von Individuen sowie der Bevölkerung berücksichtigt, ohne dabei die Fähigkeit zukünftiger Generationen zu schmälern, ihre eigene Gesundheit und deren Bedürfnisse zu stillen" (NurSus 2015 in Elsbernd et al. 2016, S.19).

16.4 Zusammenfassung

Zentrales Ziel des Beitrages ist es, auf die Bedeutsamkeit des noch vielfach wenig reflektierten Phänomens der Nachhaltigkeit – anhand von zwei exemplarischen pflegerischen Bezugspunkten – im täglichen pflegeberuflichen Handeln aufmerksam zu machen und für die situativ-ethischen Implikationen im Kontext des Phänomens zu sensibilisieren.

Pflegerische Handlungen an Nachhaltigkeit auszurichten kann, wie in den exemplarischen Situationen deutlich geworden ist, situativ ethische Fragestellungen aufwerfen, aber und besonders perspektivisch die Folgen in den Blick nehmen. Nachhaltigkeit verweist demnach auf die Verantwortlichkeit und Verantwortung im Handeln, sie legt das vorausschauende Antizipieren potenzieller Folgen und damit eine Perspektivenerweiterung – von der alleinigen

Perspektive auf das aktuelle Handeln in der Gegenwart hin zu der ergänzenden Perspektive auf die erwartbaren Folgen in der Zukunft – nahe (Riedel 2016).

Nachhaltigkeit als Grundwert bedeutet damit nicht nur für den aktuellen Patient zu denken, sondern auch für die zukünftigen Patienten, nicht nur für einen spezifischen Patienten auf der Station zu denken, sondern auch für die zukünftigen Patienten in der Klinik, nicht nur an die Pflege und die Pflegenden von heute zu denken, sondern auch an die Pflege und Pflegenden von morgen (Riedel 2016).

Literatur

Bauchmüller M (2014) Schönen Gruß aus der Zukunft. APuZ 64(31-32):3–6

Bundesministerium für Gesundheit (2013) Ressortbericht „Nachhaltige Entwicklung in Gesundheit und Pflege". https://www.bundesregierung.de/Content/DE/_Anlagen/Nachhaltigkeit-wiederhergestellt/5-Berichte-Reden/2013-02-22-bmg-bericht-nachhaltigkeit-in-gesundheit-und-pflege.pdf?__blob=publicationFile&v=2. Zugegriffen am: 19.03.2017

Debatin JF, Goyen M, Kirstien A (Hrsg) (2011) Alles grün … auch im Krankenhaus. Green Hospital – Wege zur effektiven Nachhaltigkeit. Thieme, Stuttgart

Deges S, Sleziona M (2011) Kleinvieh macht auch Mist. Führen und Wirtschaften im Krankenhaus 28(6):582

Deutsche Gesellschaft für die Vereinten Nationen e.V. (DGVN) (2017) http://www.dgvn.de/index.php?id=1339. Zugegriffen am: 19.01.2017

DuFault A, Kho J (2015) 'Sustainability': is it a dirty word? https://www.theguardian.com/sustainable-business/2015/mar/25/sustainability-eco-green-natural-buzzwords-greenwashing. Zugegriffen am: 12.02.2017

Elsbernd A, Huss N, Hönemann, E-M, Heidenreich T (2016) Mehr als eine Ökobilanz. Die Schwester, Der Pfleger 55(9):90–93

Eveillard M, Guilloteau V, Kempf M, Lefrancq B, Pradelle, MT, Raymond F, Joly-Guillou, ML, Brunel PP (2011) Impact of improving glove usage on the hand hygiene compliance. American Journal of Infection Control 39(7):608–610

Fischer M (2015) Fit for the future? A new approach in the debate about what makes healthcare systems really sustainable? Sustainability 7(1):294–312

Grober U (2013) Die Entdeckung der Nachhaltigkeit, Kulturgeschichte eines Begriffs, 2. Aufl. Antje Kunstmann, München

Hauff V (Hrsg) (1987) Unsere Gemeinsame Zukunft. der Brundtland-Bericht der Weltkommission für Umwelt und Entwicklung. Eggenkamp, Greven

Heinemann A, Diekmann F (2012) Abfallentsorgung. Informationen zur sichern Entsorgung von Abfällen im Gesundheitsdienst. Berufsgenossenschaft für Gesundheitsdienst und Wohlfahrtspflege (Hrsg). Verlag BGW, Hamburg

Heinrichs H, Michelsen G (Hrsg) (2014) Nachhaltigkeitswissenschaften. Springer, Berlin

Lange J (2011) Grünes Ressourcenmanagement. In: Debatin JF, Goyen M, Kirstien A (Hrsg) Alles grün … auch im Krankenhaus. Green Hospital – Wege zur effektiven Nachhaltigkeit. Thieme, Stuttgart

Lexikon der Nachhaltigkeit (2015). Weltkommission für Umwelt und Entwicklung (Brundtland Bericht/ Brundtland Report). Letzte Aktualisierung am 03.11.15. https://www.nachhaltigkeit.info/artikel/brundtland_report_1987_728.htm. Zugegriffen am: 26.01.2017

Oermann NO, Weinert A (2014) Nachhaltigkeitsethik. In: Heinrichs H, Michelsen G (Hrsg) Nachhaltigkeitswissenschaften. Springer, Berlin

Pufé I (2012) Nachhaltigkeit. UVK Lucius, München

Pufé I (2014) Was ist Nachhaltigkeit? Dimensionen und Chancen. APuZ 64(31–32):15–21

Renn O, Deuschle J, Jäger A, Weimer-Jehle W (2007) Leitbild Nachhaltigkeit. Einen normativ-funktionale Konzeption und ihre Umsetzung. Springer VS, Wiesbaden

Riedel A (2016) Sustainability as an ethical principle: ensuring its systematic place in professional nursing practice. Healthcare 4(2). http://www.mdpi.com/search?q=riedel&journal=healthcare&volume=&page=äthors=&section=&issue=&number=&artic-le_type=&special_issue=&search=Search. Zugegriffen am: 04.04.2017

Sturma D, Heinrichs B (Hrsg) (2007) Handbuch Bioethik. J.B. Metzler, Stuttgart

Tremmel J (2015) Nachhaltigkeit. In: Sturma D, Heinrichs B (Hrsg) Handbuch Bioethik. J.B. Metzler, Stuttgart

Wilson J, Loveday H (2014) Does glove use increase the risk of infections? Nursing Times 110(39):12–15

World Health Organisation (2009) WHO guidelines on hand hygiene in health care: a summary. First global patient safety challenge. Clean care is safer care. http://apps.who.int/iris/bitstream/10665/70126/1/WHO_IER_PSP_2009.07_eng.pdf. Zugegriffen am: 19.01.2017

Verfahren zur Unterstützung ethischer Entscheidungsfindung

Exemplarische ethische Dimensionen und Konfliktfelder in der Umsetzung gesundheitlicher Vorausplanungen

Annette Riedel, Nadine Treff und Juliane Spank

© Springer-Verlag GmbH Deutschland 2018
A. Riedel, A.-C. Linde (Hrsg.), *Ethische Reflexion in der Pflege*,
https://doi.org/10.1007/978-3-662-55403-6_17

17.1   Einleitung

Das „Gesetz zur Verbesserung der Hospiz- und Palliativversorgung in Deutschland" (Hospiz- und Palliativgesetz – HPG) vom 01.12.2015 eröffnet Pflegeeinrichtungen und Einrichtungen der Eingliederungshilfe für behinderte Menschen das Angebot, ihre Bewohner bei der Erstellung einer vorausschauenden, individuellen gesundheitlichen Versorgungsplanung zu begleiten. Die gesetzliche Regelung nach § 132 g SGB V spricht hier von einer „Gesundheitlichen Versorgungsplanung für die letzte Lebensphase" (Bundesministerium für Gesundheit 2016). Diese Umschreibung kann mit dem Verfahren des *Advance Care Planning* (ACP) assoziiert werden, das in anderen Ländern – so zum Beispiel in den USA, Australien und Neuseeland – bereits etabliert ist. ACP wird als konzeptionelle Alternative vertreten, die bisherigen Schwächen in der Umsetzung und der Berücksichtigung von Patientenverfügungen zu überwinden.

Das Thema Vorausplanungen tangiert auch das professionelle Pflegehandeln und Entscheidungen im pflegeberuflichen Alltag. Besonders herausfordernd sind im Pflegealltag die Situationen, in denen der hilfe- und pflegebedürftige Mensch die Einwilligungsfähigkeit verloren hat und damit nicht mehr selbst über medizinische Maßnahmen entscheiden kann. Es besteht in diesem Zusammenhang weitestgehend Einigkeit darüber, dass auch in dieser Situation das Selbstbestimmungsrecht erhalten bleibt (Marckmann 2011, S. 18). Vertrauen in Bezug auf vorliegende Vorausplanungen und in den begleiteten Prozess der Erstellung von Vorausplanungen kann dazu beitragen, die Autonomie der Betroffenen zu stärken, die Sicherheit und Zufriedenheit bei den hilfe- und pflegebedürftigen Menschen und deren Angehörigen (Barnikol et al. 2015) zu erlangen wie auch eine fürsorgliche Pflegepraxis zu ermöglichen (Achatz 2016, S. 664). Es wird ferner davon ausgegangen, dass ACP den moralischen Stress bei professionell Pflegenden in der *End-of-Life Care* reduzieren kann, wenn entsprechende Voraussetzungen berücksichtigt werden (Wöhlke u. Wiesemann 2016, S. 285). Die nachfolgenden Ausführungen beschreiben die Bedeutsamkeit einer verlässlichen Vorausplanung für die professionelle Pflege und Begleitung und skizzieren die Eckpunkte von ACP. Im zweiten Teil des Beitrags liegt der Schwerpunkt auf den ethischen Dimensionen und möglichen Konfliktfeldern.

17.2   ACP – die Validität, Aussagekraft und Verlässlichkeit im Blick

In der Literatur werden in Bezug auf die Erstellung, Berücksichtigung und Validität von Patientenverfügungen wiederholt Defizite und Missstände beschrieben (Jox et al. 2015; in der Schmitten et al. 2016; Birnbacher 2016; Riedel 2015). Bei Krankenhauseinweisungen oder einer Verlegung werden die Formulare vielfach nicht übermittelt oder nicht erkennbar in den Akten abgelegt (Schildmann u. Krones 2015, S. 841). Die Uneindeutigkeit vorhandener Verfügungen, die häufig vorhandenen mangelhaften Qualitätsstandards (Jömann u. Schöne-Seifert 2013, S. 56) sowie die fragwürdige Validität der vorliegenden Dokumente führen wiederholt zu erheblichen Problemen und situativen Verunsicherungen in der (Pflege-)Praxis (Pleschberger 2013). In der Konsequenz dieser Mängel haben Patientenverfügungen in der Praxis vielfach nicht den gewünschten und erhofften Effekt, die persönlichen Wünsche und Wertvorstellungen des nicht einwilligungsfähigen Betroffenen letztendlich auch zu berücksichtigen.

Bei ACP wird von einer möglichen Verschlechterung des bestehenden Zustands ausgegangen, und der hilfe- und pflegebedürftige Mensch kann mithilfe einer validen Vorausplanung über die Pflege in der Situation der Nichteinwilligungsfähigkeit bzw. am Lebensende selbst entscheiden (Kubillus u. Dunphy 2014, S. 113). Die Philosophie der personalisierten Medizin ist eine wesentliche Grundlage von ACP (Coors et al. 2015b, S. 20). Das übergeordnete Ziel von ACP besteht darin, dass die vorausverfügten Behandlungswünsche im Rahmen einer klinischen Behandlung befolgt werden, dann, wenn der hilfe- und pflegebedürftige Mensch nicht in der Lage ist, an der Entscheidung teilzunehmen, in diese einzuwilligen beziehungsweise eine Behandlung abzulehnen (in der Schmitten u. Marckmann 2015, S. 76; Carter et al. 2015, S. 1). ACP zielt zudem darauf ab, die Vorausplanung nicht nur hinsichtlich künftiger medizinischer Eingriffe, sondern auch im Hinblick auf andere künftig relevante Aspekte (zum Beispiel in Bezug auf die Pflege, die psychosoziale und spirituelle Begleitung) zu erstellen, sodass die individuellen Wünsche und Wertvorstellungen der hilfe- und pflegebedürftigen Menschen umgesetzt werden, wenn diese aufgrund von Krankheit ihrerseits situativ nicht mehr selbst dafür einstehen können. Durch einen qualifizierten, professionell begleiteten Gesprächsprozess im Sinne einer vorweggenommenen gemeinsamen Entscheidungsfindung erhalten Menschen die Möglichkeit, diese persönlichen Präferenzen zu entwickeln und in einer aussagekräftigen und regional möglichst einheitlichen Vorausverfügung zu dokumentieren (in der Schmitten et al. 2016, S. 180). ACP soll die Qualität der Versorgung in Krisensituationen durch die Stärkung des Grundrechts auf Selbstbestimmung der hilfe- und pflegebedürftigen Menschen verbessern (Schwarz 2016, S. 165). ACP bezeichnet somit einen kontinuierlichen Planungs- und Umsetzungsprozess für zukünftige, gesundheitsbezogene Entscheidungssituationen (Schildmann u. Krones 2015, S. 840).

Der § 132 g SGB V im HPG schafft für die vollstationären Einrichtungen gemäß § 43 SGB XI sowie für die voll- bzw. teilstationären Einrichtungen der Eingliederungshilfe für Menschen mit Behinderungen (§ 13 I 1 SGB XII) keine Pflicht, vielmehr eröffnet diese gesetzliche Regelung die Möglichkeit, ein qualifiziertes Gesprächsbegleitungsangebot und eine gesundheitliche Versorgungsplanung im Sinne von ACP anzubieten. Entscheiden sich Einrichtungen für dieses Angebot, sind in Bezug auf eine verantwortungsvolle und qualitätsvolle Umsetzung hierfür die entsprechenden Voraussetzungen und Rahmenbedingungen zu schaffen. In Deutschland liegen zur möglichen Umsetzung der im HPG genannten Option aussagekräftige Forschungsergebnisse – insbesondere aus dem BMBF-Forschungsprojekt „beizeiten begleiten" – vor (in der Schmitten u. Marckmann 2015; vgl. Riedel et al. 2017). Die im Rahmen des Projekts erlangte Expertise, die gemachten Erfahrungen und die Konkretion relevanter Eckpunkte, Anforderungen und Rahmenbedingungen können grundlegend für die Implementierung und Konzeptualisierung eines entsprechenden Angebotes nach dem HPG sein.

Für die Durchführung wie auch für die Gesprächsbegleitung im Zusammenhang der Erstellung einer gesundheitlichen Vorausplanung bedarf es einer umfassenden Qualifikation und auch die entsprechenden Rahmenbedingen in den Einrichtungen

selbst sowie in den jeweiligen regionalen Versorgungsstrukturen. Die expliziten, zu erfüllenden Anforderungen zeigen neben den Erkenntnissen aus dem Projekt „beizeiten begleiten" auch aktuelle Studien (Gilissen et al. 2017; Zenz u. Zenz 2016) auf. Die geforderten strukturellen und institutionellen Rahmenbedingungen für die Umsetzung von ACP in der Praxis sind nicht Gegenstand der nachfolgenden Ausführungen. Der Fokus liegt nachfolgend vielmehr auf der Praxis von ACP und den damit verbundenen Implikationen für die Pflegepraxis.

ACP umfasst sechs zentrale Elemente (◘ Abb. 17.1, angelehnt an das Projekt „beizeiten begleiten") (in der Schmitten et al. 2016; in der Schmitten u. Marckmann 2015), die im nachfolgenden ausgeführt werden sollen.

- **Aufsuchendes Gesprächsangebot**

Die Initiative zur Erstellung einer Vorausverfügung bleibt bei den Betroffenen. Mit dem aufsuchenden Gesprächsangebot (es ist ein Angebot!) ist indes das Ziel verbunden, auf die Bewohner in den Einrichtungen zuzugehen und ihnen in aller Offenheit „die Möglichkeit und die Vorteile einer vorausschauenden Behandlungsplanung zu erläutern und ihnen die Unterstützung durch eine professionelle Gesprächsbegleitung anzubieten" (in der Schmitten u. Marckmann 2015, S. 237; in der Schmitten et al. 2016, S. 180; vgl. Riedel et al. 2017, S. 36).

- **Qualifizierte Gesprächsbegleitung**

Die Gewährleistung und Sicherstellung einer **qualifizierten** Gesprächsbegleitung wird als „Herzstück" für die Umsetzung von ACP bezeichnet (in der Schmitten u. Marckmann 2015, S. 238; in der Schmitten et al. 2016, S. 180). Diese Forderung besteht insbesondere aufgrund dessen, dass die zweimalige Gesprächsbegleitung – mit dem Ziel einer validen und aussagekräftigen Vorausverfügung – anspruchsvoll und verantwortungsvoll ist. Zentrale Aufgabe des empathischen und zugewandten Gesprächsbegleiters ist es, der Entwicklung und Artikulation der Präferenzen und Wertvorstellungen des Betroffenen Raum zu geben. Der Gesprächsbegleiter beachtet in diesem Prozess, dass der Betroffene Experte für seine persönlichen Präferenzen ist und bleibt. Neben den Betroffenen werden nach Möglichkeit auch nahestehende Personen als gewählte Vertreter in den begleiteten Gesprächsprozess eingebunden (Riedel et al. 2017, S. 36).

■ **Abb. 17.1** Kernelemente des ACP-Prozesses. (Modifiziert nach: Deutscher Hospiz- und PalliativVerband 2016, S. 10)

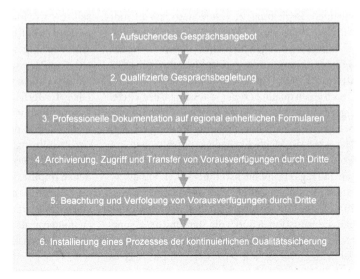

■ **Professionelle Dokumentation**

Das Projekt „beizeiten begleiten" vertritt die Position, „dass Betroffene für das Ausfüllen solcher Formulare grundsätzlich qualifizierter professioneller Unterstützung bedürfen" (in der Schmitten u. Marckmann 2015, S. 239; in der Schmitten et al. 2016, S. 180), auch um die Validität der Vorausverfügung zu erhöhen. Diese Praxis steht der bisherigen Praxis des Ausfüllens von Formularen der Patientenverfügungen – die vielfach von den Betroffenen alleine unter Bezugnahme auf vorgegebene Antwortoptionen ausgefüllt werden – entgegen.

■ **Archivierung, Zugriff und Transfer der erstellten Vorausverfügungen**

Die Gesprächsbegleiter sind für die Unterstützung und Anleitung des Pflegepersonals bei der „zuverlässigen Ablage der Verfügungen, ihrer Konsultation im Bedarfsfall und der Mitgabe einer vorab erstellten Kopie bei der Verlegung des Bewohners" mitverantwortlich (in der Schmitten u. Marckmann 2015, S. 251; in der Schmitten et al. 2016; Riedel et al. 2017, S. 36 f.).

■ **Aktualisierung der Vorausverfügung**

ACP und das Projekt „beizeiten begleiten" verstehen die Vorausverfügung des Bewohnerwillens als einen „Gesprächs- und Entwicklungsprozess" (■ Abb. 17.2). Das heißt konkret, dass die Vorausverfügung regelmäßig im Rahmen eines aufsuchenden Gesprächsangebotes aktualisiert werden sollte.

Anlass hierfür können gesundheitliche oder pflegebezogene Veränderungen wie auch krisenhafte Ereignisse und/oder Äußerungen des Bewohners sein, die eine Wiederaufnahme der Gesprächsbegleitung nahelegen (Kubillus u. Dunphy 2014, S. 113; Schwarz 2016, S. 165; Riedel et al. 2017, S. 36).

■ **Beachtung und Befolgung der Vorausverfügung**

Ziel von ACP ist es, eine „Kultur der sorgfältigen Beachtung und der strikten Befolgung von Vorausverfügungen" zu etablieren (in der Schmitten u. Marckmann 2015, S. 253; in der Schmitten et al. 2016, S. 180), um die eingangs benannten Ziel auch zu realisieren. Mithilfe von ACP kann letztlich die Umsetzung der Wünsche am Lebensende verbessert werden (Deutscher Hospiz- und PalliativVerband e. V. 2016, S. 8).

■ **Kontinuierliche Qualitätssicherung**

Eine kontinuierliche interne Qualitätssicherung wird in dem Projekt als unerlässlich beschrieben.

Neben der Dokumentation des Gesprächsprozesses sollte insbesondere für ältere und chronisch kranke Menschen ein separater Notfall- und Krisenbogen erstellt werden, um Behandlungswünsche für den Fall einer plötzlichen gesundheitlichen Krise mit dem Verlust der Entscheidungs- und Einwilligungsfähigkeit festzuhalten (in der Schmitten et al. 2016, S.

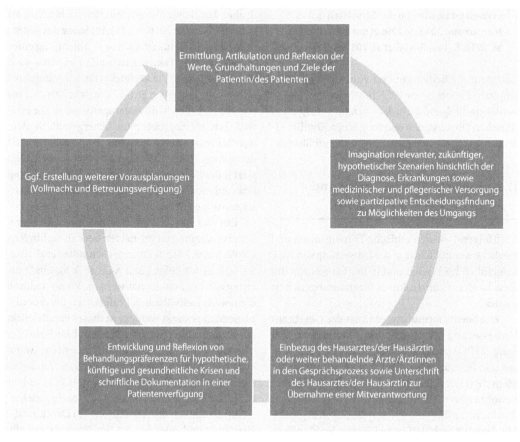

□ Abb. 17.2 Zusammenfassendes Schaubild: Gesprächsprozess bei ACP. (Modifiziert nach: Deutscher Hospiz- und PalliativVerband 2016, S. 8–9)

182). Gespräche über Wünsche der hilfe- und pflegebedürftigen Menschen in der letzten Lebensphase wirken sich positiv auf die Lebensqualität aus, Angst und Depressionen dieser Personen und die Belastung der Angehörigen können reduziert werden. Dabei kann zum Beispiel die Angst einer Übertherapie durch Entscheidungen zu Therapiebegrenzungen genommen werden (Winkler u. Heußner 2016, S. 396–398). Im Gegensatz zur herkömmlichen Patientenverfügung soll durch ACP auch bei dauerhaft nicht (mehr) einwilligungsfähigen hilfe- und pflegebedürftigen Menschen eine Vorausplanung vorgenommen und in einer Vertreterverfügung dokumentiert werden. Dabei unterzeichnen neben dem hilfe- und pflegebedürftigem Menschen (bzw. dem gesetzlichen Vertreter), der Gesprächsbegleiter und ein spezifisch fortgebildeter (Haus-)Arzt

das Formular des Notfall- und Krisenbogens (in der Schmitten et al. 2016, S. 182).

❯ **Das Konzept von ACP besteht daher aus zwei Säulen: zum einen aus dem professionell begleiteten Gesprächsprozess, der die Möglichkeit bietet, eigene Präferenzen zu entwickeln und diese in einer konkreten Patientenverfügung zu dokumentieren. Zum anderen werden alle an der Versorgung Tätigen so geschult oder informiert, dass sie die Vorausverfügungen zur Kenntnis nehmen, würdigen und respektieren. Mit diesem System soll die Selbstbestimmung am Lebensende verlässlich gewährleistet und die Betreuung der hilfe- und pflegebedürftigen Menschen und deren Angehörigen** verbessert werden (in der Schmitten u. Marckmann 2015, S. 229; in der Schmitten et al. 2016, S. 180; Riedel et al. 2017, S. 37).

Nachdem die Bedeutsamkeit von ACP sowie die zentralen Elemente von ACP beschrieben wurden, werden nachfolgend die in der Literatur antizipierten ethischen Dimensionen und möglichen Konfliktfelder dargelegt, mit dem Ziel hierfür zu sensibilisieren.

17.3 Ethische Dimensionen und mögliche Konfliktfelder

Nachfolgend werden ethische Dimensionen und mögliche Konfliktfelder in der Umsetzung von ACP ausgeführt. Im Wissen und in der Sensibilität um diese kann ein konstruktiver Umgang abgesichert werden.

Wie bereits formuliert, eröffnet das Gesetz zur Verbesserung der Hospiz- und Palliativversorgung (HPG) vom 01.12.2015 Pflegeeinrichtungen und Einrichtungen der Eingliederungshilfe für Menschen mit Behinderungen das Angebot, ihre Bewohner bei der Erstellung einer vorausschauenden, individuellen Versorgungsplanung zu begleiten. Mit diesem Angebot ist keine Pflicht oder Verpflichtung verbunden, vielmehr eröffnet es die Möglichkeit, ein qualifiziertes Gesprächsbegleitungsangebot und eine gesundheitliche Versorgungsplanung, finanziert durch die gesetzlichen Krankenversicherungen, anzubieten und regional zu etablieren. Das heißt, die Einrichtungen unterbreiten ein Angebot, das die Bewohner freiwillig in Anspruch nehmen oder auch ablehnen können (Rixen et al. 2016, S. 126; Riedel et al. 2017). Diese Freiwilligkeit in Bezug auf die Vorausplanung in Gesundheitskrisen darf bei aller Nachvollziehbarkeit hinsichtlich dem Wunsch nach Handlungs- und Entscheidungssicherheit am Lebensende wie auch in Bezug auf antizipierbare Situationen, in denen seitens der Pflegenden eine Entscheidung eingefordert wird, in keiner Weise tangiert werden bzw. die Vorausplanung darf nicht zu einem Anspruch werden oder als Anspruchshaltung vertreten werden. Hier würde sich der Respekt vor der Autonomie der Bewohner bzw. Patienten „in einen neuen Paternalismus" umkehren, „der mehr oder weniger Druck auf Menschen ausübt, sich zu

drohenden Behandlungsszenarien verbindlich zu äußern" (Neitzke 2016, S. 115). Im Sinne des Selbstbestimmungsrechts ist auch eine Ablehnung einer Vorausplanung zu akzeptieren und zu schützen, auch um eine mögliche „(existenzielle) Entscheidungsnot" oder einen „impliziten Druck" (Neitzke 2016, S. 116) abzuwenden. Das heißt zusammenfassend: Die Freiwilligkeit des Angebots muss sichergestellt werden, um die Freiheit und Autonomie der Betroffenen und deren Angehörigen zu sichern und zu wahren. Dies setzt indes eine freiwillige und freie Willensbildung eines aufgeklärten hilfe- und pflegebedürftigen Menschen voraus (Borasio 2014, S. 121).

Ein Ziel von ACP ist es ferner, eine Über- und Unterversorgung zu vermeiden oder zu verhindern (Mullick et al. 2013, S. 28; in der Schmitten et al. 2016, S. 180). In der Folge kann ACP auch als ein Steuerungselement eingesetzt werden. Wenn dadurch die jeweils individuellen Präferenzen der Vorausplanenden gestärkt werden, ist dieser Paralleleffekt ethisch gerechtfertigt. Jedoch kann diese Form der Vorausplanung auch missbraucht werden, „wenn etwa Krankenversicherer ihren Versicherten nahelegen oder darauf drängen, sich mit ACP auseinanderzusetzen" (Neitzke 2016, S. 116), was in gleicherweise hinsichtlich dem institutionellen Druck auf die Bewohner und/oder den An-und Zugehörigen gilt. Auch diesbezüglich ist der Wert der Freiwilligkeit zentral, wie auch die grundlegende Verlässlichkeit dahingehend, dass die Erstellung einer Vorausplanung – insbesondere dann, wenn diese den Behandlungsverzicht verfügt – nicht von externen Interessen und/oder Erwartungen beeinflusst wird bzw. beeinflusst ist. Hinsichtlich der Gesprächsbegleitung selbst ist zu konstatieren: Die Balance zwischen der Begleitung zu einer autonomen Entscheidung und der Vermeidung jeglicher Einflussnahme durch die Gesprächsbegleitung (verbal wie auch nonverbal!) auf die Entscheidung stellt eine hohe Anforderung dar und fordert seitens der Gesprächsbegleitung im Prozess die konsequente, sensible und verantwortungsvolle Reflexion – bezüglich einer potenziellen Beeinflussung bzw. Einflussnahme – ein.

ACP unterscheidet sich von einer herkömmlichen Beratung zu Vorausverfügungen dahingehend, dass es sich hierbei um ein aufsuchendes Gesprächsangebot und um einen individuellen Gesprächsprozess handelt, der durch eine qualifizierte

Gesprächsbegleitung – bei Bedarf auch mehrfach – strukturiert und dokumentiert wird. ACP unterstützt somit Menschen in ihrer persönlichen und ganz individuellen Planung und Umsetzung zukünftiger, gesundheitsbezogener Entscheidungssituationen (Schildmann u. Krones 2015, S. 840). In der Auseinandersetzung mit der Thematik Leben und Tod haben viele Menschen indes ambivalente und instabile Einstellungen. Dieser Aspekt ist kontinuierlich zu reflektieren und beachtlich. Insbesondere bei Veränderungen des individuellen Zustandes oder nach einer Krisensituation ist eine erneute Gesprächsbegleitung geboten (vgl. Riedel et al. 2017, S. 36).

Im Gesprächsverlauf selbst steht die Exploration von persönlichen Werten, Vorlieben und Wünschen, die eine Entscheidung am Lebensende beeinflussen, im Mittelpunkt (in der Schmitten et al. 2016, S. 180), sodass Ambivalenzen, aber auch Unsicherheiten im Gesprächsprozess einen Rahmen erhalten und ausgesprochen werden können. Hinzukommende oder neue Unsicherheiten bzw. Ambivalenzen können ebenfalls dazu führen, dass das Gespräch über die Vorausplanung erneut aufgenommen wird. Eine zentrale Aufgabe des Gesprächsbegleiters ist es, die Entwicklung und Artikulation der Präferenzen und der Wertvorstellungen des Betroffenen im Gesprächsverlauf den nötigen Rahmen und den notwendigen Raum zu geben. Der Gesprächsbegleiter akzeptiert und berücksichtigt in diesem Prozess, dass der Betroffene Experte für seine persönlichen Präferenzen ist und bleibt. Das heißt, der Prozess hat weniger einen beratenden Charakter als vielmehr einen begleitenden Charakter – mit dem Ziel, eine ganz individuelle, aussagekräftige, möglichst valide und vor allem verlässliche Vorausverfügung zu verfassen. Den jeweils praktizierten Charakter des Gespräches (beratend und möglicherweise beeinflussend oder begleitend und damit offen) gilt es, sensibel zu reflektieren und im Prozess der Gesprächsbegleitung konsequent zu analysieren. Das ist ethisch geboten um sicherzustellen, dass die vorausgeplanten Entscheidungen auch die genuinen Entscheidungen, Wünsche und Präferenzen *des Betroffenen* repräsentieren.

Neben den Betroffenen werden nach Möglichkeit auch nahestehende Personen als gewählte Vertreter in den Prozess einbezogen (Kubillus u. Dunphy 2014, S. 113; Riedel et al. 2017). Sowohl über die qualifizierte Gesprächsbegleitung wie auch über den Einbezug weiterer Personen ist das Bestreben verbunden, die Validität der Vorausplanung zu erhöhen und damit die Berücksichtigung der Wünsche und Wertvorstellungen des Betroffenen in der Situation der Nichteinwilligungsfähigkeit sicherzustellen (Carter et al. 2015, S. 1), die Verlässlichkeit der Umsetzung der Vorausverfügung abzusichern sowie die zukünftig Entscheidenden in Bezug auf ihre Rolle bei Nichteinwilligungsfähigkeit der betroffenen Person in den zu treffenden Entscheidungen zu (be-)stärken und das Vertrauen in die Vorausplanung zu erhöhen.

Wie auch in der Umsetzung von Patientenverfügungen, können sich – trotz der systematisierenden Elemente von ACP und trotz der geforderten verantwortungsvollen und strukturierten Gesprächsbegleitung im Prozess der Erstellung der Vorausverfügung – im Praxisalltag Grenzen auftun, die in der Genese von Vorausplanungen begründet sind, die jegliche Form von antizipierenden Planungen per se mit sich bringen. Aufgrund dieser Gegebenheiten besteht auch zukünftig in einzelnen Fällen und Entscheidungssituationen ein Bedarf für ethische Reflexion und ethische Urteilsbildung. Denn auch bei ACP ist eine Annahme von hypothetischen Szenarien erforderlich, die die Stabilität einer Entscheidung beeinflusst vor dem Hintergrund einer verbindlichen und zumeist existenziell bedeutsamen Festlegung für die Zukunft. Möglicherweise führt diese Erfahrung zu Vorbehalten (Coors et al. 2015b, S. 19, S. 20).

Unseres Erachtens gilt es indes, parallel und konsequent die Stärken der systematisierten ethischen Reflexion – trotz und auch im Rahmen der Praxis von ACP – zu pointieren. Nachfolgend wird deren Relevanz zusammenfassend ausgeführt. Den Abschluss des Beitrags bildet eine Gegenüberstellung der beiden Verfahren: die Erstellung einer Vorausplanung nach ACP und die strukturierte ethische Fallbesprechung.

17.4 Die (weitere) Bedeutung systematisierter ethischer Reflexion

ACP zielt vor allem darauf ab, eine regionale Kultur der Vorausplanung einzuführen und beinhaltet damit nicht nur die Erstellung einer

Vorausverfügung (Deutscher Hospiz- und Palliativ-Verband e.V. 2016, S. 6; in der Schmitten u. Marckmann 2015, S. 253; in der Schmitten et al. 2016). Auch dann, wenn ACP die Defizite der Patientenverfügungen in den Blick nimmt und somit durch eine kontinuierliche und wiederholende Gesprächsbegleitung die Autonomie und Selbstbestimmung in Bezug auf die letzte Lebensphase, die individuellen Wertvorstellungen, Wünsche und Präferenzen in Bezug auf die Situation der Nichteinwilligungsfähigkeit konsequent fokussiert, ergeben sich möglicherweise auch weiterhin Gründe, die eine Ethikberatung erforderlich machen (Seeger et al. 2014, S. 144) und ergeben sich auch zukünftig möglicherweise Konstellationen, die zu einer situativen Unsicherheit führen oder getroffene Entscheidungen rückblickend infrage stellen. Grund hierfür ist die Gegebenheit, dass die Versorgung am Lebensende per se eine Reihe von schwerwiegenden ethischen Fragen mit sich bringt (Achatz 2016, S. 659; Simon u. Neitzke 2010, S. 33).

Auch können möglicherweise nicht alle anstehenden Entscheidungen vollumfänglich antizipiert und mit der Vorausverfügung abgesichert werden, oder die gewünschte (Handlungs- und Entscheidungs-) Sicherheit im Umgang mit der Vorausverfügung fordert eine vorausschauende ethische Reflexion (zum Beispiel bei einer drohenden Krankenhauseinweisung, bei progredienter Verschlechterung der Krankheitssituation). Ferner kann es möglicherweise situativ für alle Beteiligten und Betroffenen hilfreich sein, rückblickend eine strukturierte ethische Reflexion anzuberaumen, um sich einer zurückliegenden Entscheidung nochmals zu vergewissern. In diesen ethischen Fallbesprechungen ist die Vorausverfügung ein wichtiger Gegenstand, und es geht indes nicht darum, die vorliegende Vorausplanung infrage zu stellen oder zu relativieren. Ethische Fallbesprechungen können hier prospektiv, präventiv oder retrospektiv durchgeführt werden und zielen darauf ab, eine Situation bzw. einen ethischen Konflikt im Voraus zu erfassen oder im Nachhinein ethisch zu reflektieren (Riedel u. Lehmeyer 2016, S. 74; Akademie für Ethik in der Medizin e.V. (AEM) 2010). Im Fokus dieser ethischen Reflexion können – wie auch bis dato bei Ethikberatungen im Kontext der Umsetzung von Patientenverfügungen und dem damit verbundenen Bestreben den Bewohner-/Patientenwillen zu respektieren – vertretene Fürsorgeargumente gegen den vorausverfügten Patientenwillen stehen (Neitzke 2016, S. 115), oder anders formuliert, „Konflikte zwischen Selbstbestimmungsrecht und Fürsorgeprinzip" (Birnbacher 2016, S. 288) ethisch analysiert und reflektiert werden. Ethische Fallbesprechungen wirken dahingehend unterstützend, „diese Bedenken zu überwinden und so dem Recht auf Selbstbestimmung angemessen Geltung zu verschaffen" (Neitzke 2016, S. 115).

Den Abschluss der Darlegungen zu den ethischreflexionswürdigen Facetten von ACP bildet die zusammenfassende Gegenüberstellung der beiden Verfahren: der ethischen Fallbesprechung und ACP. Es geht uns abschließend darum, den jeweiligen Gegenstand, die Gemeinsamkeiten und die Unterschiede zu explizieren, um deren jeweiligen Eigen- und Besonderheiten und – durch die jeweiligen Spezifika – sich abgrenzenden Elemente zu konkretisieren. Ziel ist es hierbei, deutlich zu machen, dass verfasste Vorausplanungen situativ Gegenstand von ethischen Fallbesprechungen sein können, aber auch, dass ethische Fallbesprechungen der richtige Ort sind, um Unsicherheiten im Umgang und/oder der Umsetzung von Vorausplanungen zu reflektieren. Diese Abgrenzung ist unseres Erachtens vor dem Hintergrund bedeutsam, dass im Gesetzestext selbst von „Fallbesprechungen" die Rede ist (§ 132 g Abs. 1 und Abs. 2), was falsche Assoziationen provozieren kann. In der Gegenüberstellung soll insbesondere deutlich werden, dass ethische Fallbesprechungen bei Unsicherheiten und Orientierungsnot in der Versorgung am Lebensende unterstützend wirksam werden können bzw. bei nicht Vorhandensein einer Vorausplanung dadurch zu einer ethisch begründeten Entscheidung beitragen, dass die Wertvorstellungen, Wünsche und Präferenzen des Betroffenen in den Mittelpunkt gestellt werden. An dieser Stelle soll auch nochmals die enorme Verantwortung für die Qualität der Durchführung beider Prozesse herausgestellt werden, dies insbesondere angesichts der mit den jeweiligen Entscheidungen verbundenen Konsequenzen hinsichtlich dem weiteren Leben bzw. dem Weiterleben der Betroffenen.

Beide Verfahren haben ihre eigene Systematik, die grundlegend dafür ist, die jeweiligen Prozesse – ganzheitlicher Begleitprozess (ACP) bzw. Beratungs-, Abwägungs-, Reflexions- und Begründungsprozess (ethische Fallbesprechung) –

zu strukturieren und die angestrebten Ziele zu erlangen.

Die Verfahren unterscheiden sich in ihren definierten „Zeitpunkten": Wie der Begriff schon verdeutlicht, erfolgt eine Vorausplanung im Voraus einer möglichen Krisensituation – es geht darum, künftige Behandlungen vorauszuplanen, um auch in der krankheitsbedingten Situation der Nichteinwilligungsfähigkeit nach den individuellen Wünschen, Präferenzen und Wertvorstellungen behandelt und begleitet zu werden. Diese Festlegungen implizieren auch individuelle Präferenzen zur pflegerischen, psychosozialen oder spirituellen Begleitung. Das heißt, es geht bei ACP um die Vorausplanung und Festlegung für die Zukunft. Ethische Fallbesprechungen können indes präventiv und vorausschauend durchgeführt werden, wenn ein ethischer Konflikt bereits antizipiert wird. Sie können aber auch in einer aktuellen Entscheidungssituation oder aber retrospektiv zur Reflexion einer bereits getroffenen und realisierten Entscheidung durchgeführt werden.

Beide Verfahren bedürfen einer explizit qualifizierten Person, die das Gespräch und den Prozess begleitet (ACP) bzw. den Verlauf moderiert (ethische Fallbesprechungen).

Darüber hinaus haben beide Verfahren einen klar definierten Ausgangspunkt: Der ganzheitliche Gesprächsbegleitungsprozess kommt dann in Gang, wenn sich die Person freiwillig für eine Gesprächsbegleitung entscheidet oder sich an eine qualifizierte Gesprächsbegleitung wendet (ACP). Die ethische Fallbesprechung wird dann realisiert, wenn seitens der Beteiligten und/oder der Betroffenen ein ethischer Konflikt, ein ethisches Dilemma, ein moralisches Unbehagen in Bezug auf eine anstehende Entscheidung formuliert wird.

In beiden Verfahren geht es um beteiligte Wertvorstellungen: um die individuellen Wertvorstellungen des Betroffenen in Bezug auf künftige Behandlungsentscheidungen (ACP) bzw. um die Wertvorstellungen der Beteiligten und Betroffenen (ethische Fallbesprechung).

Beide Verfahren verfolgen das Ziel, eine aussagekräftige, verlässliche und möglichst valide Entscheidung zu erlangen: auf der einen Seite eine – gemäß den individuellen Wünschen, Präferenzen und Wertvorstellungen – möglichst valide Entscheidung für oder gegen eine Behandlungsoption in Bezug auf

spezifische Krisensituationen (ACP) und auf der anderen Seite eine situative, ethisch begründete Entscheidung, ein Konsens (ethische Fallbesprechung) in Bezug auf eine zu realisierende Handlungs-/Therapieoption.

Beide Verfahren fordern eine transparente, nachvollziehbare, aussagekräftige professionelle Dokumentation, die zur Entscheidungssicherheit beiträgt: Die Dokumentation der Behandlungswünsche einer dauerhaft nichteinwilligungsfähigen Person (ACP) bzw. die Dokumentation der ethisch begründeten Entscheidung, des Konsens (Fahr et al. 2011).

> Es wird somit deutlich: Beide Verfahren haben Einfluss auf das professionellen Pflegehandeln und sind Gegenstand pflegeprofessioneller, ethisch begründeter und ethisch abgesicherter Entscheidungen. Sie sind grundlegend für eine würdevolle und respektvolle Pflege (International Council of Nurses 2014, S.1).

Literatur

Achatz I (2016) Ethische Dimensionen in der onkologischen Pflege. Onkologe 22(1):659–664. https://doi.org/10.1007/s00761-016-0053-1

Akademie für Ethik in der Medizin (AEM) e.V. (2010) Standards für Ethikberatung in Einrichtungen des Gesundheitswesens. Ethik Med 22(2):149–153. https://doi.org/10.1007/s00481-010-0053-4

Barnikol UB, Beck S, Birnbacher D, Fangerau H (2015) Advance Care Planning. Eine dynamische Form der Patientenverfügung. Ärzte Zeitung. http://www.aerztezeitung.de/politik_gesellschaft/medizinethik/article/891728/advance-care-planning-dynamische-form-patientenverfuegung.html. Zugegriffen am: 01.04.2017

Birnbacher D (2016) Patientenverfügungen und Advance Care Planning bei Demenz und anderen kognitiven Beeinträchtigungen. Ethik Med. https://doi.org/10.1007/s00481-016-0388-6

Borasio GD (2014) Selbstbestimmt sterben. Was es bedeutet, was uns daran hindert, wie wir es erreichen können. München: Verlag C.H. Beck. http://www.gbv.de/dms/faz-rez/FD1201508114644052.pdf

Breitsameter C (Hrsg) (2011) Autonomie und Stellvertretung in der Medizin. Entscheidungsfindung bei nichteinwilligungsfähigen Patienten. Kohlhammer, Stuttgart

Bundesministerium für Gesundheit (Hrsg) (2016) Hospiz- und Palliativversorgung. Fragen und Antworten zum Hospiz- und Palliativgesetz. http://www.bmg.bund.de/themen/krankenversicherung/hospiz-und-palliativversorgung/

fragen-und-antworten-zum-hospiz-und-palliativgesetz. html

Carter RZ, Detering KM, Silvester W, Sutton E (2015) Advance care planning in Australia: what does the law say? Australian health review: a publication of the Australian Hospital Association. https://doi.org/10.1071/AH15120

Coors M, Jox RJ, in der Schmitten J (Hrsg) (2015a) Advance care planning. Von der Patientenverfügung zur gesundheitlichen Vorausplanung, 1. Aufl. Kohlhammer, Stuttgart. http://deposit.d-nb.de/cgi-bin/dokserv?id=5219346&prov=M&dok_var=1&dok_ext=html

Coors M, Jox RJ, in der Schmitten J (2015b) Advance Care Planning: Eine Einführung. In: Coors M, Jox RJ, in der Schmitten J (Hrsg) Advance care planning. Von der Patientenverfügung zur gesundheitlichen Vorausplanung, 1. Aufl. Kohlhammer, Stuttgart, S 11–22

Deutscher Hospiz- und PalliativVerband e.V. (2016) Advance Care Planning (ACP) in stationären Pflegeeinrichtungen. Eine Einführung auf Grundlage des Hospiz- und Palliativgesetzes (HPG). http://www.dhpv.de/tl_files/public/Service/Broschueren/Handreichung_ACP.pdf. Zugegriffen am: 22.06.2016

Dörries A, Neitzke G, Simon A, Vollmann J (Hrsg) (2010) Klinische Ethikberatung. Ein Praxisbuch für Krankenhäuser und Einrichtungen der Altenpflege, 2. Aufl. Kohlhammer Verlag. http://gbv.eblib.com/patron/FullRecord.aspx?p=1714362

Fahr U, Herrmann B, May AT, Reinhardt-Gilmour A, Winkler EC (2011) Empfehlungen für die Dokumentation von Ethik-Fallberatungen. Ethik Med 23(2):155–159. https://doi.org/10.1007/s00481-010-0086-8

Gilissen J, Pivodic L, Smets T, Gastmans C, Stichele R V, Deliens L, van Den Block L (2017) Preconditions for successful advance care planning in nursing homes: A systematic review. International Journal of Nursing Studies 66:47–59. https://doi.org/10.1016/j.ijnurstu.2016.12.003

in der Schmitten J, Marckmann G (2015) Theoretische Grundlagen von Advance Care Planning. Was ist Advance Care Planning? Internationale Bestandsaufnahme und Plädoyer für eine transparente, zielorientierte Definition. In: Coors M, Jox RJ, in der Schmitten J (Hrsg) Advance care planning. Von der Patientenverfügung zur gesundheitlichen Vorausplanung, 1. Aufl. Kohlhammer, Stuttgart, S 75–94

in der Schmitten J, Nauck F, Marckmann G (2016) Behandlung im Voraus planen (Advance Care Planning). Ein neues Konzept zur Realisierung wirksamer Patientenverfügungen. Palliativmedizin 17(04):177–195. https://doi.org/10.1055/s-0042-110711

International Council of Nurses (Hrsg) (2014) ICN-Ethikkodex für Pflegende. https://www.pflege-charta.de/fileadmin/charta/Arbeitshilfe/Modul_5/M5-ICN-Ethikkodex-DBfK_.pdf

Jox RJ, in der Schmitten J, Marckmann G (2015) Ethische Grenzen und Defizite der Patientenverfügung. In: Coors M, Jox RJ, in der Schmitten J (Hrsg) Advance care planning. Von

der Patientenverfügung zur gesundheitlichen Vorausplanung, 1. Aufl. Kohlhammer, Stuttgart, S 23–38

Jömann N, Schöne-Seifert B (2013) Patientenautonomie und Patientenverfügungen in der Palliativmedizin. In: Gerhard Pott (Hrsg) Integrierte Palliativmedizin. Leidensminderung, Patientenverfügungen, Sterbebegleitung, intuitive Ethik. Schattauer, Stuttgart, S 43–57

Kränzle S, Schmid U, Seeger C (Hrsg) (2014) Palliative Care. Handbuch für Pflege und Begleitung, 5. Aufl. Springer, Berlin

Kubillus S, Dunphy J (Hrsg) (2014) Kommunikation mit Sterbenden. Praxishandbuch zur Palliative-Care-Kommunikation, 1. Aufl. Huber, Bern. http://deposit.d-nb.de/cgi-bin/dokserv?id=4565075&prov=M&dok_var=1&dok_ext=htm

Marckmann G (2011) Selbstbestimmung bei entscheidungsunfähigen Patienten aus medizinethischer Sicht. In: Breitsameter C (Hrsg) Autonomie und Stellvertretung in der Medizin. Entscheidungsfindung bei nichteinwilligungsfähigen Patienten. Kohlhammer, Stuttgart, S 17–33

Mullick A, Martin J, Sallnow L (2013) An introduction to advance care planning in practice. BMJ (Clinical research ed.) 347:f6064. https://doi.org/10.1136/bmj.f6064

Neitzke G (2016) ACP: entstehende Interessenkonflikte beachten. Bioethica Forum 9(3):115–116

Pleschberger S (2013) Irmgard Hofmann (2011) Patientenverfügung in der Pflege für die Aus-, Fort- und Weiterbildung. In: Ethik Med 25 (2), S. 167–168. https://doi.org/10.1007/s00481-012-0199-3

Pott G (Hrsg) (2013) Integrierte Palliativmedizin. Leidensminderung, Patientenverfügungen, Sterbebegleitung, intuitive Ethik. Schattauer, Stuttgart

Riedel A (2015) Wirkungslosigkeit von Patientenverfügungen in der stationären Altenhilfe- Einflussfaktoren und Postulate. In: Coors M, Jox RJ, in der Schmitten J (Hrsg) Advance care planning. Von der Patientenverfügung zur gesundheitlichen Vorausplanung, 1. Aufl. Kohlhammer, Stuttgart, S 62–74

Riedel A, Lehmeyer S (Hrsg) (2016) Einführung von ethischen Fallbesprechungen: ein Konzept für die Pflegepraxis. Ethisch begründetes Handeln praktizieren, stärken und absichern. Unter Mitarbeit von A Elsbernd und T Mäule, 4. Aufl. Jacobs Verlag, Lage

Riedel A, Götze KH, Marckmann G, in der Schmitten J (2017) Behandlung im Voraus planen – Hospiz und Palliativgesetz. pflegen:palliativ 34:35–37

Rixen S, Marckmann G, in der Schmitten J (2016) Gesundheitliche Versorgungsplanung für die letzte Lebensphase – Das Hospiz- und Palliativgesetz. NJW 3:125–129

Schildmann J, Krones T (2015) Advance Care Planning in der Onkologie. Ein Überblick aus klinisch- ethischer Perspektive. Onkologe 21(9):840–845. https://doi.org/10.1007/s00761-015-3026-x

Schwarz K (2016) Vorausschauende Behandlungsplanung für psychische Krisen – Eine Sitzung im Rahmen der „5th International Conference on Advance Care Planning and

End of Life Care". Ethik Med 28(2):165–167. https://doi.
org/10.1007/s00481-016-0394-8

Seeger C, Kränzle S, Schmid U (2014) Organisationsformen
von Palliative Care – verschiedene Orte der Sterbebegleitung. In: Kränzle S, Schmid U, Seeger C (Hrsg) Palliative
Care. Handbuch für Pflege und Begleitung, 5. Aufl. Kohlhammer, Stuttgart, S 143–177

Simon A, Neitzke G (2010) Theoretische Grundlagen. In: Dör-
ries A, Neitzke G, Simon A, Vollmann J (Hrsg) Klinische
Ethikberatung. Ein Praxisbuch für Krankenhäuser und
Einrichtungen der Altenpflege, 2. Aufl. Kohlhammer,
Stuttgart, S 22–55

Winkler E, Heußner P (2016) Vorausschauende Behandlungsplanung und Therapiebegrenzung DMW. Überlegungen
aus medizinethischer und psychoonkologischer Sicht.
Dtsch Med Wochenschr 141:394–398

Wöhlke S, Wiesemann C (2016) Moral distress im Pflegealltag und seine Bedeutung für die Implementierung von
Advance Care Planning. Pflegewissenschaft 18(5/6):280–
287

Zenz J, Zenz M (2016) Survey on German Palliative Care Specialists' Experiences with Advance Directives. Pain and
therapy. https://doi.org/10.1007/s40122-016-0063-0

Ethik-Leitlinien-Entwicklung – als Prozess der Ethikkompetenzentwicklung erfassen

Annette Riedel und Anne-Christin Linde

© Springer-Verlag GmbH Deutschland 2018
A. Riedel, A.-C. Linde (Hrsg.), *Ethische Reflexion in der Pflege*,
https://doi.org/10.1007/978-3-662-55403-6_18

18.1   Einleitung

Die Pflegepraxis ist auf systematisierte Verfahren und Methoden angewiesen, die sie bei den zunehmend geforderten ethischen Abwägungs- und Reflexionsprozessen unterstützen, diese strukturieren und die Entscheidungsfindung im Rahmen der Ethikberatung absichern. Im Kontext der Ethikberatung sind diesbezüglich insbesondere ethische Fallbesprechungen und Ethik-Leitlinien maßgeblich (Neitzke et al. 2015; Vorstand der Akademie für Ethik in der Medizin (AEM) 2010, S. 152; Riedel u. Lehmeyer 2016; Riedel 2016). Ethik-Leitlinien stellen im Rahmen der Ethikberatung ein anerkanntes, unterstützendes und systematisierendes Verfahren bei ethischen Einzelfallentscheidungen dar. Sie werden als Orientierungshilfe für wiederkehrende ethische Entscheidungssituationen entwickelt (Winkler et al. 2012; Riedel et al. 2013; Riedel 2014).

Die nachfolgenden Darlegungen des Gegenstandes einer Ethik-Leitlinie und der zentralen Aspekte der Ethikkompetenz in der Pflege stützen sich auf zwei Empfehlungen aus Arbeitsgruppen der Akademie für Ethik in der Medizin (AEM) – als führende Fachgesellschaft zum Thema Ethik im Gesundheitswesen. Diese Empfehlungen sind zum einen die „Empfehlungen zur Erstellung von Ethik-Leitlinien in Einrichtungen des Gesundheitswesens" (Neitzke et al. 2015) und zum anderen die Empfehlungen zu den „Zentrale(n) Aspekte(n) der Ethikkompetenz in der Pflege" (Riedel et al. 2017). Nachfolgend wird das Instrument der Ethik-Leitlinie konkretisiert und deren Bedeutung im Kontext der Ethikberatung expliziert. Des Weiteren werden die zentralen Entwicklungsschritte hin zu einer unterstützenden Ethik-Leitlinie – in Bezug auf wiederkehrende ethisch reflexionswürdige Situationen – aufgezeigt. Den zusammenfassenden Abschluss bildet die Darlegung möglicher Synergien, die sich bei der Erstellung einer Ethik-Leitlinie hinsichtlich der (Weiter-)Entwicklung von Ethikkompetenzen abbilden lassen und die als Paralleleffekte bewusst mitgedacht werden können, da sich so zwei zentrale Elemente der Ethikberatung verbinden: die Ethik-Leitlinien-Entwicklung sowie die Fort- und Weiterbildung (Vorstand der Akademie für Ethik in der Medizin (AEM) 2010). Ziel des Beitrags ist es aufgrund dessen, die Synergien zwischen praxisorientierter Ethik-Leitlinien-Entwicklung und pflegeprofessionell geforderter Ethikkompetenz(weiter)entwicklung darzulegen.

18.2   Entwicklung einer Ethik-Leitlinie

Die Entwicklungen einer Ethik-Leitlinie repräsentiert einen Prozess (Neitzke et al. 2015; Riedel 2014, 2015, 2016; Riedel et al. 2013), dessen zentrale Elemente nachfolgend beschrieben werden: Ethik-Leitlinien sind „Handlungsempfehlungen, die sich aus immer wiederkehrenden Situationen […] ableiten und die als Orientierungshilfe für Einzelfallentscheidungen dienen" (Vorstand der Akademie für Ethik in der Medizin (AEM) 2010, S. 152). Die Schweizerische Akademie der Medizinischen Wissenschaften (SAMW) formuliert: „In Ethikleitlinien werden wiederkehrende Probleme oder Wertekonflikte aufgenommen" (Schweizerische Akademie der Medizinischen Wissenschaften 2012, S. 996)

18.2.1 Identifikation von Anlass und Geltungsbereich der Ethik-Leitlinie

Ausgangspunkt der Entwicklung einer Ethik-Leitlinie ist eine Situation, die aufgrund ihrer Komplexität wiederkehrend ethische Dilemmasituationen und wiederkehrend ethische Fragestellungen/Probleme im Praxisalltag der Gesundheitsversorgung provoziert (Neitzke et al. 2015, S. 246). Dass es sich um ein ethisches Problem handelt, zeigt sich – angelehnt an Salloch et al. (2016, S. 269) – darin, dass es von den Betroffenen „als solche(s) aufgefasst, benannt und diskutiert" wird und das Problem sie (die Beteiligten und/oder Betroffenen) vor „tatsächliche, lebenspraktische Herausforderungen" stellt. Das heißt auch, dass die rein fachliche Expertise in dieser Situation zu keiner eindeutigen „Lösung" beitragen kann. Ein ethisches Problem beschreibt nach Salloch et al. (2016): „Eine Situation, die durch (ethische) Unsicherheit bezüglich der ethisch angemessenen Handlungsweise gekennzeichnet ist." Hierbei ist für die Beteiligten unklar, welche Handlung(s-weise) aus ethischer Perspektive angemessen ist, „da wichtige Argumente *für* als auch *gegen* die entsprechende Handlung" sprechen (Salloch et al. 2016, S. 272, Hervorgehoben im Original). Diese definitorische Klarlegung deckt sich mit den Ausführungen in den Nanda-Pflegediagnosen (NANDA International 2016), die zum einen die Pflegediagnose „Entscheidungskonflikt" (*decisional conflict*) (S 398) und zum anderen die Pflegediagnose „Moralischer Konflikt" (*moral distress*) (S. 401) ausweisen. Der Entscheidungskonflikt wird definiert als „Unsicherheit über die Vorgehensweise, wenn die Wahl zwischen konkurrierenden Handlungen Risiko, Verlust und Infragestellung von Werten […] beinhaltet". Als bestimmende Merkmale weist die Pflegediagnose unter anderem. aus: „Distress bei der Entscheidungsfindung", „Infragestellung von moralischen Regeln während der Entscheidungsfindung" und „Infragestellung von moralischen Werten während der Entscheidungsfindung" (NANDA International 2016, S. 398). Bei fehlender Reflexion bzw. Klärung des Konfliktes kann sich dann der moralische Disstress ergeben als „Reaktion darauf, nicht in der Lage zu sein, die gewählte ethisch-moralische Entscheidung/Handlung durchzuführen" (NANDA International 2016, S. 401).

Orientiert am Anlass der Ethik-Leitlinie sind hierfür der **Geltungsbereich**, der **situative Kontext** und die **Zielgruppe** der Ethik-Leitlinie zu bestimmen. Um diese Aspekte zu erfassen, sind die situationsbezogenen fachlichen Spezifika, die praxis- und handlungsfeldbezogenen Informationen seitens der involvierten Professionen und Personen einzubringen:

- Was ist das Spezifische, das Besondere, das Einzigartige (in) der wiederkehrenden Situation?
- In welchen Kontexten stellt sich die ethische Frage? Was sind potenziell auslösende Faktoren?
- Welches moralische Unbehagen irritiert? Wie kann die ethische Unsicherheit präzisiert und beschrieben werden?
- Wer ist situationsbezogen tangiert und involviert?
- Was erwarten wir von der Ethik-Leitlinie? etc.

> ❯ Anlässe der Entwicklung einer Ethik-Leitlinie sind wiederkehrende Situationen, die ethische Dilemmata hervorrufen, diese sind erkennbar durch moralisches Unbehagen der an der Versorgung Beteiligten. Wird moralisches Unbehagen nicht aufgegriffen und bearbeitet, kann gesundheitlich gefährdender moralischer Disstress entstehen.

18.2.2 Explizite Wertereflexion

„Ethikleitlinien enthalten inhaltliche Aspekte, eine ausgearbeitete ethische Begründung sowie eine explizite Wertereflexion. Dabei berücksichtigen sie die spezifischen Herausforderungen der Institution" (Schweizerische Akademie der Medizinischen Wissenschaften (SAMW) 2012, S. 996). Aufbauend auf den im ersten Schritt explizierten Geltungsbereich, situativem Kontext und abgepasst an die Zielgruppe der Ethikleitlinie folgt somit die Identifikation und Analyse der beteiligten Werte. Ergebnis soll hierbei die Konkretion der ethischen Fragestellung oder des ethischen Dilemmas – dessen Spezifikum die „fehlende Eindeutigkeit" ist (Sellmaier 2011, S. 38) – sein. In diesem Schritt wird nochmals geklärt, ob sich das moralische Unbehagen als Indikator für die ethisch reflexionswürde Situation (Riedel u. Lehmeyer 2016) bewährt hat bzw. bestätigt, nämlich dann, wenn der Wertekonflikt – aus unterschiedlichen Perspektiven betrachtend (zum Beispiel aus der Perspektive der Pflegenden und der Perspektive des Pflegebedürftige) – zwei gleichwertige Handlungsoptionen repräsentiert.

Da die Ethik-Leitlinie – bezogen auf den jeweiligen Einzelfall im Rahmen der geforderten, differenziert zu begründenden und strukturierten ethischen Entscheidungsfindung – eine Orientierungshilfe eröffnen und eine entscheidungsbezogene Handlungsempfehlung darstellen soll, geht es neben der Konkretion des situativen Gegenstandbereichs, um die Charakterisierung der situativ bedeutsamen, der an der moralischen Irritation, der ethischen Abwägung und Entscheidung beteiligten und handlungsleitenden Werte. Es stellen sich die Fragen:

- Welche Werte leiten die Pflegenden/die Beteiligten in der Situation?

- Welche Werte leiten die Patienten, die Bewohner in ihrer Entscheidung und Argumentation?
- Von welchen Werten lassen sich die Angehörigen/lässt sich das soziale Umfeld leiten?
- Zusammenfassend: Welche Werte sind in dieser Situation tangiert? etc.

> Der Verantwortung liegt hier die Herausforderung zugrunde die situativ adäquaten ethischen Werte zu generieren. Dabei sind diese Werte für die jeweilige Institution als zentral festzulegen. Da die spätere Anwendung der Ethik-Leitlinie stets in einen ethischen Reflexionsprozess eingebunden sein sollte bzw. zu diesem anregt (Neitzke et al. 2015, S. 244), ist es prinzipiell möglich, situativ von dem vorgegebenen Wertekonflikt abzuweichen, sollte dieser den Konflikt nicht zentral repräsentieren.

18.2.3 Handlungsleitende Algorithmen

Um eine strukturierte und systematisierte Entscheidung realisieren zu können und eine praxisnahe Orientierungshilfe für Einzelfallentscheidungen anzubieten, enthalten Ethik-Leitlinien Handlungsalgorithmen, die die relevanten Entscheidungsschritte operationalisieren und strukturieren (Neitzke et al. 2015, S. 244–246; Jox 2014, S. 280; Winkler et al. 2012, S. 225; Riedel et al. 2013, S. 267; Riedel 2014, S. 91 ff.). Diese den Ethik-Leitlinien inhärenten Algorithmen sichern im anwendenden Team situationsbezogen ein abgestuftes, transparentes und kongruentes Vorgehen ab. Da die Ethik-Leitlinie auf aktuellen wissenschaftlichen Erkenntnissen sowie auf aktuell gültigen gesetzlichen Rahmenbedingungen basiert, enthält diese entsprechende Literaturhinweise zur Nachvollziehbarkeit der Bezugspunkte und der wissenschaftlichen Fundierung (Neitzke et al. 2015, S. 246).

Das heißt: Ethik-Leitlinien greifen Wertekonflikte in wiederkehrenden Situationen auf und unterstützen die situativ Betroffenen und Beteiligten bei der Wertereflexion und der ethisch begründeten Entscheidungsfindung. Bezogen auf die Entwicklung der Ethik-Leitlinie sind demnach zusammenfassend und

übergreifend folgende inhaltliche Entscheide zu treffen (Neitzke et al. 2015; Riedel 2014, 2015, 2016; Jox 2014):

- Was ist die wiederkehrende ethisch reflexionswürdige Konfliktsituation? Welche fachlichen, rechtlichen und ethischen Vorgaben sind bedeutsam? (Schritt 1)
- Welche Werte sind in der Situation beteiligt? Was ist der Gegenstand der situationsbezogenen Wertereflexion? (Schritt 2)
- Was bietet den in der spezifischen Situation Beteiligten/Betroffenen konkrete Orientierung hinsichtlich der ethischen Abwägung und Entscheidungsfindung? Entwicklung eines Algorithmus (Schritt 3)

Die Verbindlichkeit der Anwendung (nicht der Entscheidung!) bezieht sich bei der Ethik-Leitlinie auf den Bereich, auf das Team, welches die Orientierungshilfe für wiederkehrende Situationen entwickelt beziehungsweise den Wertekonflikt für sich identifiziert hat. Die Ethik-Leitlinie zeichnet ihrerseits keinen spezifischen, eindeutigen Weg der Entscheidungsfindung vor – anders ausgedrückt: der zentrale Prozess der ethischen Reflexion wird nicht per se kompensiert (Neitzke et al. 2015, S. 244). Im Gegenteil: Gute Ethik-Leitlinien „sind so formuliert, dass sie zur Reflexion anregen, die Diskussion versachlichen, leicht zu übersehende Aspekte [und Werte; Anm. der Verfasserinnen] in Erinnerung rufen und damit eine ethisch fundierte, aber persönlich verantwortete Entscheidung fördern" (Jox 2013, S. 242). Das heißt: Eine Ethik-Leitlinie stellt eine **Orientierungshilfe** und Diskussionsgrundlage dar, sie definiert einen „Entscheidungs- und Handlungskorridor" (Neitzke et al. 2015, S. 243).

18.3   Ziele im Prozess der Ethik-Leitlinien-Entwicklung und ethische Kompetenzentwicklung

Ethik-Leitlinien sind Instrumente, die ethische Entscheidungsfindungen unterstützen und strukturieren, dabei sind sie nicht in der Lage, den ursprünglichen Konflikt aufzulösen (Winkler 2008, S. 172), sie sind nicht als „bloße Rezepte"/„Kochrezepte"

(Reiter-Theil et al. 2014, S. 264; Reiter-Theil et al. 2011, S. 97; Albisser Schleger et al. 2012, S. 69), als „Blaupausen" (Winkler et al. 2012, S. 230) zu nutzen und können per se die ethische Fallbesprechung nicht ersetzen. Allerdings kann die Ethik-Leitlinie „ergänzend zu akuten Fallkonsultationen Grundlagen zur Problemlösung schaffen" (Reiter-Theil et al. 2014, S. 264; Reiter-Theil et al. 2011, S. 96). Durch den Einsatz einer Ethik-Leitlinie, lässt sich zwar nicht die eigentliche Konfliktsituation auflösen, jedoch der Entscheidungsprozess und die Qualität der Entscheidung in Bezug auf Einheitlichkeit, Effizienz und Akzeptanz verbessern (Neitzke et al. 2015).

Ethik-Leitlinien unterstützen – in den ihnen genuin zugewiesenen spezifischen Situationen und bezogen auf den jeweiligen Einzelfall – die in derartigen Situationen geforderte strukturierte und differenziert zu begründende ethische Entscheidungsfindung (Neitzke et al. 2015; Vorstand der Akademie für Ethik in der Medizin (AEM) 2010). Oder wie die Empfehlungen der Akademie für Ethik in der Medizin formulieren (Neitzke et al. 2015): Sie tragen dazu bei, „dass keine relevanten Aspekte und Kriterien übersehen werden und die Entscheidung bestmöglich begründet ist" (Neitzke et al. 2015, S. 244). Ziel ist, die „ethische Angemessenheit" (Albisser Schleger et al. 2012, S. 102) der Entscheidung abzusichern, die die jeweilige Ethik-Leitlinie markiert, es geht darum die „Entscheidungsqualität" (Neitzke et al. 2015, S. 242) und die „Handlungssicherheit" (Jox et al. 2012, S. 829, S. 833) zu erhöhen sowie die „Gleichbehandlung gleicher Fälle" (Winkler 2008, S. 166) zu gewährleisten.

Somit repräsentiert der Gegenstand einer Ethik-Leitlinie einen genuinen pflegeberuflichen/ pflegeprofessionelle Auftrag, der im ICN-Ethik-Kodex (DBfK et al. 2014) wie folgt formuliert wird: „Die Pflegende trägt zu einem ethisch verantwortlichen Arbeitsumfeld bei und **engagiert sich gegen unethisches Handeln** und unethische Rahmenbedingungen" (S. 3; Hervorhebungen der Autorinnen). Das heißt in der Konsequenz auch, Ethik-Leitlinien sind wichtige, unterstützende Instrumente im professionellen Pflegehandeln und sollten in der Folge bei wiederkehrenden ethischen Problemen seitens der professionell Pflegenden eingefordert werden – auch hinsichtlich der Prävention von moralischem Disstress!

Die ethische Signifikanz wird durch die seitens der Ethik-Leitlinie geforderte ethische Reflexion nachvollziehbar und somit „intersubjektiven Überlegungen zugänglich" (Albisser Schleger et al. 2012, S. 65).

Zusammenfassend und übergreifend werden die Paralleleffekte der Ethik-Leitlinien-Entwicklung und der Ethikkompetenzentwicklung in einer tabellarischen Gegenüberstellung präzisiert. Bezüglich der „Aspekte ethischer Kompetenz" erfolgt an dieser Stelle der Rückbezug auf die „Empfehlungen der Sektion Lehrende im Bereich der Pflegeausbildung und der Pflegestudiengänge in der Akademie für Ethik in der Medizin" (Riedel et al. 2017). Hier werden folgende Aspekte der Ethikkompetenz formuliert:

- „Die Kenntnis ethischer Grundlagen professionellen Handelns,
- die Sensibilität für ethische Konfliktsituationen im Pflegealltag sowie im Kontext
- institutioneller und gesellschaftlicher Entwicklungen,
- die Identifikation und Analyse konkreter ethischer Fragestellungen,
- Empathiefähigkeit und die Fähigkeit zum Perspektivenwechsel,
- Diskurs- und Konfliktfähigkeit sowie die Konsensorientierung in der
- Wahrnehmung der Verantwortung als professionell Pflegende,
- Reflexion und Begründung beruflichen Handelns unter Einbezug ethischer Normierungen der Pflege und der anderen Heilberufe.

Diese Fähigkeiten gründen auf einer Haltung der Verantwortung, die sich am Individuum und seiner Selbstbestimmung, am Prinzip der (Für-)Sorge und am Gemeinwohl orientiert. Diese Haltung fordert einen verantwortlichen Umgang mit sich selbst, den pflegebedürftigen Menschen und dem Beruf, dessen Professionalisierung und Stärkung, mit der Zielsetzung, die bestmögliche Pflegequalität zu erreichen" (Riedel et al. 2017, S. 164 f.).

Die formulierten Kompetenzen (Riedel et al. 2017, S. 264 f.) decken sich mit den eingangs formulierten Zielen von Ethik in Einrichtungen des Gesundheitswesens (Vorstand der Akademie für Ethik in der Medizin (AEM) 2010, S. 149–153) und

◩ **Tab. 18.1** Synergieeffekte: Ethik-Leitlinien-Entwicklung und Ethikkompetenzentwicklung

Zentrale Elemente der Ethik-Leitlinien-Entwicklung (Neitzke et al. 2015)	Aspekt der Ethikkompetenzentwicklung (Riedel et al. 2017)
Die wiederkehrende, ethisch reflexionswürdige Fragestellung konkretisieren und formulieren Die Zielgruppe der Ethik-Leitlinie definieren Die beachtlichen fachlichen, rechtlichen und ethischen Vorgaben ausführen	Die Sensibilität für ethische Konfliktsituationen im Pflegealltag sowie im Kontext institutioneller und gesellschaftlicher Entwicklungen Kenntnis ethischer Grundlagen professionellen Handelns
Die in der Situation beteiligten Werte erfassen und darlegen Den Gegenstand der situationsbezogenen Wertereflexion, den Wertekonflikt, das ethische Dilemma in Bezug auf die ethische Fragestellung klarlegen	Die Identifikation und Analyse konkreter ethischer Fragestellungen
Beschreibung und Empfehlung von Entscheidungskriterien und Handlungskorridoren – den Weg der Entscheidungsfindung strukturieren	Reflexion und Begründung beruflichen Handelns unter Einbezug ethischer Normierungen der Pflege und der anderen Heilberufe

Empathiefähigkeit und die Fähigkeit zum Perspektivenwechsel (Riedel et al. 2017, S. 164)

Diskurs- und Konfliktfähigkeit sowie die Konsensorientierung in der Wahrnehmung der Verantwortung als professionell Pflegende (Riedel et al. 2017, S. 165)

„Die Sensibilisierung für ethische Fragestellungen, die Vermittlung von medizin- und pflegeethischem Wissen, die Erhöhung der Kompetenz im Umgang mit ethischen Problemen und Konflikten" (Vorstand der Akademie für Ethik in der Medizin (AEM) 2010, S. 149)

können kontextualisierend dem Prozess der Ethik-Leitlinien-Entwicklung gegenübergestellt werden (siehe hierzu ◩ Tab. 18.1). In dieser Gegenüberstellung ist es möglich, die Parallel- und Synergieeffekte zwischen dem Prozess der Ethik-Leitlinien-Entwicklung und der Ethikkompetenzentwicklung exemplarisch zu veranschaulichen, die zugleich die Ziele von Ethik in Einrichtungen implizieren. Diese Gegenüberstellung und Klarlegung verfolgt die Intention die professionell Pflegenden und Einrichtungen im Gesundheitswesen für die Synergien zu sensibilisieren und die Verantwortlichen zu ermutigen, den Prozess der Ethik-Leitlinien-Entwicklung (auch) unter diesem Aspekt zu reflektieren und anzubahnen.

Ethische Kompetenzentwicklung in der Pflege ist an sich ein komplexer, schwer abbildbarer Vorgang. Die Entwicklung von pflegerischen, ethischen Kompetenzen endet nicht mit der Pflegeausbildung, auf persönlicher und institutioneller Ebene kann hier unterstützend gewirkt werden. In einem systematischen Review zu ethischer Kompetenz im internationalen Raum wurden unter anderem förderliche

Faktoren für ethische Kompetenzen Pflegender identifiziert: Auf institutioneller Ebene kann zu pflegerische ethische Kompetenzentwicklung durch das gezielte Umsetzen von Ethik-Leitlinien und strukturierten Entscheidungsprozessen gefördert werden. Auf individueller Ebene ist die Fort- und Weiterbildung zentral. (Poikkeus et al. 2014, S. 264) Hier zeigt sich abschließend, dass insbesondere die Entwicklung wie auch die Anwendung von Ethik-Leitlinien eine Möglichkeit ist, die Ebene institutioneller Rahmenbedingungen und persönlicher Kompetenzentwicklung miteinander zu verbinden (Riedel 2016).

Literatur

Albisser-Schleger H, Mertz M, Meyer-Zehnder B, Reiter-Theil S (2012) Klinische Ethik – METAP: Leitlinien für Entscheidungen am Krankenbett. Springer, Heidelberg

DBfK (Deutscher Berufsverband für Pflegeberufe), Österreichischer Gesundheits- und Krankenpflegeverband, Schweizer Berufsverband der Pflegefachfrauen und Pflegefachmänner (SBK/ASI) (Hrsg) (2014) ICN-Ethikkodex für Pflegende. https://www.pflege-charta.de/fileadmin/charta/Arbeitshilfe/Modul_5/M5-ICN-Ethikkodex-DBfK_.pdf

Gallagher A (2006) The teaching of nursing ethics: content and method. Promoting ethical competence. In: Davis AJ, Tschudin V, de Reave L (Hrsg) Essentials of Teaching and Learning in Nursing Ethics. Elsevier, Edinburgh, S 223–239

Jox RJ (2014) Entwicklung einer ethisch-rechtlichen Klinik-Policy. Hessisches Ärzteblatt 5:268–281

Jox RJ (2013) Sterben lassen. Über Entscheidungen am Ende des Lebens. Rowohlt, Hamburg

Jox RJ, Winkler EC, Borasio GD (2012) Änderung des Therapieziels am Lebensende: Effekte einer Klinik-Leitlinie. Deutsche Medizinische Wochenschau (DMW) 137:829–833. https://doi.org/10.1055/s-0031-1298890

Lob-Hüdepohl A (Hrsg) (2004) Ethik im Konflikt der Überzeugungen. Herder, Freiburg

Mandry C (2004) Ausbildung ethischer Kompetenz oder Moralerziehung? In: Lob-Hüdepohl A (Hrsg) Ethik im Konflikt der Überzeugungen. Herder, Freiburg

NANDA International (2016) Pflegediagnosen 2015–2017. Recom, Kassel

Neitzke G, Riedel A, Brombacher L, Heinemann W, Herrmann B (2015) Empfehlungen zur Erstellung von Ethik-Leitlinien in Einrichtungen des Gesundheitswesens. Ethik in der Medizin 27:241–248

Poikkeus T, Numminen O, Suhonen R, Leino-Kilpi H (2014) A mixed-method systematic review: support for ethical competence of nurses. Journal of Advanced Nursing 70:256–271

Rabe M (2009) Ethik in der Pflegeausbildung. Huber, Bern

Reiter-Theil S, Merz M, Albisser Schleger H, Mayer-Zehnder B, Kressig RW, Pragger H (2011) Klinische Ethik als Partnerschaft – oder wie eine ethische Leitlinie für den patientengerechten Einsatz von Ressourcen entwickelt und implementiert werden kann. Ethik in der Medizin 23:93–105

Reiter-Theil S, Meyer-Zehnder B, Mertz M, Albisser Schleger H, Kressig RW, Pargger H (2014) Klinische Ethik als Partnerschaft – oder wie eine ethische Leitlinie für den patientengerechten Einsatz von Ressourcen entwickelt und implementiert werden kann. Hessisches Ärzteblatt 5:262–268

Riedel A (2013) Ethische Reflexion und Entscheidungsfindung im professionellen Pflegehandeln realisieren. Ethik in der Medizin 25:1–4

Riedel A (2014) Ethik-Policy Palliative Sedierung. Theoretische Grundlegungen für ethische Abwägungen in der Praxis. Jacobs Verlag, Lage

Riedel A (2015) Vertiefung von Ethik-Kompetenzen. Die Entwicklung einer Ethik-Leitlinie als methodisch-didaktische und strukturierende Rahmung. PADUA 10:321–327

Riedel A (2016) Ethik-Leitlinien: Ethikkompetenzentwicklung? Ethik-Leitlinien. Entwicklungsschritte und Potenzialität impliziter Ethikkompetenzentwicklung. Zeitschrift für Evangelische Ethik 60:10–24

Riedel A, Lehmeyer S (2016) Theoretische Fundierung und Prämissen zur Konzeptualisierung ethischer Fallbesprechungen. In: Riedel A, Lehmeyer S (Hrsg) Einführung von ethischen Fallbesprechungen: Ein Konzept für die Pflege-

praxis. Ethisch begründetes Handeln praktizieren, stärken und absichern. Jacobs Verlag, Lage

Riedel A, Huber J, Linde A-C (2013) Wiederkehrende ethische Dilemmata strukturiert reflektieren (CNE). Psychiatrische Pflege Heute 5:262–268

Riedel A, Behrens J, Giese C, Geiselhart M, Fuchst G, Kohlen H, Pasch W, Rabe M, Schütze L (2017) Zentrale Ethikkompetenz in der Pflege. Empfehlungen der Sektion Lehrende im Bereich der Pflegeausbildung und der Pflegestudiengänge in der Akademie für Ethik in der Medizin e.V. (AEM). Ethik in der 29(2):161–165

Salloch S, Ritter P, Wäscher S, Vollmann J, Schildmann J (2016) Was ist ein ethisches Problem und wie finde ich es? Theoretische, methodologische und forschungspraktische Fragen der Identifikation ethischer Probleme am Beispiel einer empirisch-ethischen Interventionsstudie. Ethik in der Medizin 28:267–281

Schweizerische Akademie der Medizinischen Wissenschaften (SAMW) (2012) Ethische Unterstützung in der Medizin. Schweizerische Ärztezeitung 93: 996–1004

Sellmaier S (2011) Ethik der Konflikte. Über den angemessenen Umgang mit ethischem Dissens und moralischen Dilemmata. Kohlhammer, Stuttgart

Vorstand der Akademie für Ethik in der Medizin (AEM) (2010) Standards für Ethikberatung in Einrichtungen des Gesundheitswesens. Ethik in der Medizin 22:149–153. https://doi.org/10.1007/s00481-010-0053-4

Winkler EC (2008) Zur Ethik von ethischen Leitlinien: Sind sie die richtige Antwort auf moralisch schwierige Entscheidungssituationen im Krankenhaus und warum sollten Ärzte sie befolgen? Zeitschrift für medizinische Ethik 24:161–176

Winkler EC, Borasio GD, Jacobs P, Weber J, Jox RJ (2012) Münchner Leitlinie zu Entscheidungen am Lebensende. Ethik in der Medizin 24:221–234

Resilienz durch Ethikvisiten stärken

Susanne Hirsmüller und Margit Schröer

© Springer-Verlag GmbH Deutschland 2018
A. Riedel, A.-C. Linde (Hrsg.), *Ethische Reflexion in der Pflege*,
https://doi.org/10.1007/978-3-662-55403-6_19

Einführung

In diesem Kapitel soll kritisch reflektiert werden, in wieweit Resilienz (bzw. weiter gefasst Selbstsorge) tatsächlich wirksam im Hinblick auf den Umgang mit Belastungen in der Pflege sein kann, worin mögliche Gefahren dieses Konzeptes und die ethische Relevanz liegen.

19.1   Einleitung

Die Herausforderungen von Pflegekräften sind vielfältig und bereits oft in verschiedenen Zusammenhängen ausführlich dargestellt worden. Pflegende decken innerhalb ihrer Tätigkeiten ein sehr breites Spektrum unterschiedlichster Kompetenzen ab: fachlich, physisch, organisatorisch und emotional. Sie üben einen der wenigen Berufe aus, die heute noch mit häufiger und teilweise erheblicher körperlicher Belastung einhergeht und darüber hinaus Schichtdienst erfordert. Sie haben oft eine Vermittlerrolle zwischen den zu Pflegenden, den Nahestehenden und den Ärzten und selbst meist relativ wenig Entscheidungsmöglichkeiten. Wenn sie erleben, dass Patienten oder Bewohner in Diskrepanz zu ihrer persönlichen Überzeugung oder professionellen Verständnis behandelt (unter-, über- oder ungleich versorgt) werden, kann dies bei ihnen moralischen Stress, sogenannten *moral distress* auslösen (Tanner et al. 2014). Die Belastungen zeigen sich in überdurchschnittlich häufigen Krankheitstagen aufgrund muskuloskelettaler oder psychischer Ursachen.

„Die Pflegeberufe sind die Berufe mit den weitaus meisten Krankheitstagen aufgrund psychischer Erkrankungen: Pro Beschäftigtem durchschnittlich 2,1 Tage im Jahr, während im Durchschnitt aller Berufe nur 1,3 Krankheitstage aufgrund psychischer Krankheiten pro Beschäftigtem und Jahr anfallen", so wird in einer Pressemitteilung Arbeitsminister Schneider auf der Fachtagung zu psychischen Belastungen in den Pflegeberufen (Düsseldorf, Oktober 2011) zitiert (Ministerium für Arbeit, Integration und Soziales des Landes Nordrhein-Westfalen). Von den zehn bei der Barmer Ersatzkasse am häufigsten versicherten Berufsgruppen wies das Krankenpflegepersonal mit 4,5 % (und 16,4 Arbeitsunfähigkeitstagen im Vergleich zu 13,8 Arbeitsunfähigkeitstagen im Durchschnitt aller Berufe) nach Verkäufern mit 4,7 %, Sozialarbeitern mit 4,6 % die höchsten Krankenstandsraten auf (Barmer Gesundheitsreport 2010). Aktuelle Zahlen aus dem DAK-Gesundheitsbericht von 2016 bestätigen mit einem Krankenstandswert von 4,7 % in der Gesundheitsbranche die überdurchschnittliche Erkrankungshäufigkeit von Pflegekräften (Rebscher 2016, S.123 f.). Vor dem Hintergrund dieser Fakten stellt sich die Frage: Ist die (Stärkung der) Resilienz der Pflegenden die passende Lösung, und ist die Propaganda dieser Lösung ethisch gerechtfertigt?

19.2   Resilienz als Konstrukt

Ursprünglich stammt der Begriff Resilienz (wie auch der Begriff Stress) aus der Materialprüfung in der Werkstoffkunde. Dort bezeichnet er die Widerstandskraft und Flexibilität eines Werkstoffs, der sich nach einer Verformung selbstständig wieder in seinen Ausgangszustand zurück begibt. In der Psychologie werden damit verschiedene Phänomene beschrieben, die eine Widerstandskraft in Krisen und ein gutes Gedeihen trotz widriger Umstände beinhalten. Manchmal umfasst der Begriff noch mehr als dies, nämlich „trotz herausfordernder, bedrohlicher Bedingungen eine erfolgreiche Anpassung herzustellen [...] [und] aus widrigen Umständen gestärkt und mit größeren Ressourcen hervorzugehen. Diese risikomildernde Kompetenz erwirbt sich der Mensch von klein auf in seinem Lebensumfeld, dort wo er übt, sich mitzuteilen und er lernt, Unterstützung zu organisieren. Resilienz ist dabei weniger eine Eigenschaft als eine Orientierung, die besonders bei Übergängen im individuellen wie auch im familiären Lebenszyklus bedeutsam wird" (Rechenberg-Winter u. Fischinger 2008, S. 97).

Der Beginn der Resilienzforschung geht auf die Langzeituntersuchungen der Amerikanerinnen Werner und Smith an hawaiianischen Kindern von 1955 bis 1995 zurück. Erst ab den 1970er-Jahren sind nach und nach auch Menschen in höherem Lebensalter in das Interesse der Forschung gerückt. Dabei erlebte das Konzept von Resilienz einen Wandel: vom ursprünglich als stabilem Persönlichkeitsmerkmal gedeuteten Faktum hin zu dem – heute allgemein anerkannten – Verständnis von Resilienz als situationsspezifischer, variabler Kapazität von Menschen, die in jedem Lebensalter auftreten und sich weiter entwickeln kann.

Es gibt allerdings bis heute keine einheitliche Definition von Resilienz, es handelt sich nach wie vor um ein Konstrukt. Vanistendael fasst diese Bemühungen um eine einheitliche Definition folgendermaßen zusammen: *„Beyond a pragmatic definition, discussions about what resilience exactly is can become quite confusing"* (Vanistendael 2007, S. 116).

Die inflationäre Verwendung der Begriffe Resilienz und Burnout – ohne dass es bisher eine einheitliche Definition für sie gibt – führte zu Ungenauigkeiten in der Zuschreibung, zur Erhöhung des Drucks auf Mitarbeitende und zu einem Boom von Selbsthilferatgebern und Seminarangeboten unterschiedlichster Qualität. Es ist an der Zeit, sich (besonders im Sinne der betroffenen Mitarbeiter) um einen sach- und fachgerechteren Umgang mit den Themen Resilienz und Burnout zu bemühen und die Forschung zu Ursachen von Burnout, Therapieformen sowie Möglichkeiten der Prävention gezielt voranzutreiben.

Die positiven Entwicklungsmöglichkeiten, die resiliente Menschen durch die Bewältigung von Belastungen und Krisen erfahren können, unterstreicht Welter-Enderlin: „Unter Resilienz wird die Fähigkeit von Menschen verstanden, Krisen im Lebenszyklus unter Rückgriff auf persönliche und sozial vermittelte Ressourcen zu meistern und als Anlass für Entwicklung zu nutzen" (Welter-Enderlin 2006, S. 13). Ein Mensch kann in bestimmten Situationen resilient sein und in anderen nicht (Fröhlich-Gildhoff u. Rönnau-Böse 2009). In diesem Sinn wird Resilienz als Persönlichkeitsmerkmal verstanden, das einen moderierenden Effekt auf negative Gefühle und Stress hat und eine flexible Anpassung an „unwirtliche" Bedingungen ermöglicht.

Zusammenfassend kann gesagt werden, „dass etwas wie Resilienz nicht ‚an sich' existiert, sondern eine Beobachtungskategorie darstellt" (Levold 2006, S. 234), die in unterschiedlichen Bereichen für unterschiedliche Dinge genutzt wird. Ob Menschen resilient sind oder nicht, lässt sich immer nur in Bezug auf etwas (zum Beispiel eine Krise, eine Herausforderung, ein Trauma, Stress etc.) feststellen. Zur Bewältigung von Krisen oder Herausforderungen greifen resiliente Menschen auf verschiedene Schutzfaktoren zurück. Diese können in ihnen selbst angelegt sein, erworben sein oder aus ihrer Umwelt stammen.

Aus dem bisher Gesagten können zwei Schlussfolgerungen gezogen werden:

1. Resilienz ist ein Konstrukt, das von vielen Autoren unterschiedlich definiert wurde und wird. Es ist daher sinnvoll, jeder Arbeit (Text, Studie etc.) die jeweils zugrunde liegende Definition voranzustellen.

2. Durch die Vielzahl der vorhandenen Definitionen besteht eine nicht unerhebliche Gefahr der Unschärfe, die folgende Konsequenzen hat: Phänomene werden – ähnlich wie beim Thema Burnout – unkritisch als Resilienz (oder Burnout) bezeichnet. So wird bei Belastungen oft zu schnell nach Resilienz beim Individuum gerufen, ohne diese zu definieren, statt zunächst die jeweiligen Arbeitsbedingungen zu untersuchen und zu verbessern. Das heißt, wenn zwei Personen über Resilienz sprechen, meinen sie noch lange nicht dasselbe.

Im Zusammenhang mit Pflegekräften und deren Belastungen im Berufsalltag scheint uns die folgende Definition von Röhrig geeignet, denn sie weist besonders darauf hin, dass Personen nicht zu jeder Zeit und in jeder Situation gleich resilient sind und sein können:

> **„Resilienz stellt ein psychologisches Persönlichkeitskonstrukt zur Erfassung der Widerstandsfähigkeit einer Person dar und bezieht sich auf das Phänomen, dass manche Personen trotz ausgeprägter Belastungen und Risiken gesund bleiben oder sich vergleichsweise leicht von Störungen erholen, während andere unter vergleichbaren Bedingungen besonders anfällig für Störungen und Krankheiten sind. Resilienz kann somit als ein positives Gegenstück zur Vulnerabilität betrachtet werden. Sie bezeichnet eine relative Widerstandsfähigkeit gegenüber pathogenen Umständen und Ereignissen, die über die Zeit und über Situationen hinweg variieren kann" (Röhrig et al. 2006).**

Die inzwischen weite Verbreitung des Resilienzkonzepts birgt die nicht zu unterschätzende Gefahr des Missbrauchs durch die für die jeweiligen Rahmenbedingungen am Arbeitsplatz Verantwortlichen. Schnell kann die Schuld für die Überlastung (bis zum Burnout) beim „nicht genügend resilienten" Mitarbeiter statt bei den unzureichenden bzw. fehlenden Strukturen (zu geringe Personalausstattung, Schichtdienst, mangelnde Erholungszeiten, steigende Zahl der zu Versorgenden etc.) gesucht und gefunden werden. In der Verantwortung des Arbeitgebers liegt es, zunächst die Arbeitsbedingungen zu verbessern, bevor darüber nachgedacht werden kann, ob und wie die Arbeitnehmer „verbessert" werden können (Hirsmüller 2013).

19.3 Resilienz, Selbstsorge und ethische Konfliktsituationen

Mit der Behauptung „Nur wer gut für sich selbst sorgt, kann auch gut für andere sorgen!" wird Pflegenden immer wieder nahegelegt, sich um die eigene Gesundheit und das eigene Wohlergehen zu kümmern, damit sie in der Ausübung ihres Berufes leistungs- und einsatzfähig bleiben („Offensive Gesund Pflegen" der Bundesanstalt für Arbeitsschutz und Arbeitsmedizin; INQA 2017). So formuliert beispielsweise das Pflegeleitbild der Sektion Pflege der Deutschen Gesellschaft für Palliativmedizin (2012):

„Basierend auf einer konstruktiven Konfliktkultur tragen sie [die Pflegenden] zu einem klaren Rollenbild und einer Aufgabenverteilung bei. Dabei unterstützen sie sich gegenseitig, lernen ihre Grenzen zu akzeptieren und fördern ihre Stärken."

Aber ist dies unter den heutigen Arbeitsbedingungen überhaupt umsetzbar? In dieser Situation fiel die Kunde des „Allheilmittels" Resilienz bei den Institutionen auf fruchtbaren Boden: In nicht wenigen Kliniken und Heimen war die Ursache des oben genannten Problems der überdurchschnittlichen Fehltage aufgrund psychischer Erkrankungen schnell gefunden – die betroffenen Pflegenden waren einfach nicht resilient genug. Also wurden folgerichtig Programme zur Resilienzstärkung, Achtsamkeitstrainings, MBSR (*mindfullness body stress reduction*) und Ähnliches für die Mitarbeitenden angeboten.

Diese können als Unterstützung von Pflegenden positiv aufgenommen werden und haben (wie Studien gezeigt haben) auch einen über mindestens sechs Monate anhaltenden Effekt, wenn die Methode regelmäßig durchgeführt wird (Stier-Jarmer et al. 2016). Sie sind aber eben nur „symptomlindernd", nicht kausal eingreifend, und die gesamte Belastungssituation sowie die ungünstigen strukturellen Gegebenheiten am Arbeitsplatz werden dadurch nicht verändert. Die Vielfalt von Angeboten, welche auf die Unterstützung der Mitarbeitenden abzielen zeigt exemplarisch ◘ Abb. 19.1.

Gesund bleiben

Rückenschule 98
Hatha Yoga - Grundkurs 98
Hatha Yoga - Aufbaukurs 99
Feldenkrais-Methode® - Koordination und Bewegung lernen 100
Tai Chi 100
Pilatestraining mit Wirbelsäulengymnastik 101
Autogenes Training 102
Progressive Muskelentspannung nach Jacobson 102
Achtsamkeitstraining (Basiskurs) 103
Achtsamkeitstraining (Aufbaukurs) 103
Fußreflexzonenmassage - Vorbeugen, Entspannen, Harmonisieren 104
Massage - (k)eine Kunst? 104
Oasentag - die eigenen Kraftquellen (neu) entdecken 105
Lotus-Konzept 106
Stress- und Bewältigungsmanagement 106
Innere Widerstandskraft durch Resilienztraining 107
Die Kunst des Scheiterns – zwischen Tabu und Herausforderung 108
wir2 - Bindungstraining für Alleinerziehende 108

◘ **Abb. 19.1** Ausschnitt aus dem internen Weiterbildungsprogramm für Mitarbeitende des Universitätsklinikums Düsseldorf 2017. (Mit freundlicher Genehmigung von Universitätsklinikum Düsseldorf)

Den Zusammenhang von Selbstsorge und Resilienz erläutert die Psychologin Berndt (2016): Wer sich schwach fühlt, muss erstens selbst für eine fördernde Umgebung sorgen und sich sein Umfeld so einrichten, dass er sich darin weiterentwickeln kann. Die zentrale Frage dabei ist: Sind die Menschen, mit denen ich mich umgebe, wirklich gut für mich? Auch als Erwachsener kann und sollte man sich aktiv Menschen suchen, die einen unterstützen und ein soziales Netz aufbauen und es wohlwollend leben.

Zweitens ist es wichtig, sich auch selbst liebevoll zu begegnen. Dazu gehört es, sich in Zeiten der Be- und Überlastung kennenzulernen und die für persönliche Weiterentwicklung notwendigen Schlüsse zu ziehen. Resiliente Menschen wissen besser, was ihnen guttut, als weniger resiliente Menschen (Berndt 2016).

Und schließlich definiert die Theologin Städtler-Mach Selbstsorge als Teil der Ethik in der (Alten-)Pflege und gibt gezielte Hinweise zur Umsetzung im Arbeitsalltag (Städtler-Mach 2014):

- Selbstsorge als ethische Aufgabe ist Bestandteil einer Ethik der Beziehung sowie der Kultur des Helfens. Sie ist genauso wichtig und zu erlernen, wie die Sorge für andere.
- Wer sorgt für mich? Die Pflegenden selbst tragen Verantwortung für die Berücksichtigung ihrer Ressourcen, Bedürfnisse und Wünsche im Verhältnis zu den Aufgaben. Sie erspüren und respektieren ihre Grenzen und vermitteln dem jeweiligen Gegenüber.
- Wie kann ich Selbstsorge ausüben? Die Pflegenden lernen die Signale ihres Körpers und ihrer Psyche sowie Veränderungen im eigenen Sozialverhalten (zum Beispiel Zynismus, Rückzug) wahrzunehmen und diese als genauso wichtig zu erachten wie die der Pflegebedürftigen. Sie planen daher nicht nur für diese, sondern auch für sich selbst.
- Welche Schritte kann ich für einen besseren Umgang mit mir selbst tun? Die Pflegenden wissen um die Verführung, sich selbst zu vernachlässigen und planen daher konkrete Maßnahmen für die Balance von Arbeit und Erholung, begrenzen Belastungen bei Anerkennen der eigenen begrenzten Ressourcen.

Das bisher Dargestellte unterstreicht den engen Zusammenhang zwischen Resilienz, Selbstsorge und Ethik als auch die für die Einsetzung und Förderung der eigenen Resilienz notwendigen äußeren Rahmenbedingungen.

Denn gerade die Ethik im Gesundheitswesen ermöglicht ein Innehalten, ein gemeinsames Nachdenken aller Beteiligten über das „Gute" für den jeweiligen Menschen. Auf den ersten Blick sind dies nur Patienten oder Bewohner in Konfliktsituationen. Dies ist jedoch zu kurz gedacht, denn das Wohl der Mitarbeitenden ist Basis, wenn nicht sogar Voraussetzung für das Wohl der zu Versorgenden. Die Pflege von Patienten und alten Menschen unter zum Teil immer wiederkehrenden Gewissenskonflikten bedeutet eine Negierung der eigenen moralisch-ethischen Werte und verhindert eine adäquate Selbstsorge. Jeder Mitarbeiter im Gesundheitswesen hat gleichwertige Verantwortung für das Wohlergehen der Pflegebedürftigen wie auch für das eigene. Dazu gehören die Reflektion der inneren und äußeren Strukturen und Gegebenheiten sowie die Verantwortung, im Rahmen der eigenen Möglichkeiten notwendige Veränderungen anzuregen bzw. bei deren Umsetzung mitzuwirken.

Dies unterstreicht die Sektion Lehrende im Bereich der Pflegeausbildung und der Pflegestudiengänge in der Akademie für Ethik in der Medizin (AEM): „Bezogen auf die Pflege legen wir ein Kompetenzverständnis zugrunde, das nicht auf Fähigkeiten, Wissen und Können beschränkt ist, sondern alle Facetten des pflegeprofessionellen Handelns der Erfahrung, der Motivation sowie der Einstellungen und Werte einbezieht" (Riedel et al. 2017, S 164). Als zentrale Aspekte der Ethikkompetenz in der Pflege werden unter anderem benannt:

- Sensibilität für ethische Konfliktsituationen im Pflegealltag sowie im Kontext institutioneller und gesellschaftlicher Entwicklungen,
- Reflexion und Begründung beruflichen Handelns unter Einbezug ethischer Normierungen der Pflege und anderer Heilberufe.

„Diese Fähigkeiten gründen auf einer Haltung der Verantwortung, die sich am Individuum und seiner Selbstbestimmung, am Prinzip der (Für-)Sorge und am Gemeinwohl orientiert. Diese Haltung fordert einen verantwortlichen Umgang mit sich selbst, den pflegebedürftigen Menschen und dem Beruf, dessen Professionalisierung und Stärkung mit der Zielsetzung, die bestmögliche Pflegequalität zu erreichen" (Riedel et al. 2017, S 165). So fasst die Sektion der AEM ihre Ausführungen zusammen.

In der von Rester et al. (2017) veröffentlichten Studie zur klinischen Ethikberatung und subjektiven Belastung von Mitarbeitenden in der unmittelbaren Patientenversorgung zeigte sich, dass der höchste Anteil durch ethische Konflikte Hochbelasteten unter den Pflegenden lag (34,2 %). Die subjektive Belastung dieser Gruppe nimmt mit steigendem Lebensalter und Berufserfahrung sogar noch zu. Die Studie ergab, dass ethische Konflikte dann besonders belastend sind, wenn man selbst die Entscheidungen nicht beeinflussen konnte oder den gewählten Weg als moralisch falsch bewertete. Folgende Konflikte wurden am häufigsten benannt: Nichtakzeptanz eines Sterbeprozesses (Pflegende 55,7 %, andere 36,1 %), künstliche Lebensverlängerung (Pflegende 55,2 %, andere 32,1 %), unklarer Patientenwille (Pflegende 49,2 %, andere 39,4 %) und Konflikte in Bezug auf Menschenwürde (Pflegende 49,2 %, andere 31,2 %). Bei dieser Untersuchung fühlten sich Pflegende subjektiv stärker durch ethische Konflikte belastet, als die Angehörigen anderer Berufsgruppen, außerdem besprachen sie ethische Konflikte im Vergleich zu den übrigen Berufsgruppen signifikant häufiger mit Angehörigen der eigenen Berufsgruppe. „Werden die Pflegenden in einer ethisch konflikthaften Entscheidungsfindung nicht gebührend berücksichtigt, obwohl sie eine eigenständige Empfindung oder Reflexion zu einem Standpunkt entwickeln, entstehen Arbeitsunzufriedenheit, Krankheit, Berufsausstieg und subjektiv wahrgenommene Belastungen" (Rester et al. 2017).

Die bisherigen Darlegungen zeigen zum einen die Notwendigkeit der Selbstsorge der Pflegenden auf, um dauerhaft im Beruf gesund und erfüllend arbeiten zu können. Hierzu können unterschiedliche Maßnahmen, wie beispielsweise ein Resilienztraining, beitragen. Zum anderen wird deutlich, dass die Verantwortung nicht in erster Linie bei den Pflegenden selbst liegt, sondern zunächst die Rahmenbedingungen der jeweiligen Tätigkeit vom Arbeitgeber verbessert werden müssen, was sowohl die körperlichen als auch psychischen Belastungen und Risiken betrifft.

Nachfolgend wird an einem Beispiel aufgezeigt, wie unserer Ansicht nach Resilienz im pflegeberuflichen Alltag zur Verminderung von *moral distress* beitragen kann.

19.4 Beispiel: Pflegerische Ethikvisite auf einer Intensivstation

In einer großen nordrhein-westfälischen Klinik arbeitet seit mehreren Jahren ein Klinisches Ethikkomitee. Aus eigenen Erfahrungen zeigte sich, dass von den Mitarbeitern der Intensivstation – überwiegend von Ärzten, aber auch von Pflegenden – pro Jahr zwischen 8 und 14 ethische Fallbesprechungen beim Ethikkomitee der Klinik angemeldet wurden. Diese wurden immer mit mindestens einer Vertreter der Pflege, meistens jedoch mit mehreren von ihnen durchgeführt. Trotz der in der Regel im Konsens gefundenen Empfehlungen an den behandelnden Arzt blieb bei einigen Pflegenden eine gewisse Unzufriedenheit zurück. Dies kam in einem Seminar zu ethischen Fragen und Konflikten in Kliniken, besonders in der Intensivmedizin, zur Sprache: Die Pflegenden erlebten immer wieder Situationen, in denen sie bezüglich der Behandlung von Patienten auf der Intensivstation anderer Meinung waren als die behandelnden Ärzte. So empfanden sie mehrmals, dass Patienten sich bereits in der Terminalphase befanden, während die Ärzte noch weitergehende Untersuchungen anordneten. Ihrer Einschätzung nach wurden diese Patienten vermeidbarem Stress und Leid ausgesetzt. Bei anderen Patienten wurde die Intensivtherapie über längere Zeit, manchmal viele Wochen weitergeführt, obwohl nach Abwägung der Pflegenden hier kein Therapieziel mehr bestand. Außerdem wurden zum Beispiel ethische Fallbesprechungen von Ärzten häufig deutlich später, als dies von den Pflegenden gewünscht wurde, angemeldet und durchgeführt. Einige Anfragen zu ethischen Fallbesprechungen seitens der Pflege seien von ärztlicher Seite aus nicht unterstützt, sondern sogar abgeblockt worden.

Dies bestätigt auch die Studie von Rester et al. (2017): „Allerdings zeigt sich in Erfahrungsberichten als Ausdruck eines in Deutschland arztzentrierten Gesundheitswesens, dass die Perspektive der Pflegenden in Ethikberatungen zu wenig Raum findet oder regelrecht marginalisiert wird. Werden die Pflegenden in einer ethisch konflikthaften Entscheidungsfindung nicht gebührend berücksichtigt, obwohl sie eine eigenständige Empfindung oder Reflexion zu einem Standpunkt entwickeln, entstehen Arbeitsunzufriedenheit, Krankheit, Berufsausstieg und subjektiv wahrgenommene Belastungen" (Rester et al. 2017).

Die Pflegenden glaubten, in vielen Fällen die Bedürfnisse und Wünsche bezüglich der Behandlung bzw. Nichtbehandlung von Patienten und auch von ihren Angehörigen (zutreffender als die behandelnden Ärzte) zu kennen. Sie hatten die Erfahrungen gemacht, dass deren Anliegen und Bedarfe von den Ärzten oft nicht genügend oder gar nicht berücksichtigt wurden. Vor allem, wenn es um lebensverlängernde Maßnahmen bei sterbenden Patienten und um die Beachtung von Patientenverfügungen ginge, sei die Uneinigkeit zwischen ihnen und den Ärzten nur schwer zu ertragen. Dies führe immer wieder zu erheblichen emotionalen Belastungen (*moral distress*) bei den Pflegenden.

Bei den „ethischen Visiten" auf der Intensivstation kamen einmal im Monat Pflegende der Station und Mitglieder des Ethikkomitees zusammen, Ärzte dagegen nahmen jedoch in den meisten Fällen – wegen anderer Verpflichtungen – nicht daran teil. Ein Ansprechpartner hatte vor dieser Visite sowohl Pflegende als auch Ärzte nach Patienten gefragt, bei denen ethische Fragen und Probleme bestanden. Diese wurden dann gemeinsam reflektiert. Einige Male wurde als Folge der gemeinsamen Überlegungen eine ethische Fallbesprechung angemeldet. Die immer wieder erlebte Nichtteilnahme der Ärzte führte bei den Pflegenden zu Unmut, da sie sich in ihren Anliegen bezüglich der Patienten und in ihrem Reflektionsbedarf nicht beachtet und ernstgenommen fühlten. Aus ihrer Sicht fehlte hier die interprofessionelle Kommunikation und notwendige Zusammenarbeit im Sinne der Anliegen des Patienten und dessen Angehörigen.

In dieser Situation zeigte eine Pflegekraft großes Interesse an der Mitarbeit im Klinischen Ethikkomitee dieser Klinik und eine hohe Motivation zur Veränderung der Situation auf der Intensivstation. Zunächst fragte sie ein Mitglied des Ethikkomitees nach Möglichkeiten, wie der Pflege in den genannten Situationen mehr Gehör geschenkt werden

könne. In Pflegezeitschriften habe sie bisher diesbezüglich keine überzeugenden Lösungen gefunden. Kurze Zeit später wurde sie als Mitglied des Ethikkomitees berufen, da gerade neue Pflegende als Teilnehmende gesucht wurden. Sie zeichnete sich dort durch konstruktive, aber auch kritische Beiträge zur Situation von Intensivpatienten aus, meldete mehrere ethische Fallbesprechungen an und vermittelte eine weitere Pflegende ihrer Station mit langjähriger Erfahrung in der Intensivpflege ins Klinische Ethikkomitee. Die Anregung zur Durchführung einer regelmäßigen „Ethikvisite"– ausschließlich durch Pflegende – wurde von ihnen beiden mit großem Interesse aufgenommen. Sie sollte in Anlehnung an das Verfahren der Pflegevisite entwickelt werden. Der DBfK Nordost e.V. (2010) definiert dazu: „Die Pflegevisite ist ein inhaltlich und gestalterisch flexibles Instrument zur Überprüfung der Umsetzung des Pflegeprozesses sowie der Sicherung und Weiterentwicklung von Pflegequalität. Die Pflegevisite erfolgt in festgelegten Abständen auf der Basis von strukturierten Gesprächen und Beobachtungen im direkten pflegerischen Umfeld durch Pflegefachkräfte, unter Mitwirkung des Klienten und ggf. seiner Angehörigen bzw. Bezugspersonen."

Anhand eines entsprechenden Fachartikels wurden dann gemeinsam mit den Mitgliedern des Klinischen Ethikkomitees Strukturen für diese Reflexionsrunde erarbeitet, so auch ein Protokollbogen. Diese „pflegerische Ethikvisite" wurde nach Vorstellung im Kollegenkreis der Pflegenden und allgemeiner Zustimmung installiert und wird seit dieser Zeit meist 14-tägig durchgeführt. Der Protokollbogen wurde nach kurzer Zeit nochmals überarbeitet, um den ethischen Fragestellungen auf dieser Station gerecht zu werden und sie bestmöglich zu erfassen. Für die Durchführung werden bis zu 30 Minuten benötigt. An der „pflegerischen Ethikvisite" nehmen möglichst viele Pflegende, die im Dienst sind, teil. Alle aktuellen Patienten werden kurz angesprochen. Diejenigen, bei denen ethische Fragen gesehen wurden, werden im Kollegenkreis ausführlich reflektiert. Bereits im Vorfeld können alle Pflegenden Patienten hierfür anmelden, wenn sie zum Beispiel an dem Tag selbst nicht im Dienst oder in der Patientenversorgung tätig sind und daher nicht am Gespräch teilnehmen können.

Anschließend spricht eine der beiden Pflegenden, die nun Mitglieder im Ethikkomitee sind, einen der beiden verantwortlichen Ärzte (Anästhesist oder Internist) an, um die besprochenen ethischen Fragen gemeinsam zu klären. Das Ergebnis dieses Gesprächs wird in der großen Übergabe allen Pflegenden mitgeteilt. Selten ergibt sich daraus eine „offizielle" ethische Fallbesprechung mit externer Moderation. Nach Meinung der Pflegekräfte hat es die „pflegerische Ethikvisite" geschafft, das vorhandene Konfliktpotenzial auf dieser Intensivstation und damit den *moral distress* der Pflegenden erheblich herabzusetzen. Statt wie früher in informellen Gesprächen zwischen einzelnen Pflegenden und „mal eben zwischen Tür und Angel" ist nun ein Forum für das gemeinsame ethische Nachdenken mit festgelegten, selbst erarbeiteten Strukturen geschaffen worden. Nach Beobachtung der Initiatorin werden ethische Fragen und Probleme inzwischen im Kolleginnenkreis besser benennbar und auch differenziert beschrieben.

Die Pflegekraft, auf deren Initiative diese Beratungsrunde eingeführt wurde, hat inzwischen mehrere ethische Fortbildungen besucht und liest sich sehr motiviert in die Literatur zur Ethik im Gesundheitswesen ein. Zusammen mit der weiteren Pflegekraft (siehe oben) sind sie die „ethischen Ansprechpartnerinnen" für ihre Berufskollegen. Sie berichtet: „Diese Gedanken haben mich echt weitergebracht. Da hat mir was gefehlt. Ich war nicht zufrieden mit dem, was wir hier hatten, hab' immer was gesucht, was unsere Arbeit voranbringt. Jetzt hab' ich halt durch die Ethik weitere Aspekte, die ich in die Pflege mit hineinnehme. Das hilft mir sehr bei der Arbeit. Und meine Kolleginnen und Kollegen habe ich auch schon damit angesteckt ... die machen mit bei unserer ethischen Pflegevisite und sehen auch die Vorteile! Wir Pflegende haben ja auch 'ne Verantwortung für den Patienten, nicht nur die Ärzte."

Das Beispiel zeigt, wie eine erfahrene Intensivpflegekraft *moral distress*, den sie und die anderen Mitarbeitenden immer wieder auf ihrer Station erleben, zum Anlass nimmt, sich von außen Hilfe zu holen und weitere Initiative ergreift.

Moral distress bezeichnet nach Lützén und Ewalds-Kvist die „belastende emotionale Erfahrung einer Pflegeperson, in der sie zu wissen glaubt, was das professionell-ethisch angemessene Verhalten ist, sich aufgrund von Hindernissen aber daran gehindert fühlt, entsprechend zu handeln" (Lützén u. Ewalds-Kvist in Kleinknecht-Dolf et al. 2015). Hardingham beschreibt, dass sie auf diese Weise zu einem Verhalten gezwungen wird, was nicht ihren persönlichen und professionellen Werten entspricht und sie sich somit in ihrer moralischen Integrität bedroht fühlt (Hardingham in Kleinknecht-Dolf et al. 2015).

Damit zeigt sie in einer Krisensituation Resilienz. Sie verbalisiert die Unzufriedenheit der Pflegenden mit bestimmten Vorgehensweisen bei Problemen und Konflikten einschließlich der in der Klinik bereits vorhandenen ethischen Strukturen, die ihr für ihren speziellen Arbeitsbereich nicht ausreichend erschienen. Zusammen mit einer weiteren Kollegin der Pflege (resiliente Personen fühlen sich nicht als Opfer, sondern suchen aktiv nach Unterstützung) bringt sie Veränderungen auf den Weg, denen sich die übrigen Pflegekräfte anschließen und ihr Anerkennung sowohl unter den Kollegen als auch im Ethikkomitee einbringt. Sie erfüllt damit die von Städler-Mach beschriebenen Aufgaben und Zuständigkeiten im Hinblick aus Selbstsorge als ethische Aufgabe (Pflegende tragen selbst Verantwortung). Die Implementierung der „pflegerischen Ethikvisite" hat nicht nur den eigen *moral distress* der Initiatorin vermindert, sondern auch den der übrigen Pflegenden auf dieser Intensivstation – und man kann hoffen auch den der ärztlichen Mitarbeitenden.

19.5   Zusammenfassung

- Resilienz (psychische Widerstandskraft) ist eine für die Bewältigung der unterschiedlichsten Belastungen im Pflegeberuf wichtige Ressource.
- Resilienz ist keine gleichbleibende Fähigkeit, sondern ein dynamischer Faktor, der sich nur in Krisensituationen und unter Belastung zeigt.
- Resilienz kann auch bei Erwachsenen noch durch gezielte Übungsmaßnahmen verbessert werden.
- Anleitung zur Selbstsorge und Förderung der Resilienz gehören bereits in die Berufsausbildung der Pflegenden.

- Selbstsorge ist unverzichtbarer Bestandteil der Pflegepersönlichkeit und hat unmittelbare Auswirkungen auf die Pflegequalität.
- Selbstsorge muss individuell geleistet, aber institutionell gefördert und ermöglicht werden.
- In Einrichtungen des Gesundheitswesens sind Ethikkonzepte und -strukturen ohne angemessene Beteiligung der Pflegenden halbherzig und auf Dauer nicht zielführend.
- Die Verantwortung für die Teilnahme der Pflegenden an Konzeption, Umsetzung und Weiterentwicklung von ethischen Aspekten und Grundsätzen im Gesundheitswesen liegt sowohl bei den Pflegenden selbst, aber auch bei der Institution, die dies gezielt fordern und fördern muss.
- Ethikstrukturen müssen so gestaltet werden, dass sie den *moral distress* der Mitarbeitenden einer Einrichtung berücksichtigen und unter anderem dazu dienen können, diesen zu verringern.
- Beim Auftreten von *moral distress* sind resiliente Mitarbeitende eher in der Lage, selbst Initiative zur Verbesserung der Situation zu ergreifen.

Literatur

Riedel A, Behrens J, Giese C, Geiselhart M, Fuchs G, Kohlen H, Pasch W, Rabe M (2017) Zentrale Aspekte der Ethikkompetenz in der Pflege. Empfehlungen der Sektion Lehrende im Bereich der Pflegeausbildung und der Pflegestudiengänge in der Akademie für Ethik in der Medizin e.V. http://www.aem-online.de/d2o4w6n8l1o3a5d7f9i2l4e6s/400_Ethikkompetenz%20in%20der%20Pflege.pdf. Zugegriffen am: 18.06.2017
Barmer GEK (2010) Gesundheitsreport 2010, Teil 1. https://www.barmer.de/blob/38604/6dd4cc42fd1d4acc9aa9d8201bec2b75/data/gesundheitsreport-2010-pdf.pdf Zugegriffen am: 18.06.2017
Berndt C (2016) Der Psychischen Widerstandskraft auf der Spur. Psyche im Fokus. Das Magazin der DGPPN 1:8–11. https://www.dgppn.de/fileadmin/user_upload/_medien/ePaper/PIF_01_2016_WEB.pdf. Zugegriffen am: 29.03.2017
Braun B, Müller R (2005) Arbeitsbelastung und Berufsausstieg bei Krankenschwestern. Pflege und Gesellschaft 10(3):131–141
Deutscher Berufsverband für Pflegeberufe (DBfK) Nordost e.V. (2010) Praxisheft Leitfaden zur Pflegevisite – eine Arbeitshilfe für die Praxis, 4. Aufl. DBfK Nordost, Potsdam

Deutsche Gesellschaft für Palliativmedizin (2012) Pflegeleitbild der Sektion Pflege in der DGP. https://www.dgpalliativmedizin.de/images/stories/Leitbild%20Sektion%20Pflege_6_07_12.pdf. Zugegriffen am: 18.06.2017
von Engelhardt D, von Loewenich V, Simon A (Hrsg) (2001) Die Heilberufe auf der Suche nach ihrer Identität. Jahrestagung der Akademie für Ethik in der Medizin e.V., Frankfurt 2000. LIT Verlag, Münster
Fröhlich-Gildhoff K, Rönnau-Böse M (2009) Resilienz. Reinhardt/UTB, München
Grabbe Y, Nolting H-D, Loos S, IGES Institut für Gesundheits- und Sozialforschung GmbH (2007) DAK-BGW Gesundheitsreport 2005. Stationäre Krankenpflege. Arbeitsbedingungen und Gesundheit von Pflegenden in Einrichtungen der stationären Krankenpflege in Deutschland vor dem Hintergrund eines sich wandelnden Gesundheitssystems. http://epub.sub.uni-hamburg.de/epub/volltexte/2013/24481/pdf/Gesundheitsreport_stationaere_Krankenpflege_2005.pdf. Zugegriffen am: 04.04.2017
Hirsmüller S (2013) Resilienz von Palliativpflegekräften in der stationären Hospiz- und Palliativversorgung in NRW – ein Mixed-Method-Approach in der Resilienzforschung. Masterarbeit in Palliative Care, Medizinische Fakultät der Universität Freiburg
INQA (2017) Initiative Neue Qualität der Arbeit: Offensive Gesund Pflegen. Impulspapier „Für eine zukunftsfähige Pflegeausbildung" http://www.inqa.de/SharedDocs/PDFs/DE/Netzwerke/Pflege/fuer-eine-zukunftsfaehige-pflegeausbildung.html. Zugegriffen am: 26.02.2017
Kleinknecht-Dolf M, Haubner S, Wild V, Spirig R (2015) Wie erleben Pflegefachpersonen moralischen Stress in einem Schweizer Universitätsspital? Pflege und Gesellschaft 20(2):115–133
Levold T (2006) Metaphern der Resilienz. In: Welter-Enderlin R, Hildebrand B (Hrsg) Resilienz. Gedeihen trotz widriger Umstände. Carl Auer, Heidelberg, S 230–254
Monroe B, Oliviere D (Hrsg) (2007) Resilience in palliative care. Achievement in adversity. Oxford University Press, Oxford
Rebscher H (Hrsg) (2016) Gesundheitsreport 2016. Analyse der Arbeitsunfähigkeitsdaten. Schwerpunkt: Gender und Gesundheit (Beiträge zur Gesundheitsökonomie und Versorgungsforschung, Bd 13). https://www.dak.de/dak/download/Gesundheitsreport_2016_-_Warum_Frauen_und_Maenner_anders_krank_sind-1782660.pdf. Zugegriffen am: 30.03.2017
Rechenberg-Winter P, Fischinger E (2008) Kursbuch systemische Trauerbegleitung. Vandenhoeck & Ruprecht, Göttingen
Rehbock T (2001) Heilen und Pflegen. Zur Ethik der Heilberufe in der modernen Medizin. In: von Engelhardt D, von Loewenich V, Simon A (Hrsg) Die Heilberufe auf der Suche nach ihrer Identität. Jahrestagung der Akademie für Ethik in der Medizin e.V., Frankfurt 2000. LIT Verlag, Münster, S 32–47
Rester C, Grebe C, Bauermann E, Pankofer R, Bleyer B (2017) Klinische Ethikberatung und subjektive Belastungen von Mitarbeitern in der unmittelbaren Patientenversorgung. HB Science 8(1):3–9

Riedel A, Behrens J, Giese C, Geiselhart M, Fuchs G, Kohlen H,
    Pasch W, Rabe M, Schütze L (2016) Zentrale Aspekte der
    Ethikkompetenz in der Pflege. http://www.aem-online.
    de/d2o4w6n8l1o3a5d7f9i2l4e6s/400_Ethikkompe-
    tenz%20in%20der%20Pflege.pdf. Zugegriffen am:
    04.04.2017
Röhrig B, Schleußner C, Brix C, Strauß B (2006) Die Resilienz-
    skala (RS). Ein statistischer Vergleich der Kurz- und Lang-
    form anhand einer onkologischen Patientenstichprobe.
    Psychotherapie, Psychosomatik, Medizinische Psycho-
    logie 56(7):285–290
Städtler-Mach B (2014) Und wo bleibe ich? Selbstsorge als Teil
    einer Ethik in der Altenpflege (PPT) http://www.ethik-
    netzwerk-altenpflege.de/media/downloads/Folien_Sta-
    edtler-Mach_Selbstsorge.pdf. Zugegriffen am: 31.01.2017
Stier-Jarmer M, Frisch D, Oberhauser C, Berberich G, Schuh
    A (2016) Wirksamkeit eines Programms zur Stressreduk-
    tion und Burn-out-Prävention. Deutsches Ärzteblatt
    113(46):781–788
Tanner S, Albisser Schleger H, Meyer-Zehnder B, Schnurrer
    V, Reiter-Theil S, Pargger H (2014) Klinische Alltagsethik.
    Unterstützung im Umgang mit moralischem Disstress?
    Evaluation eines ethischen Entscheidungsfindungs-
    modells für interprofessionelle klinische Teams. Medi-
    zinische Klinik – Intensivmedizin und Notfallmedizin
    109(5):354–363
Vanistendael S (2007) Resilience and spirituality. In: Monroe
    B, Oliviere D (Hrsg) Resilience in palliative care. Achie-
    vement in adversity. Oxford University Press, Oxford, S
    115–135
Welter-Enderlin R (2006) Einleitung. Resilienz aus der Sicht von
    Beratung und Therapie. In: Welter-Enderlin R, Hildebrand
    B (Hrsg) Resilienz. Gedeihen trotz widriger Umstände.
    Carl Auer, Heidelberg, S 7–19
Welter-Enderlin R, Hildebrand B (Hrsg) (2006) Resilienz. Gedei-
    hen trotz widriger Umstände. Carl Auer, Heidelberg

Pflegeethik organisieren und implementieren

Stefan Dinges

© Springer-Verlag GmbH Deutschland 2018
A. Riedel, A.-C. Linde (Hrsg.), *Ethische Reflexion in der Pflege*,
https://doi.org/10.1007/978-3-662-55403-6_20

20.1 Pflegeethische Reflexion in Organisationen

Die Pflege bzw. die Pflegeethik selbst sollte sich einer stetigen Reflexion stellen. Diese erfolgt durch und im Rahmen der Organisationsethik. Die Pflegeberufe sind einer der zentralen Pfeiler von Gesundheitsversorgung. Es macht Sinn – und das ist die erste Ebene einer organisationsethischen Reflexion – zu fragen und zu beschreiben, wie Pflegeethik wirksam zu implementieren ist: Die erste organisationsethische Perspektive ist die Reflexion der organisatorischen und organisationalen Rahmenbedingung von Pflege und Pflegeethik, zum Beispiel im ambulanten Bereich. In einem zweiten Schritt, auf der zweiten Ebene organisationsethischer Reflexion, ist zu fragen, wie die Pflege(ethik) aktuell über sich selbst nachdenkt bzw. zukünftig über sich selbst nachdenken und sich selbst im Feld der Gesundheitsversorgung positionieren möchte. Als theoretischer Rahmen für eine solche Reflexion haben sich Ansätze der Diskurs- und Prozessethik als hilfreich erwiesen (Dinges 2014, S. 330). Diese Ansätze stehen nicht in Konkurrenz zu den prinzipienethischen Ansätzen und Begründungen, sie ergänzen sich. Kommunikationsregeln und strukturierte Modelle ethischer Fallbesprechung eröffnen einen Reflexions- bzw. Entscheidungsraum, der es Pflegenden ermöglicht, ihr fachliches Wissen und ihre zusätzliche Aufmerksamkeit und Sorge für Themen wie Qualität, Sicherheit und Ethik in Betreuungs- und Versorgungsprozessen im Gesundheitswesen besser handlungsleitend werden zu lassen.

Ethische Reflexionen sind grundsätzlich ergebnisoffen und lassen sich schwer steuern – insbesondere in Bezug auf die Organisationen und ihren Teams. Pflegeethik zu organisieren und zu implementieren, betrifft wesentlich die Organisationskultur von Teams und Einrichtungen und berührt die private Kultur von Patienten, Bewohnern und Klienten und deren Angehörigen. Pflegeethik nimmt so die Komplexität in Versorgungs- und Betreuungskontexten in den Blick, deren Berücksichtigung mitentscheidend über Erfolg und Misserfolg ist. Was hier Erfolg und was dort Misserfolg ist, ist abhängig von beruflich guten Versorgungsentscheidungen und inwieweit es gelingt, sich in Beziehung zu setzen zu den individuellen Vorstellungen von Patienten oder Bewohnern vom Gelingen (und vom Abschluss) ihres Lebens. Pflegeethische Reflexion mit Organisationsbezug möchte dazu beitragen, dass

- Pflegende eine Vorstellung entwickeln, wie ethisch gutes pflegerisches Handeln angemessen in konkreten Situationen umgesetzt werden kann;
- die Angemessenheit sich wesentlich an den Lebenswerten und Lebenszielen der zu Pflegenden orientiert und nach Möglichkeit die Angehörigen mit einbezieht;
- der interprofessionelle Dialog über sinnvoll erreichbare Ziele von Behandlung und Versorgung verständlich nachvollziehbar und rechtzeitig stattfindet und als gemeinsames Wissen, als Entscheidungsvorbereitung genutzt werden kann;
- pflegerisches Wissen und Praxiserfahrung selbstbewusst, effektiv und effizient in den Teams, Einrichtungen und Diensten eingebracht wird;
- die gemeinsame Sorge der Gesundheitsberufe subsidiär/unterstützend, temporär und prinzipiell auf die Wiederherstellung der Selbstständigkeit der zu Pflegenden ausgerichtet ist und nicht paternalistisch-totalitär wird;
- Pflege sich in einer Vielzahl von Rollen und Aufgaben gestaltet, die prinzipiell im zu Pflegenden einen autonomen Auftraggeber findet und braucht.

20.2 Organisationsethische Überlegungen in der Pflegepraxis

Wie unterschiedlich sich Pflege in den jeweiligen Settings ereignet, wurde bereits eingangs erwähnt und soll im weiteren Verlauf an einem exemplarischen Szenario verdeutlicht werden. Es konkretisiert die pflege- und organisationsethischen Überlegungen und zeigt ebenso eine exemplarische Lösungssuche.

Fallbeispiel

Eine Pflegefachkraft betreut eine Patientin mit Heimbeatmung; der Pflegedienst übernimmt die Betreuung in den Nachtstunden, um die pflegenden Eltern zu entlasten. Die 42-jährige Tochter ist nach einem Sturz vor fünf Jahren in einem vegetativen Status; die anfänglichen Verbesserungen im Allgemeinzustand der Patientin lassen sich aktuell nicht mehr erreichen. Wiederholt bemerkt die Pflegefachkraft plötzliche Verschlechterungen. Sie ist sich nicht im Klaren, ob dies auf die Betreuung der Eltern am Tage zurückzuführen ist oder auf andere Kollegen in den Nachtdiensten, die Schwierigkeiten beim Kanülenwechsel haben oder ob ein abgeschalteter Alarm hierfür die Ursache sein könnte. Die Pflegedokumentation gibt darüber keine Auskunft. Bei den jetzt aufgetretenen Verschlechterungen musste immer wieder auf eine Klinikeinweisung zurückgegriffen werden. Diese Krankenhausaufenthalte wurden zunehmend für die Patientin und ihre betreuenden Eltern zu einer erheblichen Belastung (Alter der Eltern 69 und 72 Jahre).

Die Szene wirft eine ganze Reihe ethischer Fragen auf (Salloch et al. 2016), die nicht mehr auf der individuellen Ebene der Pflegenden zufriedenstellend gelöst werden können. Einige dieser Fragen sind aus organisationsethischer Perspektive zu betrachten:

- Wie wird die Schnittstelle zwischen professioneller Pflege und pflegenden Angehörigen wahrgenommen und gestaltet? Wie wird hier Verantwortung übernommen, organisiert?
- Wie unterstützend ist die Zusammenarbeit zwischen Haus- und Fachärzten?
- Welches Pflegeverständnis kommt in diesem Team zum Tragen?
- Welches Selbstverständnis haben Pflegeteams in ihren jeweiligen Settings?

Das folgende Instrument unterstützt die Implementierung einer Pflegeethik beispielsweise im ambulanten Kontext. Es kann dazu beitragen, aktuelle Rahmungen und Rollen im Gesundheitswesen zu verändern.

20.3 Exemplarische, retrospektive Analyse von Fallgeschichten und Organisationskultur

Um die aktuellen (pflege-)ethischen Herausforderungen einer Einrichtung zu erheben, bietet sich eine exemplarische Bearbeitung einer Fallgeschichte an (Dinges u. Kittelberger 2009, S. 10).

Was umfasst eine retrospektive ethische Analyse? Sie lässt sich mit den nachfolgenden Eckpunkten charakterisieren:

- Die ethische Bearbeitung einer Fallgeschichte geht bei einer Versorgungssituation und dem betreuenden Team in die Tiefe. Es empfiehlt sich, auf eine bereits abgeschlossene Fallgeschichte zurückzugreifen und diese retrospektiv zu bearbeiten. Wenn dies ohne Vorwurf oder Beurteilung geschieht, wird eine Veränderung auf Team- und Organisationsebene möglich.
- So werden Themen der Organisationskultur sichtbar und besprechbar, ein Lernen der Organisation wird in den Mittelpunkt gestellt. Sich als Team oder Einrichtung zu verbessern, obwohl zuvor auch gute Arbeit geleistet wurde, ist eine starke Motivation, sich den auftauchenden Themen und Konflikten zu stellen. Hierbei ist es besonders wichtig, dafür Sorge zu tragen, dass die strukturierte Bearbeitung von retrospektiven Fallbesprechungen keinesfalls in eine „Schuldigensuche" oder in ein Tribunal ausarten. Verantwortungsübernahme und gemeinsames Fokussieren auf notwendige Veränderungen und Verbesserungen ist dagegen ein anzustrebendes Ziel.
- Durch eine externe Moderation können störende Befindlichkeiten oder Befangenheiten minimiert werden; ein wichtiger Grundsatz, der Organisationsethik und der Gestaltung von Organisationskultur gemeinsam ist, ist die Beteiligung der Betroffenen. In größeren Organisationen kann es Sinn machen, einzelne Bereiche oder Verantwortungsebenen nacheinander zu involvieren.
- Hilfreich ist es, zu Beginn zu kommunizieren, was mit der Analyse geschehen wird, geschehen kann: Wenn das Problem bekannt ist, wer wird wie an der Lösungssuche beteiligt? Wie werden andere Mitarbeiter informiert? Idealerweise wird eine solche exemplarische Fallanalyse ebenso wie eine Stärke-Schwächen-Analyse in einem bestimmten Zeitraum als Evaluation wiederholt.

20.4 Wie Leitung (pflege-)ethische Reflexion glaubwürdig unterstützt

Grundsätzlich ist Führung für die wirksame Ethikarbeit in der Einrichtung oder im Dienst verantwortlich, der Auftrag zu Ethikberatung bzw. zu pflegeethischer Reflexion ist auf die entsprechenden Führungsebenen und -rollen rückzubeziehen (vgl. Dinges 2010). Es ist ein Kennzeichen guter ethischer Reflexion, dass Führungskräfte sich an der ethischen Reflexion beteiligen – anders als zum Beispiel in supervisorischen Settings. In der Pflege ist bei den Führungskräften – die in der Regel aus der Pflege kommen und in kleineren Einrichtungen mit in der Pflege stehen – ein Phänomen zu beobachten, dass sie sich in der Leitungsrolle über ihre Pflegekompetenz definieren und damit in Konkurrenz zu den eigenen Mitarbeitern stehen. Es besteht die wichtige Aufgabe für die Führungskräfte darin, glaubwürdig dafür zu sorgen, dass gute Rahmenbedingungen für (pflege-)ethische Reflexion und Ethikberatung vorhanden sind. So können Mitarbeiter und Führungskräfte gemeinsam nach innen und außen signalisieren, dass

- ethische Fallbesprechungen und pflegeethische Reflexion eine Dienstleistung für die Bewohner, die Mitarbeiter und die Einrichtung – und so Teil der Organisationsethik (das heißt: Wie denkt die Einrichtung über sich selbst nach? Welche Vorgaben über gute Arbeit, über das Profil etc. gibt es?) – sind und diese Reflexion rückgebunden an die Führung ist;
- ethische Fallbesprechungen dann vom Start weg selbstverständlicher Bestandteil von Betreuungs- und Begleitungsqualität sind; es gibt transparente Kriterien über das Zustandekommen, die Abläufe und Zuständigkeiten und eine Verbindlichkeit im Umgang mit den Ergebnissen.

Für die Implementierung und Institutionalisierung von Ethikberatung und pflegeethischer Reflexion braucht es einen Fokus auf ethisch relevanten Inhalte und Themen in Bezug auf Behandlung, Versorgung und Begleitung von zu Pflegenden bzw. auf mögliche Wertkonflikte, Spannungsfelder und Dilemmata in solchen Prozessen.

Blick auf das Praxisszenario: Eine ethische Fallbesprechung kann im Szenario die Beteiligten an einen Tisch bringen und unterschiedliche Verantwortlichkeiten klären. Die Leitung des Pflegedienstes könnte – angelehnt an eine partizipative Wertearbeit (Dinges 2010, S. 155) – so die Aufmerksamkeit

der Mitarbeiterin unterstützen und im Team zu einer nachhaltigen Handlungssicherheit beitragen – im Sinne der betroffenen Patientin.

20.5 Pflegeethik als integraler Bestandteil einer interprofessionellen und transdisziplinären Gesundheitsethik

Ethische Reflexion ist für die Pflege eine Vergewisserung der eigenständigen Fachlichkeit – was ein zentraler Pfeiler der Reflexion ist, mit der zentralen Frage: Wie lässt sich hier gute Pflege organisieren? Pflegende leisten darüber hinaus einen wesentlichen Teil jener Beziehungsarbeit, die mit dem Stichwort Arzt-Patienten-Beziehung nur fragmentarisch und oft auch fragmentiert wiedergegeben wird.

Pflegeethik wird – wirksam implementiert und organisiert – nicht nur zum Selbstbewusstsein des Berufes, im Konzert der anderen Gesundheitsberufe beitragen; die Mehrdimensionalität pflegeethischer Reflexionen wirft hartnäckige Fragen auf, die darauf hinzielen, dass Pflege zum einen einen wesentlichen Beitrag zur umfassenden gesundheitlichen Versorgung leistet, zum anderen noch lange nicht jene organisationsbezogenen Aufgaben und Rollen standardisiert übertragen bekommt, die der vorhandenen Fachlichkeit entsprechen. Die systematische Implementierung und Organisation von Pflegeethik stellt zudem einen wichtigen Schritt dar, in Richtung einer interprofessionellen und transdisziplinären Gesundheitsethik, die auf Basis selbstbewusster, professionell agierender und reflektierender Gesundheitsberufe aufbaut.

Literatur

Dinges S (2010) Organisationsethik – Ethikberatung und der Organisation Krankenhaus. In: Dörries A, Neitzke G, Simon A, Vollmann J (Hrsg) Klinische Ethikberatung. Ein Praxisbuch für Krankenhäuser und Einrichtungen der Altenpflege, 2. Aufl. Kohlhammer, Stuttgart, S 142–162
Dinges S (2014) Aufgaben- und Rollenklärung als Bestandteil von Ethik(-beratung) im Gesundheitswesen. In: Platzer J, Zissler E (Hrsg) Bioethik und Religion. Theologische Ethik im öffentlichen Diskurs. Nomos, Baden-Baden, S 403–422

Dinges S, Kittelberger F (2010) Zurechtkommen – Ethikkultur in der Altenhilfe. Leitfaden zur Orientierung und Organisation einer ethischen Entscheidungskultur in Einrichtungen der stationären Altenhilfe. Diakonisches Werk Bayern, Nürnberg

Dörries A, Neitzke G, Simon A, Vollmann J (Hrsg) (2010) Klinische Ethikberatung. Ein Praxisbuch für Krankenhäuser und Einrichtungen der Altenpflege, 2. Aufl. Kohlhammer, Stuttgart

Platzer J, Zissler E (Hrsg) (2014) Bioethik und Religion. Theologische Ethik im öffentlichen Diskurs. Nomos, Baden-Baden

Salloch S, Ritter P, Wäscher S, Vollmann J, Schildmann J (2016) Was ist ein ethisches Problem und wie finde ich es? Theoretische, methodologische und forschungspraktische Fragen der Identifikation ethischer Probleme am Beispiel einer empirisch-ethischen Interventionsstudie. Ethik Med 28(4):267–281

Pflegeethik – ein Mandat der Berufspolitik?

Ethische Belastungen und die Sorge um Unterstützung der Pflege

Andrea Kuhn

© Springer-Verlag GmbH Deutschland 2018
A. Riedel, A.-C. Linde (Hrsg.), *Ethische Reflexion in der Pflege*,
https://doi.org/10.1007/978-3-662-55403-6_21

21.1 Einleitung

Die Gesundheitsversorgung zeichnet sich durch hohe Komplexität in Strukturen, Prozessen und Zuständigkeiten aus, ihr folgt hohe ethische Komplexität, die jedes pflegerische Handeln durchzieht (Monteverde 2012a, S. 26). Die Virulenz ethischer Fragestellungen wurde zuerst im Intensivbereich erkannt. Ethikberatung zur Unterstützung der medizinischen Entscheidungsfindung etablierte sich in einigen Kliniken, pflegerische Belange werden jedoch selten gehört (Kohlen 2012, S. 200). Ethische Konfliktsituationen bestimmen auch die tägliche Pflegepraxis in Institutionen der Alten- und Behindertenpflege und im ambulanten Bereich. Eine werteorientierte Beziehungsgestaltung steht im Pflegehandeln zentral (Monteverde 2012a, S. 31). Pflegefachpersonen sind aufgefordert, anwaltlich den Schutz der Werte von Pflegeempfängern zu sichern. Dass ethisch schwierige Situationen Pflegende ebenfalls belasten, belegen international *Moral-Distress*-Studien. National wurden für die Altenpflege sowohl hohe ethische Belastungen als auch starke Wünsche nach ethischer Unterstützung identifiziert. Es bestehen Zusammenhänge zwischen den Belastungen und dem Gedanken des Berufsausstiegs (Kuhn 2011).

Trotz dieser Brisanz sehen sich Einrichtungen des Gesundheitswesens zu selten in der Pflicht, Unterstützung anzubieten. Aus dem Dilemma generiert sich das Desiderat an Berufsverbände. Als Interessenvertretung der Berufsgruppe könnten sie das Mandat annehmen, Pflegende bei der Bewältigung ethischer Fragestellungen im Berufsalltag zu unterstützen.

21.2 Pflegeethik und Berufsethik – Teilbereiche oder gemeinsamer Lösungsansatz?

Pflegeethik verbindet philosophische mit pflegepraktischen Aspekten und integriert diese in die soziale Wirklichkeit von Pflegenden und Pflegeempfängern. Sie versteht sich als systematische Reflexion des jeweils geltenden Berufsethos und der Vorstellungen von guter Pflege. Dies kann sich in Ethikkodizes, Pflegetheorien und -konzepten niederschlagen. Pflegeethische Reflexion findet unter Rahmenbedingungen ethischer Komplexität statt (Monteverde 2012a, S. 27).

Die Relation zwischen Pflegeethik und Berufsethik wird unterschiedlich definiert. Lay versteht Berufsethik als Ausschnitt der Pflegeethik (Lay 2014, S. 103 f.). Sie besteht aus dem ungeschriebenen Berufsethos und den niedergeschriebenen Normen in Kodizes, die Berufsverhalten festlegen. Kodizes haben zwei Funktionen: Nach innen dienen sie zur Reglementierung, sogenannte berufsspezifische Verkehrsregeln (Lay 2014, S. 104 ff.), sie können Gewissensentscheidungen begründen. Nach außen sind Kodizes ein öffentliches Aushängeschild (Lay 2014, ebd.). Indem sie die Gesellschaft von der moralischen Integrität des Berufs überzeugen, erfüllen sie ein Professionsmerkmal und verschaffen politischen Einfluss. Normativität im Sinne einer Darlegung verbindlicher Standards pflegerischen Handelns ist jedoch nur eine mögliche Funktion von Ethikkodizes. Formativ den Prozess pflegerischen Handelns begleitend unterstützen sie die moralische Sozialisation von Pflegenden, indem sie grundlegende Werte und Normen des Berufs aufzeigen und begründen sowie für das berufliche Handeln unter Alltagsbedingungen darlegen. Deskriptive Ansätze beschreiben mit Blick auf den Wertepluralismus allgemein akzeptierte Werte, benennen Spannungen und schildern konfliktreiche Situationen pflegerischen Handelns. Letztere enthalten sich normativer Urteile und betonen stattdessen die prozedurale Dimension ethischer Reflexion (Monteverde 2009, S. 58 f.).

Mit einem nur disziplinierenden Verhaltenskodex, dessen Bezug zum praktischen Alltag kaum herzustellen ist, kann die Bewältigung ethischer Konflikte im Berufsalltag nicht gelingen. Im Gegenteil, er schafft ein schlechtes Gewissen und in der Folge Ablehnung der unerreichbaren Normen. Ethik verkümmert zur Etikette, die Machthierarchien zementiert und die Professionalisierung blockiert (Monteverde 2009, S. 53). Trotzdem war es über lange Zeit üblich, Pflegenden vorgegebene Werthaltungen zu vermitteln. Eine eigenständige Reflexion ethischer Problemsituationen des Pflegealltags ist neu und ungewohnt (Großklaus-Seidel 2002, S. 14). Damit Reflexion gelingen kann, braucht es Räume der Ermöglichung und des Einübens. Berufsethik ist Pflegenden hilfreich, wenn sie sich konkret auf den

Umgang mit ethischen Fragen im beruflichen Alltag bezieht und dort ihre Wirkung entfaltet.

> ❯❯ Die Verantwortung für ethisch gute Pflege kann dabei nicht allein auf der individuellen Ebene der einzelnen Pflegefachperson liegen, Organisationen und Berufsverbände stehen genauso in der Verantwortung.

Zum Verständnis heutiger pflegeethischer Denkweisen ist ein Blick in die Geschichte hilfreich.

21.3 Pflegeethik: Wurzeln im 19. Jahrhundert – Nachwirkungen in unsere Zeit

> ❯❯ Ethik ist immer eng verwoben mit gesellschaftlichen Normen und Werten der jeweiligen Zeit. Einmal festgesetzte Normen erfahren zwar im Verlauf Anpassungen an neuere Sichtweisen, der Kern des ursprünglichen Ansatzes bleibt jedoch erhalten, wenn er unreflektiert mitgetragen wird.

Im 19. Jahrhundert definierten sich Auftrag und gesellschaftliche Legitimation der Pflege über ihre moralische Dimension. Christliche Mutterhausorganisationen verstanden Pflege als selbstlose christliche Liebestätigkeit, das strengen moralischen Regeln unterworfen war. Die Grundlage des Tuns definierte sich eher über die Haltung gegenüber den Pflegebedürftigen als über pflegefachliches Wissen (Kuhn 2016, S. 94). Rotkreuz-Schwesternschaften waren ähnlich organisiert, ihre Verpflichtung galt dem Vaterland. Freie Schwestern gründeten 1903 unter Agnes Karll den ersten deutschen Berufsverband B.O.K.D.: Ziel war die Professionalisierung des idealen Frauenberufs, die Mitglieder sahen sich als Fachexpertinnen der Pflege.

Der berufsethische Rahmen war immer ähnlich, die Prinzipien christlicher, unentgeltlicher Pflege galten auch im weltlichen Bereich. Selbstaufgabe, Dienen, Opfertum und Nächstenliebe als weibliche Eigenschaften bildeten die beruflichen Anforderungen (Kuhn 2016, S. 45 f). Berufsethik verstand man

als Orientierung an und Disziplinierung durch einen Pflichtenkatalog starrer Ge- und Verbote. Deduktive Belehrung sollte Ansehen und Einsetzbarkeit der Pflege sicherstellen.

Den Gegensatz dazu bildete der Wärterstand. Als weitaus größte Gruppe verrichteten Frauen und Männer aus niederen Bevölkerungsschichten Pflege unter schwierigsten wirtschaftlich-sozialen Bedingungen als Lohnarbeit. Ein sinnstiftendes beruflich-ethisches Ideal ist nicht belegbar (Kuhn 2016, S. 95).

Weder fehlende ethische Ideale noch starre Gebote brachten Unterstützung im Pflegealltag. Ethik verkümmerte zur wirklichkeitsfernen Etikette, die Wahrnehmung hält sich in der Praxis zum Teil bis heute (Kuhn 2011, S. 22). Inwieweit der ICN-Ethikkodex als modernes Instrument Unterstützung bieten kann, wird nachfolgend beleuchtet.

21.4 Der ICN-Ethikkodex – Möglichkeiten und Grenzen

Der ICN-Ethikkodex ist bei Berufsverbänden weit verbreitet. Mit gesellschaftlichem Fokus berücksichtigt er den systemischen Kontext pflegerischen Handelns (Monteverde 2012a, S. 29). In vier Teile gegliedert beschreibt er die professionelle Verantwortung von Pflegenden gegenüber den Mitmenschen, der Berufsausübung, der Profession und den Kollegen. Ethisches Verhalten ist auf der individuellen Ebene als Verhaltensnorm für Pflegende festgeschrieben (ICN 2014, S. 4). Der Anhang des Kodex klärt, dass Pflege nicht nur im direkten Patientenkontakt stattfindet. Aus den Normen des Kodex abgeleitet sind Aufgaben für Pflegefachpersonen in Praxis und Management, in Bildung und Forschung und in Berufsverbänden. Das Management ist unter anderem aufgefordert, arbeitsplatzbezogene Systeme zu entwickeln, welche ethisch korrektes Arbeiten ermöglichen. Dazu gehören Fort- und Weiterbildungsangebote, die Integration von Qualitätsstandards, das Herstellen des *Informed Consent* für pflegerische Handlungen und die Sicherung der Gesundheit von Mitarbeitern. Die Bildung soll u. a. ein ethisches Lehr- und Lernangebot anbieten, Werte und Normen vermitteln und für ethische Fragen sensibilisieren. Forschung soll u.a. zur

Weiterentwicklung des Pflegeberufs durchgeführt und verbreitet werden. Berufsverbände sollen u.a. politische Stellungnahmen entwickeln, pflegefachliche und pflegeethische Fortbildungen anbieten und Pflegfachpersonen den Zugang ermöglichen, durch Publikationen, Kongresse und Diskussionsforen Wissenszuwachs schaffen, den Schutz der Pflegeempfänger über Grundsatzpapiere und Richtlinien sichern und für gerechte wirtschaftlich-soziale Bedingungen in der Pflege eintreten.

Innerhalb der Berufsgruppe wird so die Verantwortung auf allen Ebenen geteilt, die Anforderungen an die einzelnen Bereiche greifen ineinander. Sie ergeben in der Zusammenschau ein vollständiges Bild professionellen Pflegehandelns, das weit über rein ethisch moralische Normen hinausgeht.

 Deutlich wird, dass ethische Aspekte alles professionelle Handeln auf allen Ebenen durchzieht und ethische Anforderungen an Pflegende nur durch eine umfassende Unterstützung sinnvoll umgesetzt werden können.

Die aufgezeigten Punkte haben großes Entwicklungspotenzial für die Profession Pflege.

Problematisch zu werten ist, dass die Normen, so sinnvoll sie aus professioneller Sicht sein mögen, dem Idealbild von Pflege entsprechen, das Pflegefachpersonen in der beruflichen Realität nicht vorfinden. Ihnen zu folgen scheint unter den herrschenden Gegebenheiten im Gesundheitssystem unmöglich.

Diese Überforderung kann dazu führen, dass Pflegende keinen Zugang zu dem Kodex finden und ihn ablehnen. Er stände dann losgelöst von der Praxis statt ins Pflegehandeln eingebunden zu sein. Hinweise im Anhang des Kodex empfehlen Pflegenden, über die Anwendung des Kodex in der Pflegepraxis nachzudenken und über ethische Fragen mit Kollegen zu diskutieren. Anhand von Fallbeispielen sollen sie ethische Probleme identifizieren und unter Zuhilfenahme der entsprechenden Verhaltensnorm aus dem Kodex entscheiden und das ethische Dilemma lösen (ICN 2014). Dies beinhaltet einen hohen Anspruch an Pflegefachpersonen: Sie brauchen sowohl entsprechende Fortbildungen als auch Zeit und bestehende ethische Beratungsstrukturen zur Unterstützung. Erst wenn die umfassenden

Anforderungen an alle Gruppen der Pflege Umsetzung finden, kann sich der angestrebte ethisch-professionelle Standard für Pflegefachpersonen in der Praxis erfüllen.

21.5 Ethisches Mandat der Berufsverbände – traditionelle Pflicht oder moderne Unterstützung?

Nachfolgend wird untersucht, welches ethische Mandat Berufsverbände annehmen. Was bieten sie Pflegenden, die Unterstützung in ethischen Fragen suchen, auf ihren Homepages an?

Die deutsche Pflege verfügt über viele Berufsverbände. Einige haben alte Wurzeln, andere entwickelten sich aufgrund von Ausdifferenzierung und Funktionalisierung der Pflege. Zur Bündelung und Stärkung der Interessen fanden sich die meisten Berufsverbände im Deutschen Pflegerat (DPR) zusammen. Dieser schreibt: „Handlungsleitend für die Tätigkeit unserer Mitglieder sind berufsethische Grundsätze und Werte. Beruflich Pflegende [...] nehmen auf der Grundlage universal geltender Menschenrechte, rechtsstaatlicher Verfasstheit von Freiheit und Selbstbestimmtheit des Menschen sowie der kulturellen Ausgestaltung dieser Werte einen gesellschaftlichen Auftrag wahr" (Deutscher Pflegerat e.V. 2008, S. 3). Berufsethik entspricht dem Ethikkodex des ICN. Der DPR sieht sich verantwortlich, „die erforderlichen Rahmenbedingungen für eine optimale Ausübung der Profession zu schaffen" (Deutscher Pflegerat e.V. 2017), Hinweise auf ein ethisches Unterstützungsmandat für die direkte Pflegebeziehung gibt es aber nicht.

Die Mitgliedsverbände bieten ein uneinheitliches Bild. Bei der Gruppe fachlich spezialisierter Verbände der Kinderkrankenpflege, des Pflegemanagements, der Lehrenden, der ambulanten Pflege, der leitenden Pflegekräfte in Unikliniken und in der Psychiatrie sowie der Altenpflege (kein DPR-Mitglied) ist die Ausbeute zum Begriff Ethik auf den Homepages karg, selten wird Berufsethik als Aufgabe der Pflegekammer erwähnt, vereinzelt finden sich Hinweise auf ethische Tagungsinhalte. Sowohl die Verbände des Managements als auch der Lehre haben ihr vom ICN übertragenes Mandat nicht angenommen, obwohl der Kodex auf Ebene des Dachverbandes DPR verbindlich ist. Einzig die Deutsche Gesellschaft für Fachkrankenpflege und Funktionsdienste e.V. (DGF) verfasste einen Ethikkodex, der Intensivpflegenden Grundlage für moralisches Handeln bieten, das berufliche Selbstverständnis beschreiben und autonome Entscheidungen in der Intensivpflege ermöglichen soll (DFG 2014, S. 1). Neben dem normativ-formativ einzuordnenden Kodex gibt es keine Unterstützung.

Die Verbände mit traditionellen Wurzeln haben Ethik auf ihrer Agenda, die Ausgestaltung differiert. Die Arbeitsgemeinschaft christlicher Schwesternverbände und Pflegeorganisationen in Deutschland e.V. (ADS) (2017) setzt „sich für eine professionelle Pflege auf der Grundlage christlicher und ethischer Werte ein". Darüber hinaus bieten die Seiten der Mitgliedsverbände wenig. Ein Beitrag im Jahresbericht 2012 „Gelebte Ethik in den Häusern der Diakonie" fokussiert die Pflegekultur. Er wertet das diakonische Pflegeethos gelebt in der Pflegebeziehung als wichtigsten Gewinn der Pflegearbeit und Lohn der Pflegenden. Störfaktoren auf Organisationsebene benennt er, hält aber die Pflegefachpersonen zu ihrem eigenen Besten dazu an, die Fähigkeit zu entwickeln, in der zur Verfügung stehenden knappen Zeit trotzdem adäquat mit existenziellen Anforderungen der Patienten umzugehen. Damit das gelänge, wäre das alte diakonische Dogma der selbstlosen Liebestätigkeit um das der Selbstliebe zu erweitern (Huber 2012, S. 6). Alte diakonische Ideale sind zu erkennen, sowohl die Verantwortung für den Umgang mit ethischen Fragen als auch die Kompensation organisatorischer Fehler bleibt bei der einzelnen Pflegenden.

Der evangelische Fach- und Berufsverband für Pflege und Gesundheit e.V. (EFAKS) sieht „seine Aufgaben insbesondere in der Stärkung der Position der Pflegebedürftigen im Gesundheitswesen einerseits sowie der Förderung der fachlichen, ethischen und persönlichen Kompetenzen der Pflegenden in den verschiedenen Handlungsfeldern der Pflege andererseits" (EFAKS 2010, S.1). Die Pflegebeziehung ist Grundlage, deren Schutz und Unterstützung in der Satzung verankerter Anspruch. Als politisch-soziale Interessensvertretung fördert der EFAKS die Professionalisierung über Wissenschaft, Forschung und Transfer. Ein breit gefächertes ethisches Angebot bestehend aus Grundlagenliteratur,

Bildungsangeboten, Stellungnahmen und Beratung liegt vor (EFAKS 2017). Dem EFAKS ist die Annahme des ethischen Mandats auch im Sinne des ICN zu bescheinigen.

Der Katholische Pflegeverband e.V. stellt auf seiner Homepage Informationsmaterialien zur Verfügung (Katholischer Pflegeverband e.V. 2017a). „Die ethische Frage" beantwortet die Zeitschrift „Ludwigshafener Ethische Rundschau"; Fallbeispiele beleuchten Verantwortung und Wahrheit; zum Umgang mit ethischer Belastung gibt es ein Seminar (Katholischer Pflegeverband e.V. 2017b). Das vom Verband initiierte Modellprojekt „Ethisch-moralischen Kompetenzentwicklung als Indikator für Professionalisierung" beinhaltete ein Bildungsangebot für „ethisch-moralische Kompetenz als Element professioneller Kompetenz" (Schwerdt 2002, S. 26) und die Implementierung eines Ethikforums im Verband. Der umfassende Ansatz wurde nicht verstetigt.

Beim Verband der Schwesternschaften vom Deutschen Roten Kreuz e.V. ist der ethische Anspruch auf der Homepage ersichtlich (Verband der Schwesternschaften vom Deutschen Roten Kreuz e.V. 2017). Sie verfügen über eigene berufsethische Grundsätze abgeleitet von den allgemeinen DRK-Grundsätzen. Berufsethik soll durch Reflexion des eigenen Pflegehandelns Orientierung im pflegerischen Alltag und Argumentationshilfe in ethischen Grenzsituationen bieten (Verband der Schwesternschaften vom Deutschen Roten Kreuz e.V. 2016, S.1). Mitbestimmung, Mitgestaltung und Mitverantwortung sowie Offenheit und Gesprächsbereitschaft untereinander werden betont (Verband der Schwesternschaften vom Deutschen Roten Kreuz e.V. 2016, S. 5) – die Verantwortung bleibt wieder auf individueller Ebene.

Der Deutsche Berufsverband für Pflegeberufe (DBfK), größter deutscher Berufsverband der Pflege und Nachfolger des B.O.K.D., knüpft seine Ziele unmittelbar an den ICN-Kodex an (DBfK 2017). Politische Positionierungen greifen unter anderem die Förderung der ethischen Dimension bei Forschungsvorhaben, ethische Widersprüche im Berufsalltag und ethische Vertretbarkeit von Ökonomie in der Pflege auf. Fortbildungsangebote und Publikationen bieten Unterstützung. Der DBfK Südwest gründete 2016 die AG Ethik in der Pflege. Der Bundesverband diskutiert das Etablieren von Ethikstrukturen, am Deutschen Pflegetag 2017 fand ein Diskussionsforum Ethik statt.

21.6   Unterstützung der Pflegepraxis - Empfehlungen

Zusammenfassend bleibt festzustellen, dass Ethikkodizes nach wie vor als das Mittel der Wahl zum Transport von Berufsethik in die Praxis angesehen werden. Vereinzelt sind noch Ansätze eines Verständnisses traditioneller Disziplinierung erkennbar. Bildungsangebote zu ethischen Themen sind selten. Konkrete Unterstützungsangebote und Entscheidungshilfen fehlen. DPR und DBfK berufen sich auf den ICN-Kodex. Er enthält viele Ansätze der Neuorientierung in Richtung Support der Pflegepraxis, bleibt aber ein deduktiv ausgerichtetes Regelwerk. Dem DBfK ist zu bescheinigen, dass er die dort abgeleiteten Aufgaben der Berufsverbände an vielen Stellen unter Einbezug seiner Mitglieder umsetzt. Vermisst wurde ein ergänzendes induktives Beratungsangebot. Der EFAKS hat das umfassendste Unterstützungsangebot für Pflegende. Als einziger Verband bietet er Beratung zu ethischen Fragen an.

Fazit

Den fachlich orientierten Berufsverbänden wäre anzuraten, ihr ethisches Mandat für die Pflege anzunehmen, das im ICN-Kodex klar beschrieben ist. Verhalten kann sich nur dann nachhaltig ändern, wenn die Verhältnisse es ermöglichen. Zu empfehlen wäre, die Verantwortung für die Ausbildung und Stärkung der berufsethischen Identität nicht nur auf der individuellen Ebene der Pflegenden anzusiedeln. Damit Pflegefachpersonen systematische ethische Reflexionsfähigkeit erlangen können, die die praktische Umsetzung von Ethikkodizes erst ermöglicht, stehen Verbände gegenüber der Pflegepraxis in der Verantwortung, ihr Bildungsangebot zu erweitern. Darüber hinaus wäre die Implementierung einer Beratungsstelle für ethische Fragen dringend anzuraten.
Die geteilte Verantwortung sichert die Professionalisierung der Pflege. Deutlichere politische Positionierungen zu ethisch brisanten Fragen rund um Personalbemessung, Ökonomisierung, Kosteneinsparung vervollständigen das Bild. So kann das ethische Mandat der Berufsverbände Pflegefachpersonen vor moralischem Burnout und Berufsausstieg schützen und der Gesellschaft die professionelle pflegerische Versorgung erhalten.

Literatur

Arbeitsgemeinschaft christlicher Schwesternverbände und Pflegeorganisationen in Deutschland e.V. (ADS) (2017) Homepage Startseite. http://www.ads-pflege.de/. Zugegriffen am: 23.01.2017

Arn C, Weidmann-Hügle T (Hrsg) (2009) Ethikwissen für Fachpersonen. Handbuch Ethikwissen im Gesundheitswesen 2. Schwabe, Basel

Deutscher Berufsverband für Pflegeberufe (DBfK) (2017) Ziele. https://www.dbfk.de/de/ueber-uns/ziele/index.php. Zugegriffen am: 19.01.2017

Deutscher Pflegerat e.V. (DPR) (2008) Grundsatzprogramm. Der DPR ist die Stimme der Profession Pflege in Politik und Gesellschaft. http://www.deutscher-pflegerat.de/Downloads/DPR%20Dokumente/Grundsatzprogramm-DPR.pdf. Zugegriffen am: 08.04.2017

Deutscher Pflegerat e.V. (DPR) (2017) Pflegeinteressen vertreten. Im Einsatz für die Interessen beruflich Pflegender. http://www.deutscher-pflegerat.de/verband/der-deutsche-pflegerat.php. Zugegriffen am: 23.01.2017

Deutsche Gesellschaft für Fachkrankenpflege und Funktionsdienste e.V. (DFG) (2014) Ethische Prinzipien der Intensivpflegenden. Ethik-Kodex. http://www.dgf-online.de/wp-content/uploads/DGF-Ethik-Kodex_2014.pdf. Zugegriffen am: 15.01.2017

Evangelischer Fach- und Berufsverband für Pflege und Gesundheit e.V. (EFAKS) (2010) Satzung Evangelischer Fach- und Berufsverband für Pflege und Gesundheit e.V. http://www.efaks.de/efaks-satzung.pdf. Zugegriffen am: 20.01.2017

Evangelischer Fach- und Berufsverband für Pflege und Gesundheit e.V. (EFAKS) (2017) http://www.efaks.de/uns.shtml. Zugegriffen am: 20.01.2017

Großklaus-Seidel M (2002) Ethik im Pflegealltag. Kohlhammer, Stuttgart

Huber W (2012) Geistesgegenwärtige Pflege. In: Kaiserswerther Verband deutscher Diakonissen-Mutterhäuser e.V. (KWV) (Hrsg) Jahresbericht 2012 in Wort und Bild. Gelebte Ethik in den Häusern der Diakonie, S 6. http://kaiserswerther-verband.de/_upl/kwv/de/_d-downloads/kwv_jahresbericht_2012.pdf. Zugegriffen am: 11.01.2017

ICN (2014) ICN-Ethikkodex für Pflegende. Deutsche Übersetzung des ÖGKV, SBK und DBfK. https://www.pflege-charta.de/fileadmin/charta/Arbeitshilfe/Modul_5/M5-ICN-Ethikkodex-DBfK_.pdf. Zugegriffen am: 08.04.2017

Kaiserswerther Verband deutscher Diakonissen-Mutterhäuser e.V. (KWV) (Hrsg) Jahresbericht 2012 in Wort und Bild. Gelebte Ethik in den Häusern der Diakonie. http://kaiserswerther-verband.de/_upl/kwv/de/_d-downloads/kwv_jahresbericht_2012.pdf. Zugegriffen am: 11.01.2017

Katholischer Pflegeverband e.V. (2017a) http://www.kathpflegeverband.de/. Zugegriffen am: 23.01.2017

Katholischer Pflegeverband e.V. (2017b) Die Ethische Frage. http://www.kathpflegeverband.de/die-ethische-frage.html. Zugegriffen am: 08.04.2017

Kohlen H (2012) Die Rolle von Pflegenden in Klinischen Ethikkomitees. In: Monteverde S (Hrsg) Handbuch Pflegeethik. Ethisch denken und handeln in den Praxisfeldern der Pflege, 1. Aufl. Kohlhammer, Stuttgart, S 193–201

Kuhn A (2011) Jetzt auch noch Ethik. Konzeptentwicklung zur Ethikberatung auf der Basis einer Bedarfsanalyse in einer Einrichtung der stationären Altenpflege. Bachelorthesis. Evangelische Hochschule, Darmstadt, unveröffentlicht

Kuhn A (2016) Die Errichtung einer Pflegekammer in Rheinland-Pfalz. Der fehlende Baustein zur Professionalisierung? Springer, Wiesbaden

Lay R (2014) Ethik in der Pflege. Ein Lehrbuch für die Aus-, Fort- und Weiterbildung, 2. Aufl. Schlütersche Verlagsgesellschaft, Hannover

Monteverde S (2009) Pflege – Die Ethik fürsorglicher Zuwendung. In: Arn C, Weidmann-Hügle T (Hrsg) Ethikwissen für Fachpersonen. Handbuch Ethikwissen im Gesundheitswesen 2. Schwabe, Basel, S 51–73

Monteverde S (2012a) Das Umfeld pflegeethischer Reflexion. In: Monteverde S (Hrsg) Handbuch Pflegeethik. Ethisch denken und handeln in den Praxisfeldern der Pflege, 1. Aufl. Kohlhammer, Stuttgart, S 19–26

Monteverde S (Hrsg) (2012b) Handbuch Pflegeethik. Ethisch denken und handeln in den Praxisfeldern der Pflege, 1. Aufl. Kohlhammer, Stuttgart

Schwerdt R (2002) Ethisch-moralische Kompetenzentwicklung als Indikator für Professionalisierung. Das Modellprojekt „Implementierung ethischen Denkens in den beruflichen Alltag Pflegender", 2. Aufl. Katholischer Berufsverband für Pflegeberufe e.V., Regensburg

Verband der Schwesternschaften vom Deutschen Roten Kreuz e.V. (2017) https://www.rotkreuzschwestern.de/ueber-uns/fachverband-fuer-professionelle-pflege. Zugegriffen am: 08.04.2017.

Verband der Schwesternschaften vom Deutschen Roten Kreuz e.V. (2016) Berufsethische Grundsätze der Schwesternschaften vom Deutschen Roten Kreuz. 4. überarbeitete Aufl. http://www.rotkreuzschwestern.de/content/9-newsroom/2-meldungen/20161101-neue-beg-broschuere/2016_11_09_beg-broschuere_web.pdf. Zugegriffen am: 08.04.2017

Serviceteil

© Springer-Verlag GmbH Deutschland 2018
A. Riedel, A.-C. Linde (Hrsg.), *Ethische Reflexion in der Pflege*,
https://doi.org/10.1007/978-3-662-55403-6

Stichwortverzeichnis

W

Z